"十二五"职业教育国家规划立项教材

国家卫生和计划生育委员会"十二五"规划教材

全国中等卫生职业教育教材

供医学影像技术专业用

解剖学基础

主　编　任　晖

副主编　冷攀菊　牛玉英

编　委（以姓氏笔画为序）

丁　林（开封大学医学部）

牛玉英（山西省长治卫生学校）

王振清（内蒙古鄂尔多斯市卫生学校）

卢伟忠（广东省潮州卫生学校）

吕香茹（甘肃卫生职业学院）

刘殿辉（辽宁省朝阳市卫生学校）

任　晖（甘肃卫生职业学院）

陈明玉（辽宁省大连铁路卫生学校）

冷攀菊（贵州省安顺职业技术学院）

林　平（江西省赣州卫生学校）

曾礼蓉（四川省成都铁路卫生学校）

魏成超（云南省昆明卫生职业学院）

秘　书　吕香茹（甘肃卫生职业学院）

人民卫生出版社

图书在版编目(CIP)数据

解剖学基础/任晖主编. —北京:人民卫生出版社,
2015

ISBN 978-7-117-21630-2

Ⅰ.①解… Ⅱ.①任… Ⅲ.①人体解剖学-中等
专业学校-教材 Ⅳ.①R322

中国版本图书馆 CIP 数据核字(2015)第 252745 号

人卫社官网	www. pmph. com	出版物查询,在线购书
人卫医学网	www. ipmph. com	医学考试辅导,医学数据库服务,医学教育资源,大众健康资讯

版权所有,侵权必究!

解剖学基础

主 编:任 晖
出版发行:人民卫生出版社(中继线 010-59780011)
地 址:北京市朝阳区潘家园南里 19 号
邮 编:100021
E - mail:pmph @ pmph. com
购书热线:010-59787592 010-59787584 010-65264830
印 刷:人卫印务(北京)有限公司
经 销:新华书店
开 本:787×1092 1/16 印张:22
字 数:549 千字
版 次:2016 年 1 月第 1 版 2021 年 10 月第 1 版第 4 次印刷
标准书号:ISBN 978-7-117-21630-2/R · 21631
定 价:72.00 元

打击盗版举报电话:010-59787491 E -mail:WQ @ pmph. com
(凡属印装质量问题请与本社市场营销中心联系退换)

出版说明

为全面贯彻党的十八大和十八届三中、四中、五中全会精神,依据《国务院关于加快发展现代职业教育的决定》要求,更好地服务于现代卫生职业教育快速发展的需要,适应卫生事业改革发展对医药卫生职业人才的需求,贯彻《医药卫生中长期人才发展规划(2011—2020年)》《现代职业教育体系建设规划(2014—2020年)》文件精神,人民卫生出版社在教育部、国家卫生和计划生育委员会的领导和支持下,按照教育部颁布的《中等职业学校专业教学标准(试行)》医药卫生类(第二辑)(简称《标准》),由全国卫生职业教育教学指导委员会(简称卫生行指委)直接指导,经过广泛的调研论证,成立了中等卫生职业教育各专业教育教材建设评审委员会,启动了全国中等卫生职业教育第三轮规划教材修订工作。

本轮规划教材修订的原则:①明确人才培养目标。按照《标准》要求,本轮规划教材坚持立德树人,培养职业素养与专业知识、专业技能并重,德智体美全面发展的技能型卫生专门人才。②强化教材体系建设。紧扣《标准》,各专业设置公共基础课(含公共选修课)、专业技能课(含专业核心课、专业方向课、专业选修课);同时,结合专业岗位与执业资格考试需要,充实完善课程与教材体系,使之更加符合现代职业教育体系发展的需要。在此基础上,组织制订了各专业课程教学大纲并附于教材中,方便教学参考。③贯彻现代职教理念。体现“以就业为导向,以能力为本位,以发展技能为核心”的职教理念。理论知识强调“必需、够用”;突出技能培养,提倡“做中学、学中做”的理实一体化思想,在教材中编入实训(实验)指导。④重视传统融合创新。人民卫生出版社医药卫生规划教材经过长时间的实践与积累,其中的优良传统在本轮修订中得到了很好的传承。在广泛调研的基础上,再版教材与新编教材在整体上实现了高度融合与衔接。在教材编写中,产教融合、校企合作理念得到了充分贯彻。⑤突出行业规划特性。本轮修订紧紧依靠卫生行指委和各专业教育教材建设评审委员会,充分发挥行业机构与专家对教材的宏观规划与评审把关作用,体现了国家卫生计生委规划教材一贯的标准性、权威性、规范性。⑥提升服务教学能力。本轮教材修订,在主教材中设置了一系列服务教学的拓展模块;此外,教材立体化建设水平进一步提高,根据专业需要开发了配套教材、网络增值服务等,大量与课程相关的内容围绕教材形成便捷的在线数字化教学资源包,为教师提供教学素材支撑,为学生提供学习资源服务,教材的教学服务能力明显增强。

　　人民卫生出版社作为国家规划教材出版基地,有护理、助产、农村医学、药剂、制药技术、营养与保健、康复技术、眼视光与配镜、医学检验技术、医学影像技术、口腔修复工艺等24个专业的教材获选教育部中等职业教育专业技能课立项教材,相关专业教材根据《标准》颁布情况陆续修订出版。

医学影像技术专业编写说明

根据教育部 2010 年公布的《中等职业学校专业目录(2010 年修订)》,医学影像技术专业(100800)的目的是面向医疗卫生机构放射科、CT 室、磁共振室、超声科、介入治疗科等部门,培养从事摄影、仪器操作、影像检查等医学影像技术工作,德智体美全面发展的高素质劳动者和技能型人才。人民卫生出版社积极落实教育部、国家卫生和计划生育委员会相关要求,推进《标准》实施,在卫生行指委指导下,进行了认真细致的调研论证工作,规划并启动了教材的编写工作。

本轮医学影像技术专业规划教材与《标准》课程结构对应,设置公共基础课(含公共选修课)、专业基础课、专业技能课(含专业核心课、专业方向课、专业选修课)教材。其中专业核心课教材根据《标准》要求设置共 9 种。

本轮教材编写力求贯彻以学生为中心、贴近岗位需求、服务教学的创新教材编写理念,教材中设置了"学习目标""病例 / 案例""知识链接""考点提示""本章小结""目标测试""实训 / 实验指导"等模块。"学习目标""考点提示""目标测试"相互呼应衔接,着力专业知识掌握,提高专业考试应试能力。尤其是"病例 / 案例""实训 / 实验指导"模块,通过真实案例激发学生的学习兴趣、探究兴趣和职业兴趣,满足了"真学、真做、掌握真本领""早临床、多临床、反复临床"的新时期卫生职业教育人才培养新要求。

本系列教材将于 2016 年 7 月前全部出版。

全国卫生职业教育教学指导委员会

主 任 委 员　秦怀金

副主任委员　金生国　付　伟　周　军　文历阳

秘 书 长　杨文秀

委　　　员　张宁宁　胡小濛　孟　莉　张并立　宋　莉　罗会明
　　　　　　孟　群　李　滔　高学成　王县成　崔　霞　杨爱平
　　　　　　程明兼　万学红　李秀华　陈贤义　尚少梅　郭积燕
　　　　　　路　阳　樊　洁　黄庶亮　王　斌　邓　婵　杨棉华
　　　　　　燕铁斌　周建成　席　彪　马　莉　路喜存　吕俊峰
　　　　　　乔学斌　史献平　刘运福　韩　松　李智成　王　燕
　　　　　　徐龙海　周天增　唐红梅　徐一新　高　辉　刘　斌
　　　　　　王　瑾　胡　野　任光圆　郭永松　陈命家　王金河
　　　　　　封银曼　倪　居　何旭辉　田国华　厉　岩　沈曙红
　　　　　　白梦清　余建明　黄岩松　张湘富　夏修龙　朱祖余
　　　　　　朱启华　郭　蔚　古蓬勃　任　晖　林忠文　王大成
　　　　　　袁　宁　赫光中　曾　诚　宾大章　陈德军　冯连贵
　　　　　　罗天友

第一届全国中等卫生职业教育医学影像技术专业教育教材建设评审委员会

主 任 委 员 王 燕

副主任委员 冯开梅

委 员（按姓氏笔画排序）

王春先 牛经伟 任 晖 孙晓丹 杜 宏

李 强 罗天蔚 唐红梅 唐晓曦 傅一明

蔡 晋 黎 梅

总序号	适用专业	分序号	教材名称	版次	主编	
1	护理专业	1	解剖学基础 **	3	任 晖	袁耀华
2		2	生理学基础 **	3	朱艳平	卢爱青
3		3	药物学基础 **	3	姚 宏	黄 刚
4		4	护理学基础 **	3	李 玲	蒙雅萍
5		5	健康评估 **	2	张淑爱	李学松
6		6	内科护理 **	3	林梅英	朱启华
7		7	外科护理 **	3	李 勇	俞宝明
8		8	妇产科护理 **	3	刘文娜	闫瑞霞
9		9	儿科护理 **	3	高 凤	张宝琴
10		10	老年护理 **	3	张小燕	王春先
11		11	老年保健	1	刘 伟	
12		12	急救护理技术	3	王为民	来和平
13		13	重症监护技术	2	刘旭平	
14		14	社区护理	3	姜瑞涛	徐国辉
15		15	健康教育	1	靳 平	
16	助产专业	1	解剖学基础 **	3	代加平	安月勇
17		2	生理学基础 **	3	张正红	杨汎雯
18		3	药物学基础 **	3	张 庆	田卫东
19		4	基础护理 **	3	贾丽萍	宫春梓
20		5	健康评估 **	2	张 展	迟玉香
21		6	母婴护理 **	1	郭玉兰	谭奕华
22		7	儿童护理 **	1	董春兰	刘 俐
23		8	成人护理(上册)- 内外科护理 **	1	李俊华	曹文元
24		9	成人护理(下册)- 妇科护理 **	1	林 珊	郭艳春
25		10	产科学基础 **	3	翟向红	吴晓琴
26		11	助产技术 **	1	闫金凤	韦秀宜
27		12	母婴保健	3	颜丽青	
28		13	遗传与优生	3	邓鼎森	于全勇

续表

总序号	适用专业	分序号	教材名称	版次	主编	
29	护理、助产专业共用	1	病理学基础	3	张军荣	杨怀宝
30		2	病原生物与免疫学基础	3	吕瑞芳	张晓红
31		3	生物化学基础	3	艾旭光	王春梅
32		4	心理与精神护理	3	沈丽华	
33		5	护理技术综合实训	2	黄惠清	高晓梅
34		6	护理礼仪	3	耿 洁	吴 彬
35		7	人际沟通	3	张志钢	刘冬梅
36		8	中医护理	3	封银曼	马秋平
37		9	五官科护理	3	张秀梅	王增源
38		10	营养与膳食	3	王忠福	
39		11	护士人文修养	1	王 燕	
40		12	护理伦理	1	钟会亮	
41		13	卫生法律法规	3	许练光	
42		14	护理管理基础	1	朱爱军	
43	农村医学专业	1	解剖学基础**	1	王怀生	李一忠
44		2	生理学基础**	1	黄莉军	郭明广
45		3	药理学基础**	1	符秀华	覃隶莲
46		4	诊断学基础**	1	夏惠丽	朱建宁
47		5	内科疾病防治**	1	傅一明	闫立安
48		6	外科疾病防治**	1	刘庆国	周雅清
49		7	妇产科疾病防治**	1	黎 梅	周惠珍
50		8	儿科疾病防治**	1	黄力毅	李 卓
51		9	公共卫生学基础**	1	戚 林	王永军
52		10	急救医学基础**	1	魏 蕊	魏 瑛
53		11	康复医学基础**	1	盛幼珍	张 瑾
54		12	病原生物与免疫学基础	1	钟禹霖	胡国平
55		13	病理学基础	1	贺平则	黄光明
56		14	中医药学基础	1	孙治安	李 兵
57		15	针灸推拿技术	1	伍利民	
58		16	常用护理技术	1	马树平	陈清波
59		17	农村常用医疗实践技能实训	1	王景舟	
60		18	精神病学基础	1	汪永君	
61		19	实用卫生法规	1	菅辉勇	李利斯
62		20	五官科疾病防治	1	王增源	高 翔
63		21	医学心理学基础	1	白 杨	田仁礼
64		22	生物化学基础	1	张文利	
65		23	医学伦理学基础	1	刘伟玲	斯钦巴图
66		24	传染病防治	1	杨 霖	曹文元

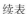

续表

总序号	适用专业	分序号	教材名称	版次	主编
67	营养与保健专业	1	正常人体结构与功能 *	1	赵文忠
68		2	基础营养与食品安全 *	1	陆 淼　袁 媛
69		3	特殊人群营养 *	1	冯 峰
70		4	临床营养 *	1	吴 苇
71		5	公共营养 *	1	林 杰
72		6	营养软件实用技术 *	1	顾 鹏
73		7	中医食疗药膳 *	1	顾绍年
74		8	健康管理 *	1	韩新荣
75		9	营养配餐与设计 *	1	孙雪萍
76	康复技术专业	1	解剖生理学基础 *	1	黄嫦斌
77		2	疾病学基础 *	1	刘忠立　白春玲
78		3	临床医学概要 *	1	马建强
79		4	康复评定技术 *	2	刘立席
80		5	物理因子治疗技术 *	1	张维杰　刘海霞
81		6	运动疗法 *	1	田 莉
82		7	作业疗法 *	1	孙晓莉
83		8	言语疗法 *	1	朱红华　王晓东
84		9	中国传统康复疗法 *	1	封银曼
85		10	常见疾病康复 *	2	郭 华
86	眼视光与配镜专业	1	验光技术 *	1	刘 念　李丽华
87		2	定配技术 *	1	黎莞萍　闫 伟
88		3	眼镜门店营销实务 *	1	刘科佑　连 捷
89		4	眼视光基础 *	1	肖古月　丰新胜
90		5	眼镜质检与调校技术 *	1	付春霞
91		6	接触镜验配技术 *	1	郭金兰
92		7	眼病概要	1	王增源
93		8	人际沟通技巧	1	钱瑞群　黄力毅
94	医学检验技术专业	1	无机化学基础 *	3	赵 红
95		2	有机化学基础 *	3	孙彦坪
96		3	分析化学基础 *	3	朱爱军
97		4	临床疾病概要 *	3	迟玉香
98		5	寄生虫检验技术 *	3	叶 薇
99		6	免疫学检验技术 *	3	钟禹霖
100		7	微生物检验技术 *	3	崔艳丽
101		8	检验仪器使用与维修 *	1	王 迅
102	医学影像技术专业	1	解剖学基础 *	1	任 晖
103		2	生理学基础 *	1	石少婷
104		3	病理学基础 *	1	杨怀宝

续表

总序号	适用专业	分序号	教材名称	版次	主编	
105		4	医用电子技术 *	3	李君霖	
106		5	医学影像设备 *	3	冯开梅	卢振明
107		6	医学影像技术 *	3	黄 霞	
108		7	医学影像诊断基础 *	3	陆云升	
109		8	超声技术与诊断基础 *	3	姜玉波	
110		9	X 线物理与防护 *	3	张承刚	
111	口腔修复工艺专业	1	口腔解剖与牙雕刻技术 *	2	马惠萍	翟远东
112		2	口腔生理学基础 *	3	乔瑞科	
113		3	口腔组织及病理学基础 *	2	刘 钢	
114		4	口腔疾病概要 *	3	葛秋云	杨利伟
115		5	口腔工艺材料应用 *	3	马冬梅	
116		6	口腔工艺设备使用与养护 *	2	李新春	
117		7	口腔医学美学基础 *	3	王 丽	
118		8	口腔固定修复工艺技术 *	3	王 菲	米新峰
119		9	可摘义齿修复工艺技术 *	3	杜士民	战文吉
120		10	口腔正畸工艺技术 *	3	马玉革	
121	药剂、制药技术专业	1	基础化学 **	1	石宝珏	宋守正
122		2	微生物基础 **	1	熊群英	张晓红
123		3	实用医学基础 **	1	曲永松	
124		4	药事法规 **	1	王 蕾	
125		5	药物分析技术 **	1	戴君武	王 军
126		6	药物制剂技术 **	1	解玉岭	
127		7	药物化学 **	1	谢癸亮	
128		8	会计基础	1	赖玉玲	
129		9	临床医学概要	1	孟月丽	曹文元
130		10	人体解剖生理学基础	1	黄莉军	张 楚
131		11	天然药物学基础	1	郑小吉	
132		12	天然药物化学基础	1	刘诗洗	欧绍淑
133		13	药品储存与养护技术	1	宫淑秋	
134		14	中医药基础	1	谭 红	李培富
135		15	药店零售与服务技术	1	石少婷	
136		16	医药市场营销技术	1	王顺庆	
137		17	药品调剂技术	1	区门秀	
138		18	医院药学概要	1	刘素兰	
139		19	医药商品基础	1	詹晓如	
140		20	药理学	1	张 庆	陈达林

** 为"十二五"职业教育国家规划教材

* 为"十二五"职业教育国家规划立项教材

前　言

　　《解剖学基础》是"十二五"职业教育国家规划教材,国家卫计委"十二五"规划教材,供中等卫生职业教育医学影像技术专业使用。本教材全面落实《国家中长期教育改革和发展规划(2010～2020)纲要》,以服务为宗旨,以就业为导向,遵循技术技能型人才成长规律,充分体现职业教育特点与医学影像技术专业特点的紧密结合,坚持"三基五性"的原则,与国家资格认证考试接轨,贴近临床、贴近岗位、贴近学生,以培养从事摄影、仪器操作、影像检查等医学影像技术工作,德智体美全面发展的高素质医学专业人才。

　　本教材解剖学名词以全国自然科学名词审定委员会公布的《人体解剖学名词》为准,计量单位严格依照《中华人民共和国法定计量单位》。在编写过程中参考了多种相关教材,在书后注明。为了使教材内容更加符合时代要求,适应医学影像技术专业岗位需求,与高职高专教育有机衔接,我们广泛征集了临床医学影像技术工作者、学生和一线教师的意见与建议,结合专业需求、传承与创新,进行了教材的编写,力求内容适度、编排合理、体例新颖。

　　本教材,除绪论外,由细胞与基本组织、运动系统、消化系统、呼吸系统、泌尿系统、生殖系统、脉管系统、感觉器、神经系统、内分泌系统及人体胚胎概要共十一章组成,具有如下特点:

　　1. 各章开篇明确学习目标。

　　2. 各节开篇引入案例,对接工作过程。

　　3. 设置"知识链接"版块,拓展课堂知识。

　　4. 设置"考点链接"版块,对接执业资格考试,明确考点,有的放矢。

　　5. 以岗位需求为尺度,删减高深繁琐的内容,进一步体现"基本、必须、够用"的原则。

　　6. 全书彩色印刷,充分体现形态学科特点。

　　7. 注重教材立体化建设,编写配套教材,开发网络增值服务内容,为学生自学服务。

　　本教材编写团队的组建,以中高职衔接为原则,由高职学院教师、教学经验丰富的中职学校教师共同组成。全体编委在编写过程中同心协力、精诚合作,付出了大量的心血和劳动。在此,我们向为本书的出版付出辛勤劳动和无私奉献的全书编委单位、领导、专家编委及人民卫生出版社表示诚挚的谢意。

　　由于编写时间仓促,编写水平有限,疏漏和不尽如人意之处在所难免,恳请广大师生和读者提出宝贵意见,以便再版时进一步完善。

任　晖

2015 年 12 月

目　录

目　录

绪　　论

学习目标

1. 掌握　人体的组成与分部;常用解剖学术语。
2. 熟悉　解剖学基础的定义及其在医学影像技术专业中的地位。
3. 了解　组织切片常用染色法;学习解剖学基础的基本观点与方法。

一、解剖学基础的定义及其在医学影像技术专业中的地位

解剖学基础是研究正常人体形态结构的科学,其基本任务是探索和阐明人体器官与组织的形态特征、生长发育规律及其与功能间的关系。它与医学各学科之间有着密切的联系,在医学影像技术专业中应用十分广泛,是一门重要的医学基础课程。

学习解剖学基础的目的,是为了系统地掌握正常人体形态、结构,为学习后续的医学基础课程和医学影像技术专业课程奠定基础,从而更好地理解和分析人体生理功能与病理变化,正确认识、鉴别疾病发生、发展规律。

 知识链接

人体解剖学发展简史

人体解剖学是一门重要的医学基础学科,它的形成和发展过程凝结了人们大量的辛勤劳动和聪明智慧。

最早研究人体的是古希腊医生盖仑,其解剖学著作是《医经》,对血液运行、神经分布及内脏器官都有较详细而具体的叙述。但由于欧洲正处于宗教统治时期,禁止解剖人体,该书的主要资料来源于动物的解剖观察结果,错误之处很多。

欧洲文艺复兴时期(15 ~ 16 世纪),宗教统治被摧毁,达·芬奇和维萨里成为人体解剖学的代表人物。达·芬奇所绘的解剖学图谱,其精确细致即使是在今日也令人叹为观止,堪称伟大的科学和艺术的时代巨著。1543 年维萨里曾冒着被迫害的危险,亲自从事人的尸体解剖,完成了《人体构造》这部解剖学巨著。《人体构造》勇敢地摆脱了盖仑的权威束缚,纠正了盖仑的许多错误论点,奠定了现代人体解剖学的基础。

二、人体的组成与分部

（一）人体的组成

人体的基本结构和功能单位是**细胞**。形态结构相似、功能相近的细胞借细胞间质结合在一起构成**组织**。人体的基本组织有 4 种，即上皮组织、结缔组织、肌组织和神经组织。几种不同的组织构成具有一定形态、功能的结构称**器官**。器官中央有大的空腔，称

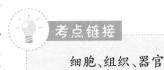

考点链接

细胞、组织、器官

空腔器官，如心、胃、膀胱、子宫等；如无大的空腔，称实质器官，如肝、脾、肺、肾等。由若干结构、功能密切相关的器官连接在一起，共同完成一种连续的生理功能，称**系统**。人体可分为 9 个系统，即运动系统、消化系统、呼吸系统、泌尿系统、生殖系统、脉管系统、神经系统、内分泌系统和感觉器官。各个器官和系统，虽然都有各自的生理功能，但它们通过神经、体液的调节，相互联系，密切配合，构成了一个完整的有机体。

消化、呼吸、泌尿及生殖系统的大部分器官都位于胸、腹、盆腔内，并借一定的孔道与外界相通，总称**内脏**。

（二）人体的分部

按照人体的形态和部位，可将人体分为头、颈、躯干和四肢 4 个部分。头分为颅部和面部；颈分为颈部和项部；躯干的前面分为胸、腹、盆部和会阴；躯干的后面分为背和腰；四肢分为上肢和下肢，上肢分为肩、臂、前臂和手，下肢分为臀、大腿、小腿和足（图绪论-1）。

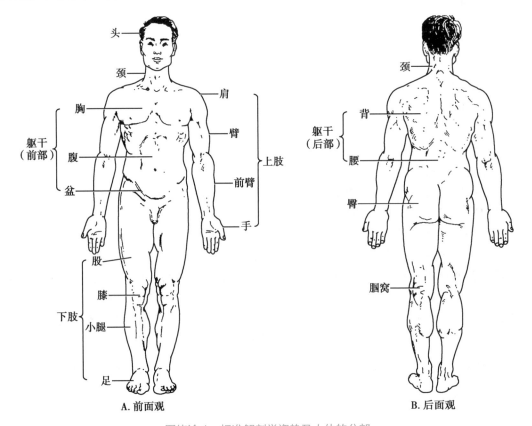

A. 前面观　　　　　　　　B. 后面观

图绪论-1　标准解剖学姿势及人体的分部

三、常用解剖学术语

在生活中,人体各部与器官结构的位置关系不是恒定不变的。为了准确描述人体各部、各器官的形态结构及相互间的位置关系,需要有公认的统一标准和规范语言,解剖学确定了统一的标准解剖学姿势、方位、轴和面等术语。

（一）标准解剖学姿势

标准解剖学姿势是指身体直立,两眼平视前方,上肢下垂于躯干两侧,掌心向前,下肢并拢,足尖向前(图绪论-1)。

描述人体任何结构时,均应以标准解剖学姿势为依据。即使观察对象(活体、标本、模型等)处于不同位置,或仅是身体的某一局部,仍应依据标准解剖学姿势进行描述。

（二）轴

为了准确叙述关节的运动形式,以标准解剖学姿势为依据,作出相互垂直的 3 种轴(图绪论-2)。

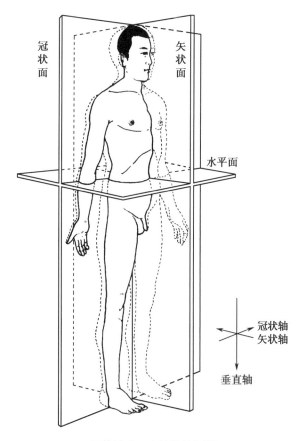

图绪论-2　人体的轴和面

1. **垂直轴**　为上下方向与身体长轴平行、与地平面垂直的轴。
2. **矢状轴**　为前后方向与身体长轴垂直、与地平面平行的轴。
3. **冠状轴**　或称额状轴,为左右方向与身体长轴垂直、与地平面平行的轴。

（三）面

人体或其任何一个局部,均可在标准解剖学姿势条件下,作出 3 种相互垂直的切面(图

3

绪论-2）。

　　1. 矢状面　沿矢状轴方向将人体纵行切开的剖面。通过人体正中的矢状面称为正中矢状面（图绪论-3）。

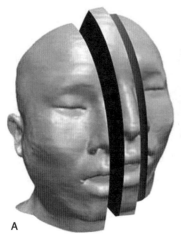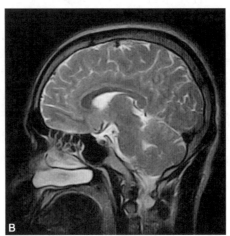

图绪论-3　矢状断层标本与矢状断层面
A. 颅脑矢状层面示意图；B. 颅脑矢状层面（MRI，T_1WI）

　　2. 冠状面　沿冠状轴方向将人体纵行切开的剖面，又称额状面（图绪论-4）。

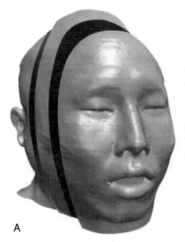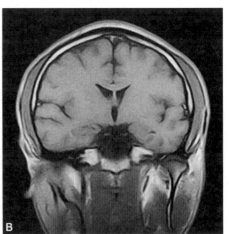

图绪论-4　冠状断层标本与冠状断层面
A. 颅脑冠状层面示意图；B. 颅脑冠状层面（MRI，T_1WI）

3. **水平面**　同时与上述两种切面垂直,将人体横行切开的剖面,又称横切面(图绪论-5)。

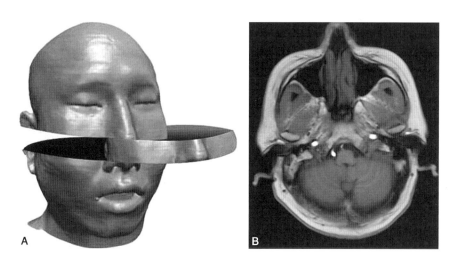

图绪论-5　横断层标本与横断层面
A. 颅脑横断层面示意图;B. 颅脑横断面(MRI,T_1WI)

(四)方位术语

方位术语以标准解剖学姿势为依据,用以准确描述人体各结构间的位置关系。

1. **上和下**　用于描述部位高低的术语。近头者为上,近足者为下。

2. **前和后**　距身体腹侧面近者为前,距背侧面近者为后。

3. **内侧和外侧**　用于描述各部位与正中矢状面相对距离的位置关系术语。近正中矢状面者为内侧,反之为外侧。在四肢,前臂的内侧又称**尺侧**,外侧又称**桡侧**;小腿的内侧又称**胫侧**,外侧又称**腓侧**。

4. **内和外**　用于描述空腔器官结构相互位置关系的术语。近内腔者为内,远离内腔者为外。

5. **浅和深**　用于描述与皮肤表面相对距离关系的术语。距皮肤近者为浅,远者为深。

6. **近侧和远侧**　用于描述四肢各部相互位置关系的术语。距躯干较近者称为近侧,距躯干较远者称为远侧。

四、组织切片常用染色法

大多数组织细胞没有颜色,在光镜下难以分辨其微细结构。应用天然或人工合成的染料把组织切片上不同的微细结构染成不同的颜色,便于光镜下观察。染色方法很多,最常用的是苏木精和伊红染色法,简称 **HE 染色法**。苏木精是碱性染料,可将细胞核和细胞质中的核糖体等酸性物质染成紫蓝色;伊红是酸性染料,可将细胞质和细胞外基质中的碱性成分染成红色。组织结构与碱性染料亲和力强,易被染色的特性称**嗜碱性**;与酸性染料亲和力强,易被染色的特性称**嗜酸性**;若与两种染料的亲和力都不强,则称**中性**(图绪论-6)。

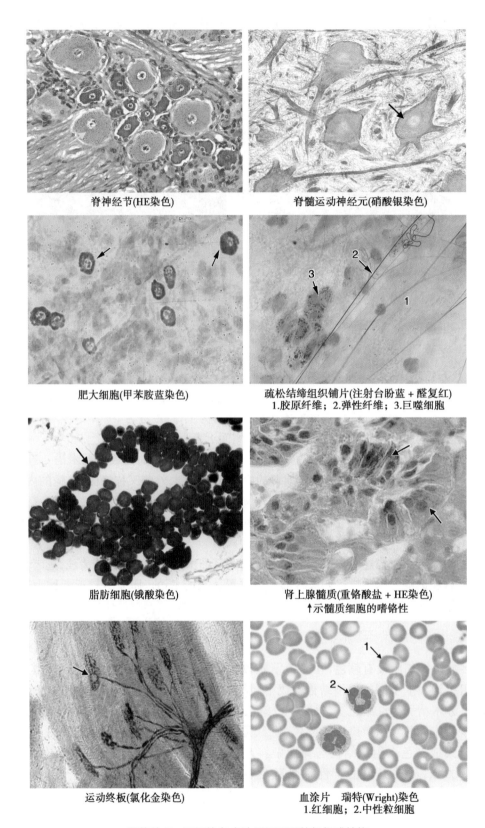

脊神经节(HE染色)

脊髓运动神经元(硝酸银染色)

肥大细胞(甲苯胺蓝染色)

疏松结缔组织铺片(注射台盼蓝 + 醛复红)
1.胶原纤维；2.弹性纤维；3.巨噬细胞

脂肪细胞(锇酸染色)

肾上腺髓质(重铬酸盐 + HE染色)
↑示髓质细胞的嗜铬性

运动终板(氯化金染色)

血涂片　瑞特(Wright)染色
1.红细胞；2.中性粒细胞

图绪论-6　不同染色方法显示不同的组织或结构

五、学习解剖学基础的基本观点与方法

学习解剖学基础时,应坚持进化与发展相一致、形态与功能相依存、局部与整体相统一、理论与实际相结合的观点。只有坚持了这些基本观点,才能正确认识人体形态结构及其发展规律。

此外,解剖学基础作为一门形态学科,其名词繁多,在学习过程中要学会将教材、标本、图谱、挂图和多媒体有机结合使用,注重实践观察,加深理解、增进记忆,进一步提高应用解剖学知识分析临床问题的能力。

（任　晖）

 目标测试

A1 型题

1. 对标准解剖学姿势描述**有误**的是
   A. 身体直立 　　　　　　　B. 上肢下垂 　　　　　　　C. 掌心向内
   D. 两眼平视前方 　　　　　E. 下肢并拢
2. 前后方向与身体长轴垂直、与地面平行的轴为
   A. 额状轴 　　　　　　　　B. 矢状轴 　　　　　　　　C. 垂直轴
   D. 冠状轴 　　　　　　　　E. 水平轴
3. HE 染色下细胞质嗜碱性强说明
   A. 游离核糖体丰富 　　　　B. 高尔基复合体发达 　　　C. 滑面内质网丰富
   D. 基质丰富 　　　　　　　E. 线粒体丰富

第一章　细胞与基本组织

学习目标

1. 掌握　血液的组成,血细胞的分类、形态及正常值。
2. 熟悉　细胞的结构;被覆上皮的结构特征、类型;疏松结缔组织的结构;骨骼肌纤维的一般结构;神经元的形态结构、分类,突触的结构,神经纤维的一般结构。
3. 了解　细胞的形态;腺上皮和腺;软骨组织与软骨、骨组织与骨;心肌、平滑肌纤维的形态;神经胶质细胞和神经末梢的结构。

细胞是人体结构和功能的基本单位。许多形态相近、功能相似的细胞借细胞间质连接构成**组织**,人体的基本组织有**上皮组织**、**结缔组织**、**肌组织**和**神经组织**。

第一节　细　胞

案例

张女士,自诉近来头晕、耳鸣,睡眠不好,蹲下站起来觉得眼前发黑,过一会才能好转,身体乏力,记忆较以前差了许多。查体发现:面色蜡黄,眼睑苍白,心率 106 次/分。经血常规检查报告:红细胞数 $2.6×10^{12}$/L。诊断结果:贫血
　　请问:1. 正常人体血液中有哪些血细胞?
　　　　　2. 贫血的诊断标准?

一、细胞的形态

细胞的形态各异,大小不一,人体大约有 400 万亿个细胞,一般都要借助显微镜才能观察到(图 1-1)。

二、细胞的结构

人体细胞虽然形态、大小不一,但在光学显微镜下(以下简称光镜),均由**细胞膜**、**细胞质**和**细胞核**3 部分构成(图 1-2)。在电子显微镜下(以下简称电镜),则将细胞分为**膜相结构**和**非膜相结构**(图 1-3)。

考点链接

细胞的基本结构

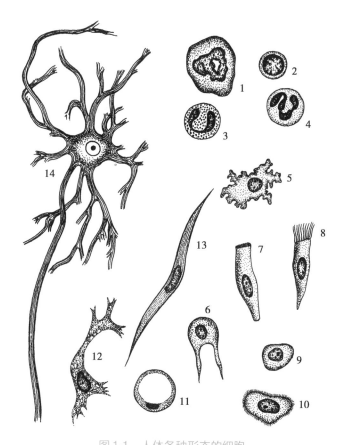

图 1-1 人体各种形态的细胞

1~4. 血细胞 5~10. 上皮细胞 11、12. 结缔组织细胞 13. 肌
细胞 14. 神经细胞

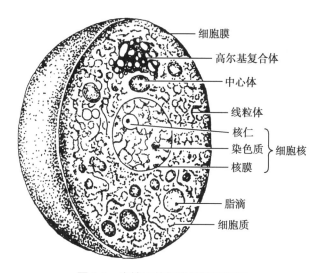

图 1-2 光镜下的细胞结构示意图

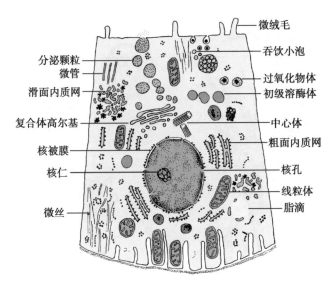

图 1-3　电镜下的细胞结构示意图

微绒毛
吞饮小泡
过氧化物体
初级溶酶体
中心体
粗面内质网
核孔
线粒体
脂滴

分泌颗粒
微管
滑面内质网
复合体高尔基
核被膜
核仁
微丝

（一）细胞膜

细胞膜是包在细胞表面的一层薄膜,也称质膜,光镜下难以分辨。电镜下,细胞膜呈现两暗夹一明的 3 层结构,即内、外两层,呈深暗色;中间一层呈浅色(图 1-4)。细胞内的膜性细胞器也均有相似的三层结构,因此常称此膜为**单位膜**。单位膜主要由脂质、蛋白质和糖类组成。

细胞膜不仅维持细胞的完整,而且在维持细胞形态、保护细胞内容物、与周围环境进行物质交换和信息传递等方面起重要作用。

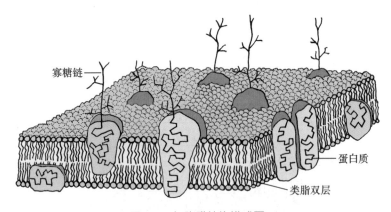

寡糖链
蛋白质
类脂双层

图 1-4　细胞膜结构模式图

（二）细胞质

细胞质位于细胞膜与细胞核之间,是细胞完成多种生命活动的场所。包括基质、细胞器和内含物 3 部分。

1. **细胞器**　是细胞质基质内具有一定形态结构和生理功能的有形成分(图 1-3)。细胞器的形态结构和功能见表 1-1。

2. **基质**　呈透明黏稠半流动的胶体状态。基质是细胞质内有形成分的生活环境,又是细胞进行多种物质代谢的重要场所。

表 1-1 主要细胞器的名称、形态结构和功能

细胞器	形态结构	功能
线粒体	光镜下呈颗粒状或棒状;电镜下呈长椭圆形;由双层单位膜围成,外膜光滑,内膜折叠成嵴,含多种酶	氧化分解细胞内的营养物质,产生能量(ATP),成为细胞的供能站
内质网	由一层单位膜围成的小管或囊状结构	与蛋白质合成有关
	(有核糖体附着)粗面内质网	
	(无核糖体附着)滑面内质网	在不同细胞其功能不同,与糖、脂类、固醇类激素的合成有关,解毒等功能
高尔基复合体	光镜下呈网状;电镜下为重叠的扁平囊泡、大泡和小泡。由一层单位膜围成	对蛋白质进行加工,浓缩;形成分泌颗粒或溶酶体
溶酶体	由一层单位膜围成球泡状结构,内含多种酸性水解酶,是细胞内消化器	消化分解细胞内衰老的细胞器和细胞所吞噬的异物
微体	由一层单位膜围成的卵圆形小体,含过氧化氢酶等	对细胞起保护作用
核糖体	电镜下呈卵圆形,由 RNA 和蛋白质构成	合成蛋白质
中心体	由中心粒和中心球构成	参与细胞分裂
细胞骨架	包括微管、微丝、中间丝和微梁网格	构成细胞支架,与细胞运动和细胞分裂等有关

3. 内含物 细胞质内一些不固定的有形成分,但不是细胞器,而是一些细胞贮存的营养物质或是细胞的代谢产物,如脂滴、糖原、色素颗粒等。

（三）细胞核

除成熟的红细胞外,人体内所有的细胞都有细胞核。一般只有一个核,多位于细胞中央,有的偏于一侧。细胞核的形态多呈圆形、卵圆形或杆状,少数为不规则形。

在电镜下观察,细胞核主要由**核膜**、**核仁**、**染色质**和**核基质**构成(图 1-5)。

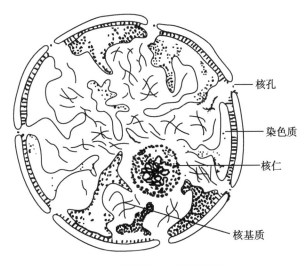

图 1-5 细胞核立体结构示意图

核孔

染色质

核仁

核基质

1. 核膜 为核表面的一层界膜,由内、外两层单位膜构成,两层膜之间的腔隙称**核周隙**。外层核膜表面附有核糖体。核膜上的小孔称核孔,是细胞核和细胞质之间进行物质交换的通道,并对物质交换具有调控作用。

2. 核仁 一般呈圆形,以 1 个多见,位置不定,是合成核糖体的场所。

3. 染色质与染色体 在光镜下,染色质是易被碱性染料着色的物质。电镜下,染色质呈细丝状结构,其主要成分是 DNA 和蛋白质。DNA 是人体细胞遗传的物质基础。在细胞分裂期,染色质细丝螺旋化,盘曲缠绕成一条条粗棒状的结构,即**染色体**。所以染色质与染色体是同一物质在细胞周期中不同时期的两种表现形式。各种生物的染色体数目恒定。人体细胞有 46 条染色体,组成 23 对。其中 22 对常染色体在男、女性都一样;另一对为性染色体,男性为 XY,女性为 XX。每条染色体由两条纵向排列的染色单体构成,它们借着丝粒相连接。从着丝粒向两端伸出染色体臂,着丝粒的位置决定了染色体的形态(图 1-6)。染色质或染色体是遗传物质的载体。

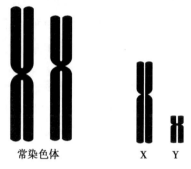

常染色体　　　X　Y

图 1-6　染色体的形态

4. 核基质 又称核液,呈透明胶状物,含水、无机盐、各种蛋白质等,为核内代谢活动提供适宜的环境。

第二节　上皮组织

 案例

　　张先生,65 岁。一年前经常感觉上腹部不适,按胃炎治疗效果不佳。最近患者感觉食欲减退,身体出现消瘦。入院后患者行胃镜检查并取活检,病理科诊断为早期胃癌。

　　请问:1. 胃黏膜上皮是哪种被覆上皮?

　　　　　2. 这种上皮在形态学上有何特点?多分布于哪些部位?

　　上皮组织简称上皮,由紧密排列的上皮细胞和少量的细胞间质构成,依据分布及功能的不同,上皮组织可分为**被覆上皮、腺上皮**和**特殊上皮** 3 大类。具有保护、吸收、分泌和排泄等功能。

一、被覆上皮

　　被覆上皮是指覆盖于体表、衬贴在体内各种官、腔和囊的内表面的上皮,通常所称的上皮是指被覆上皮。

(一)被覆上皮的结构特点

　　被覆上皮虽有多种,但都具有以下共同特征:①细胞多,排列紧密,细胞间质少。②有明显的极性,朝向身体表面或有腔器官的腔面,称游离面;与其相对的一面则朝向深部的结缔组织,称基底面。③上皮组织一般无血管,其营养由深层的结缔组织供给。

（二）被覆上皮的分类

被覆上皮按细胞的排列层次和形态不同,其分类如表1-2。

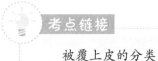

考点链接

被覆上皮的分类

1. **单层扁平(鳞状)上皮** 由一层扁平细胞紧密排列而成(图1-7)。从表面观察,细胞呈多边形,细胞边缘锯齿状,互相嵌合,核扁圆形,位于细胞中央。在垂直切面上,细胞扁薄,有核部分略厚,其余部分胞质很薄。

表1-2 被覆上皮的分类

被覆上皮
- 单层上皮
  - 单层扁平上皮
  - 单层立方上皮
  - 单层柱状上皮
  - 假复层纤毛柱状上皮
- 复层上皮
  - 复层扁平上皮
  - 变移上皮

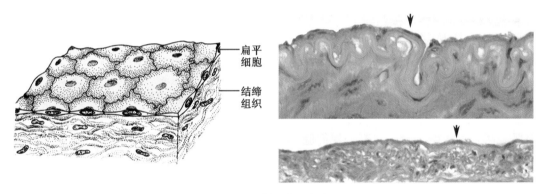

扁平细胞

结缔组织

图1-7 单层扁平上皮

衬贴于心脏、血管和淋巴管腔面的单层扁平上皮称**内皮**。内皮薄而光滑,有利于血液和淋巴的流动及物质交换。分布在胸膜、腹膜和心包膜表面的单层扁平上皮称**间皮**。间皮表面湿润而光滑,有利于器官的活动,减少器官活动时相互间的摩擦。

2. **单层立方上皮** 由一层立方形细胞紧密排列而成(图1-8)。从表面观察,细胞呈多

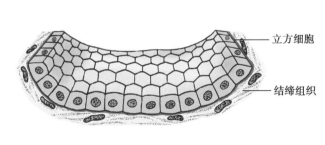

立方细胞

结缔组织

A.模式图

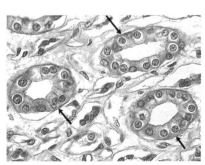

B.肾小管单层立方上皮

图1-8 单层立方上皮

边形,在垂直切面上,细胞呈立方形,细胞核圆形,位于细胞中央。分布在肾小管、小叶间胆管、甲状腺滤泡等处,具有分泌和吸收的功能。

3. **单层柱状上皮** 由一层棱柱状细胞紧密排列而成(图1-9)。从表面观察,细胞呈多边形,在垂直切面上,细胞呈高柱状,核椭圆形,靠近细胞的基底部。主要分布在胃、肠、胆囊、子宫等器官的腔面,具有保护、分泌和吸收等功能。

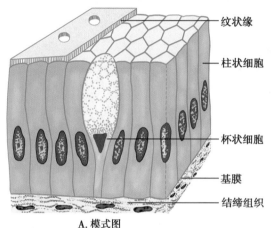
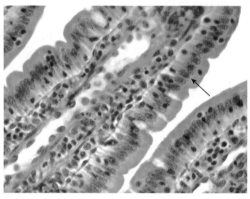

A. 模式图　　　　　　　　　　　B. 小肠单层柱状上皮

图1-9　单层柱状上皮

4. **假复层纤毛柱状上皮** 由柱状细胞、梭形细胞、锥形细胞和杯状细胞组成(图1-10)。在垂直切面上,各细胞形态不同,高矮不一,核并不排列在同一水平面上,但所有细胞的基底面都附着于基膜上,实际上只有一层细胞。由于柱状细胞接近上皮表面,并有纤毛,故称为**假复层纤毛柱状上皮**。主要分布在呼吸道,有保护等功能。

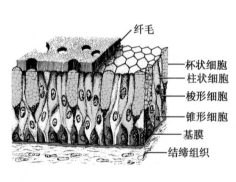
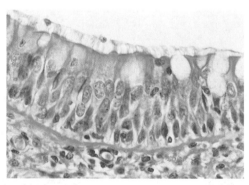

图1-10　假复层纤毛柱状上皮

5. **复层扁平上皮** 又称复层鳞状上皮,由多层细胞紧密排列而成(图1-11)。表层细胞呈扁平形,像鱼鳞一样排列,中间数层细胞呈多边形,基底部为一层矮柱状细胞,具有增殖分化能力,并附着于基膜上。分布于皮肤表面的复层扁平上皮,浅层细胞的核消失,胞质内充满角蛋白,不断脱落更新,因此称这种上皮为**角化的复层扁平上皮**。分布在口、咽、食管、阴道等处的复层扁平上皮,表层细胞湿润、不角化,称**未角化复层扁平上皮**。复层扁平上皮具有耐摩擦和阻止异物侵入等作用,损伤后有很强的再生修复能力。

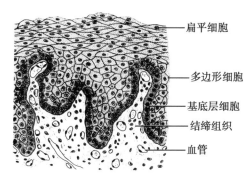
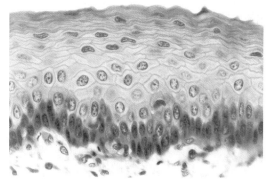

扁平细胞

多边形细胞

基底层细胞

结缔组织

血管

图 1-11 复层扁平上皮

6. 变移上皮 又称移行上皮,由多层细胞组成,细胞层数和形态随器官的空虚或扩张状态而发生变化,因此得名。这种上皮分布在肾盏、肾盂、输尿管、膀胱等处。当膀胱收缩(空虚)时,细胞层数增多、体积增大,上皮变厚;当膀胱扩张(充盈)时,细胞层数减少,表层细胞变成扁平,上皮变薄(图 1-12)。

二、腺上皮和腺

由腺细胞组成的以分泌功能为主的上皮称为**腺上皮**。以腺上皮为主要成分构成的器官称为**腺**。腺分为外分泌腺(图 1-13)和内分泌腺。**外分泌腺**由分泌部和导管组成,腺的导管将分泌物排至器官腔内或体表。如汗腺、唾液腺、胰腺等。**内分泌腺**无导管亦称无管腺,其

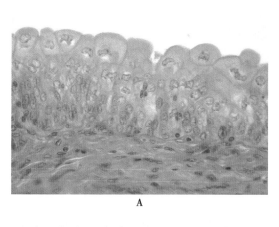

A

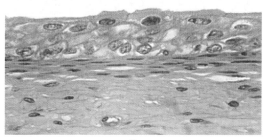

B

图 1-12 变移上皮(膀胱空虚状态 A、充盈状态 B)

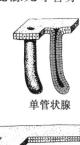

单管状腺

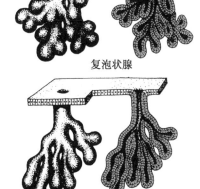

复泡状腺

复管泡状腺

图 1-13 外分泌腺的形态分类

分泌物称激素,经血液或淋巴输送至靶器官,发挥调节作用,如甲状腺、肾上腺、垂体等。

三、上皮组织的特殊结构

(一)上皮细胞的游离面

1. **微绒毛** 上皮细胞的细胞膜和细胞质共同向游离面伸出的微小指状突起,其内含有微丝。微绒毛在游离面排列整齐形成**纹状缘**(图1-14)。微绒毛扩大了细胞的表面积,有助于实现细胞的吸收功能。

2. **纤毛** 上皮细胞的细胞膜和细胞质共同向游离面伸出的粗而长的突起,其内含有**微管**。纤毛具有节律性定向摆动的能力,有利于上皮表面的分泌物及黏附物的排出(图1-10)。

(二)上皮细胞的侧面

上皮细胞的侧面是细胞的相邻面,在细胞膜的接触区特化形成多种细胞间连接结构,如紧密连接、中间连接、桥粒和缝隙连接(图1-14)。这些连结结构具有加强细胞间连接、封闭细胞间隙、参与细胞间信息传递(缝隙连接)等不同功能。

(三)上皮细胞的基底面

基膜为上皮细胞基底面与深部结缔组织之间共同形成的一层薄膜。它除具有支持、连接和固定作用外,还是一种半透膜,有利于物质交换,基膜也可影响细胞的增殖分化。

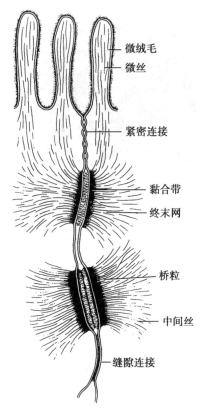

图1-14 单层柱状上皮的微绒毛与细胞连接超微结构模式图

第三节 结缔组织

 案例

李女士,21岁。全身起红斑一天来诊。自述午休后感觉热,遂将窗户打开,冷风吹来后打了个寒战,不久发现手臂上出现一块红色小疙瘩,有点痒,开始还以为是被蚊子叮的,但不一会儿,头上、身上、大腿上都出现了这样的红色小块。全身就像鸡皮疙瘩一样,越长越多,而且刺痒无比。发病前无服药史及外伤史,既往无系统疾病病史及药物过敏史。

体检:各系统检查未见异常。皮肤科情况:颈部、躯干及四肢可见散发性大块红色疹块,高出皮肤且瘙痒。实验室检查:常规检查均在正常范围。诊断结果:寒冷性荨麻疹。

请问:1. 疏松结缔组织中有哪几种细胞?每种细胞的主要功能是什么?

2. 该患者皮肤出现红色疹块的原因是什么?

结缔组织由细胞和大量细胞间质构成。与上皮组织相比,结缔组织的主要特点是:①细胞种类多,数量少,分布稀疏,无极性;②细胞间质多,由基质和纤维构成,形态多样。③不直接与外环境接触,又称为内环境组织。结缔组织在人体内分布广泛,具有连接、支持、营养、保护、修复和防御等功能。

根据结缔组织结构和功能的不同,可分为以下几类(表1-3)。

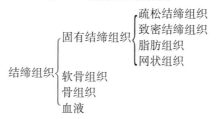

表1-3　结缔组织的分类

一、固有结缔组织

固有结缔组织即通常所说的结缔组织,多伴随血管、淋巴管和神经分布到各组织和器官内,组织和细胞只有通过基质中不断流动的组织液,才能和血液之间进行物质交换。

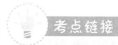

考点链接

固有结缔组织的分类

(一)疏松结缔组织

疏松结缔组织广泛分布于人体各种器官、组织及细胞之间,起着连接、支持、营养、防御和修复等功能。其结构特点是细胞种类多而分散,纤维排列疏松且数量较少,血管丰富。因其结构如蜂窝状,故又称**蜂窝组织**(图1-15)。外科常见的蜂窝织炎,就是皮下疏松结缔组织所发生的炎症。

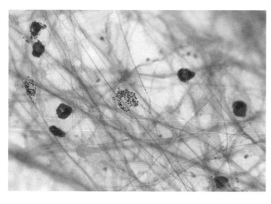

图1-15　疏松结缔组织

1. 细胞

（1）**成纤维细胞**:是疏松结缔组织中最主要的细胞。细胞形态不规则,呈扁平多突起,胞体较大;细胞核较大,卵圆形,着色浅,核仁明显;细胞质较丰富,呈弱嗜碱性。成纤维细胞具有合成纤维和基质的功能,在创伤修复中起重要作用。

（2）**巨噬细胞**:又称组织细胞。来源于血液中的单核细胞,巨噬细胞形态多样,随功能状态而改变。细胞呈圆形、椭圆形和不规则形;核小,呈圆或肾形,染色深;细胞质丰富,多为嗜酸性。巨噬细胞具有活跃的变形运动能力,可吞噬异物和衰老的细胞,参与免疫应答。

（3）**浆细胞**:细胞为圆形或卵圆形;细胞核圆形,常偏于一侧,染色质呈粗块状,从核中央向核膜呈辐射状排列;细胞质丰富,呈嗜碱性。浆细胞能合成和分泌免疫球蛋白(即抗体),参与体液免疫。浆细胞主要分布于脾、淋巴结、消化道和呼吸道黏膜的淋巴组织内及慢性炎症部位,在一般组织内少见。

（4）**肥大细胞**:常成群分布于小血管周围。细胞较大,呈圆形或卵圆形;核小而圆,位于

17

细胞中央;胞质内充满粗大的嗜碱性颗粒,颗粒内含肝素、组织胺、白三烯等活性物质。肝素有抗凝血作用;组织胺和白三烯可使小支气管平滑肌痉挛、毛细血管通透性增高,形成全身或局部的过敏反应。如支气管哮喘、荨麻疹等。

（5）**脂肪细胞**:单个或成群分布,细胞较大,呈圆形或卵圆形。成熟脂肪细胞的胞质内充满脂滴,核被挤到细胞一侧。在制作切片时,脂滴被溶解呈空泡状。脂肪细胞具有合成和贮存脂肪,参与脂类代谢等功能。

2. 细胞间质

（1）**纤维**:包埋于基质中,包括**胶原纤维**、**弹性纤维**和**网状纤维**3 种。

1）**胶原纤维**:在三种纤维中,数量最多,新鲜时呈白色,故又称白纤维。HE 染色呈粉红色,纤维粗细不一,呈波浪状弯曲,并相互交织成网(图 1-15)。胶原纤维韧性大,抗拉力强。

2）**弹性纤维**:数量较胶原纤维少,分布广,新鲜时呈黄色,故又称黄纤维。HE 染色不易与胶原纤维区分,用醛复红染色法可染成蓝紫色,纤维较细,有分支并交织成网(图 1-15)。弹性纤维富有弹性,但韧性差,常与胶原纤维交织在一起。

3）**网状纤维**:数量最少,用镀银染色可将网状纤维染成黑色,故又称嗜银纤维。纤维细短,分支多,交织成网。这种纤维主要分布在网状组织等处。

（2）**基质**:为无定形的胶状物质,无色透明,具有一定黏性。其化学成分主要是蛋白多糖和纤维粘连蛋白。蛋白多糖的分子排列成许多微孔状结构,大于微孔的大分子物质、细菌等不能通过,小于微孔的水和营养物、代谢产物、激素等可通过。溶血性链球菌和癌细胞能产生透明质酸酶,该酶可破坏基质结构,从而使细菌和癌细胞得以扩散。此外,基质中含有从毛细血管渗出的液体,称组织液。组织液是细胞、组织和血液之间进行物质交换的媒介。

（二）致密结缔组织

致密结缔组织的主要特点是细胞和基质少,纤维成分多、粗大且排列致密,纤维主要是胶原纤维和弹性纤维(图 1-16)。该组织主要分布于肌腱、韧带、皮肤真皮、器官的被膜、硬脑膜等处,具有连接、支持和保护等作用。

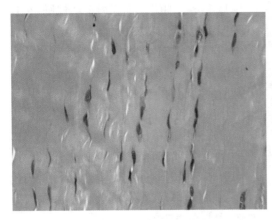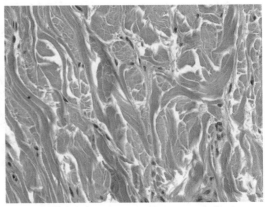

图 1-16 致密结缔组织

（三）脂肪组织

脂肪组织主要由大量脂肪细胞聚集而成,并被少量疏松结缔组织分隔成许多脂肪小叶(图 1-17)。脂肪组织主要分布于皮下、肠系膜、网膜和肾周围等处,具有储存脂肪、维持体温、缓冲外力、充填固定等作用。

（四）网状组织

网状组织由网状细胞和细胞间质构成（图 1-18）。网状细胞是有突起的星形细胞，能合成网状纤维。网状组织不单独存在，而是构成造血组织、淋巴组织的支架，网孔内细胞和液体成分可自由流动，为血细胞的发生和淋巴细胞的发育提供适宜的微环境。

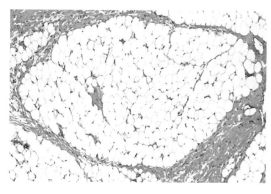

图 1-17　脂肪组织　　　　　　　　　　　　图 1-18　网状组织

二、软骨组织和软骨

软骨组织由软骨细胞和细胞间质构成。软骨由软骨组织与周围的软骨膜构成。软骨膜为致密结缔组织膜，对软骨组织有营养、保护和促进生长发育等作用。

（一）软骨组织的一般结构

1. **细胞间质**　由基质和纤维构成。软骨基质呈凝胶状半固体，主要成分为蛋白多糖和水。纤维埋在软骨基质中，使软骨具有韧性和弹性。

2. **软骨细胞**　包埋于软骨基质中，软骨细胞所处的腔隙称**软骨陷窝**。软骨细胞的形态与其发育程度有关。靠近软骨膜处的软骨细胞扁而小，常单个分布，为幼稚细胞；越靠近软骨中心，软骨细胞越成熟且大而圆，并聚集成群分布。

（二）软骨的分类

根据软骨基质中所含纤维成分的不同，可将软骨分为 3 种类型，即**透明软骨**、**弹性软骨**和**纤维软骨**（图 1-19，图 1-20，图 1-21）。

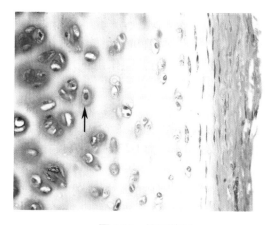

图 1-19　透明软骨

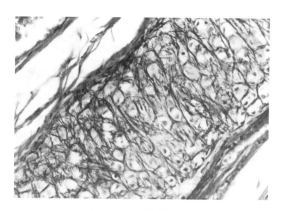

图 1-20　弹性软骨

1. **透明软骨** 因新鲜时呈半透明状而得名,分布较广,包括喉、气管、支气管、肋软骨、关节软骨等处。

2. **弹性软骨** 细胞间质内含大量弹性纤维,多交织成网,有弹性,分布于耳廓、会厌等处。

3. **纤维软骨** 细胞间质内含大量胶原纤维束,韧性好,主要分布于耻骨联合、椎间盘、关节盘等处。

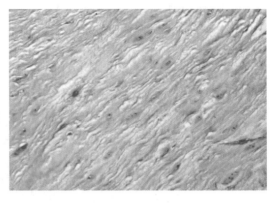

图1-21 纤维软骨

三、骨组织与骨

骨由**骨组织**、**骨膜**及**骨髓**等构成。骨中含大量钙、磷等矿物质,所以骨是人体最大的钙、磷贮存库。

(一)骨组织的一般结构

1. **细胞间质** 又称**骨基质**,由有机物和无机物两种成分构成,是一种钙化的细胞间质。有机物含量少,主要为胶原纤维和基质;无机物又称骨盐,含量较多,主要成分是呈细针状的羟基磷灰石结晶。在骨组织中,骨胶原纤维被黏合在一起,并有钙盐沉积形成薄板状的结构,称骨板。骨板间或骨板内的小腔,称骨陷窝;由陷窝向四周发出放射状的小管称骨小管。相邻陷窝的骨小管可以互相通连(图1-22)。

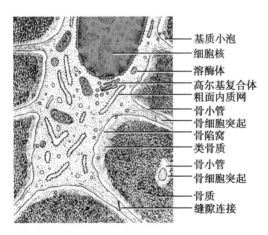

基质小泡
细胞核
溶酶体
高尔基复合体
粗面内质网
骨小管
骨细胞突起
骨陷窝
类骨质
骨小管
骨细胞突起
骨质
缝隙连接

图1-22 骨细胞超微结构模式图

2. **骨组织的细胞** 骨组织中有**骨细胞**、**骨祖细胞**、**成骨细胞**和**破骨细胞**,骨细胞位于骨内部,其余3种分布在表面。骨细胞是有许多细长突起的细胞,胞体位于骨陷窝内,其突起则伸入骨小管内。相邻骨细胞借突起互相接触。骨细胞具有一定的溶骨和成骨作用。在骨组织的形成和吸收过程中,由骨祖细胞增殖分化为成骨细胞,成骨细胞分泌类骨质即为成骨过程,所分泌的类骨质逐渐将自己包埋,进而转化为骨细胞。破骨细胞来源于单核细胞,具有很强的溶骨、吞噬和消化能力。在成骨细胞和破骨细胞的共同作用下,使骨组织的形成和吸收同时存在,且处于动态平衡(图1-22)。

(二)长骨的结构

长骨的结构是骨中最复杂的,长骨表面覆有骨膜和关节软骨,内部为骨髓腔并充满骨髓。骨组织形成的骨板因不同的排列方式构成了骨密质或骨松质(图1-23)。现以长骨为例说明其结构特点:

1. **骨密质** 分布于骨的表层和长骨的骨干,结构致密。骨密质的骨板排列有3种类型。①**环骨板**:略呈环形,包括内环骨板和外环骨板,构成长骨骨干的内、外层。②**骨单位**:又称哈弗斯系统,位于内、外环骨板之间,以中央管为中心由多层同心圆排列的哈弗斯

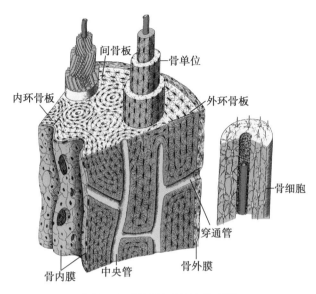

图 1-23　长骨骨干结构模式图

骨板构成,是长骨中起支持作用的主要结构。③**间骨板**:位于骨单位之间,为形状不规则的骨板。

2. **骨松质**　主要位于长骨两端的骨骺部,由许多细片状或针状的骨小梁交织而成,骨小梁由不规则骨板及骨细胞构成。小梁间的空隙内含有红骨髓、血管和神经等结构。

四、血液

血液是流动于心血管内的液态结缔组织。健康成人血量约为5L,约占体重的7%。血液由血浆和血细胞组成。

(一)血浆

血浆为淡黄色的液体,相当于细胞间质,约占血液容积的55%,其中90%是水,其余为血浆蛋白(包括白蛋白、球蛋白、纤维蛋白原等)、酶、激素、维生素、无机盐和营养代谢物质等。若血液凝固成血块,上层析出的透明淡黄色液体称血清。血清的成分与血浆基本上一致,只是血清中不含纤维蛋白原。

(二)血细胞

血细胞约占血液容积的45%,包括红细胞、白细胞和血小板。通常采用瑞特(Wright)或吉姆莎(Giemsa)染色血涂片(图1-24)。血细胞的分类如下(表1-4):

表 1-4　血细胞的分类及计数的正常值

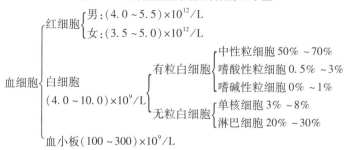

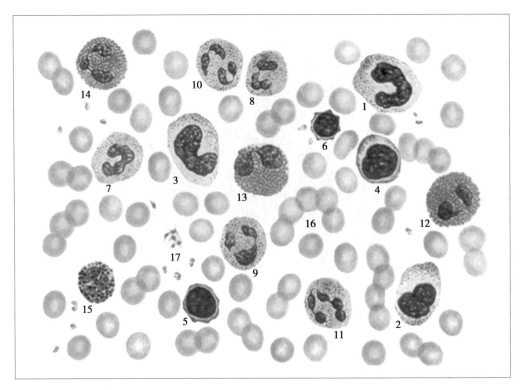

图 1-24 血细胞仿真图

1～3. 单核细胞；4～6. 淋巴细胞；7～11. 中性粒细胞；12～14. 嗜酸性粒细胞；15. 嗜碱性粒细胞；
16. 红细胞；17. 血小板

1. **红细胞** 数量最多的一种血细胞。成熟的红细胞呈双凹圆盘状，直径约 7.5μm，中央较薄，周缘较厚，无细胞核和细胞器，胞质内充满血红蛋白，使红细胞呈红色。正常成人血液中血红蛋白的含量，男性为 120～150g/L，女性为 110～140g/L。血红蛋白（Hb）具有结合与运输 O_2 和 CO_2 的功能。一般将外周血中红细胞数少于 $3.0×10^{12}$/L 或 Hb 低于 100g/L，诊断为**贫血**。

红细胞的平均寿命约为 120 天，血液中还有少量未完全成熟的红细胞，称**网织红细胞**。正常成人外周血液中网织红细胞占红细胞总数的 0.5%～1.5%，新生儿可达 3%～6%。网织红细胞数值的变化，可作为了解骨髓造血功能的一种指标。衰老的红细胞被肝、脾、骨髓等处的巨噬细胞吞噬清除。

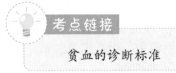

考点链接

贫血的诊断标准

2. **白细胞** 无色有核的球形细胞，体积比红细胞大，能以变形运动穿过毛细血管进入结缔组织或淋巴组织，发挥防御与免疫功能。根据白细胞胞质内有无特殊颗粒，可将其分为有粒白细胞和无粒白细胞两类。根据有粒白细胞内特殊颗粒的染色性不同，又分为中性粒细胞、嗜酸性粒细胞、嗜碱性粒细胞 3 种；无粒白细胞分单核细胞和淋巴细胞 2 种（图 1-24）。

（1）**中性粒细胞**：是数量最多的白细胞。细胞呈球形。细胞核呈杆状或分叶状，分叶状核一般为 2～5 叶，分叶越多越衰老。细胞质中充满细小的淡紫红色颗粒。颗粒中含有多种水解酶。中性粒细胞具有十分活跃的变形运动能力和吞噬功能，主要能吞噬消化细菌和异物。中性粒细胞在吞噬、处理大量细菌后，自身会死亡并成为脓细胞。

（2）**嗜酸性粒细胞**：细胞呈球形。细胞核多为两叶，胞质内充满粗大的鲜红色嗜酸性颗粒。颗粒内含有组胺酶和多种酸性水解酶。嗜酸性粒细胞能吞噬抗原抗体复合物,减轻过敏反应,并可杀灭寄生虫,在过敏性炎症(如支气管哮喘)或寄生虫病时,血液中嗜酸性粒细胞数量明显增多。

(3) **嗜碱性粒细胞**:细胞呈球形。细胞核分叶,或呈 S 形或不规则形。胞质内充满大小不等,分布不均的紫蓝色嗜碱颗粒,颗粒中含肝素、组织胺、白三烯等。功能与肥大细胞相似,参与过敏反应等。

(4) **单核细胞**:是白细胞中体积最大的细胞,细胞呈圆形或卵圆形。细胞核呈肾形、马蹄形或不规则形。胞质丰富,因弱嗜碱性染成灰蓝色。单核细胞具有活跃的变形运动能力,在血液中停留 12 ~ 48 小时,即离开血管进入结缔组织或其他组织,分化为巨噬细胞,行使它的吞噬功能。

(5) **淋巴细胞**:细胞呈圆形或椭圆形,可分大、中、小 3 种,循环血中主要是小淋巴细胞。细胞核多为圆形,染色深,占细胞大部分。胞质少,在核周成一窄缘,染成天蓝色。

根据淋巴细胞发生来源、形态特点和免疫功能等的不同,可分为 **T 淋巴细胞**、**B 淋巴细胞**等。T 淋巴细胞参与细胞免疫,B 淋巴细胞参与体液免疫。

3. **血小板** 骨髓中巨核细胞胞质脱落的碎块,呈双凸圆盘状,体积小,无细胞核。在血涂片上,血小板形态不规则,常聚集成群。血小板在止血和凝血过程中起重要作用。

第四节 肌 组 织

小刘,男性,15 岁。10 岁开始出现步态不稳,易摔跤,上楼困难等一系列肌肉无力症状。随着年龄的增长病情逐渐加重,发展至行走困难,于 2 年前出现无力行走,只能卧床。

查体:四肢肌肉萎缩,尤其是肢带肌萎缩明显。实验室检查:肌酸激酶 614U/L(正常 15 ~ 130U/L),肌酸激酶同工酶 1850U/L(正常 0 ~ 15U/L),乳酸脱氢酶同工酶 704U/L(正常 60 ~ 140U/L),天冬氨酸转氨酶 204U/L(正常 8 ~ 40U/L),肌红蛋白阳性。诊断结果:进行性肌营养不良症

请问:1. 试述骨骼肌纤维的形态结构、功能?
　　　2. 骨骼肌收缩的基本结构单位是什么?

肌组织主要由具有收缩功能的肌细胞构成,肌细胞之间有少量的结缔组织、丰富的血管、淋巴管和神经等。肌细胞细长呈纤维状,又称**肌纤维**,其细胞膜称**肌膜**,细胞质称**肌浆**。根据结构和功能特点,肌组织分为**骨骼肌**、**心肌**和**平滑肌** 3 类。

一、骨骼肌

骨骼肌主要分布于头、颈、躯干和四肢。骨骼肌收缩快而有力,并受人的意识支配,属随意肌。

(一) 骨骼肌纤维的一般结构

光镜下,骨骼肌纤维呈细长圆柱状,直径约 10 ~ 100μm,长短不一,长的可超过 10cm,一

般为 1～40mm。细胞核呈扁椭圆形，一条肌纤维内可达几十甚至几百个核，位于肌膜下方（图 1-25）。肌浆内含有许多与细胞长轴平行排列的肌原纤维。

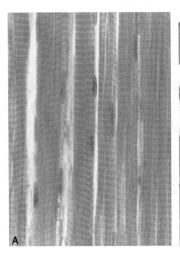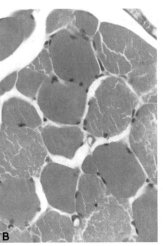

图 1-25 骨骼肌

肌原纤维呈细丝状，每条肌原纤维内都有着色浅的明带（又称 I 带）和着色深的暗带（又称 A 带），两者交替排列。各条肌原纤维的明带和暗带都整齐地排列在同一平面上，所以肌纤维呈现出明暗相间的横纹。肌原纤维上的 A 带的中央有一条浅色窄带，称 H带;H 带的中央有一条深色的 M 线。在 I 带的中央有一条深色的细线称 Z 线。相邻两条 Z线之间的一段肌原纤维称**肌节**，每个肌节包括 1/2 I 带+A 带+1/2 I 带（图 1-26）。肌节是骨骼肌纤维结构和功能的基本单位。

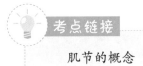
考点链接
肌节的概念

（二）骨骼肌纤维的超微结构

1. **肌原纤维** 在电镜下，肌原纤维由粗、细两种肌丝有规律地平行排列组成（图 1-27）。粗肌丝位于肌节的暗带，两端游离，中央借 M 线固定。细肌丝位于肌节两侧，一端固定于 Z线，另一端伸入粗肌丝之间，直达 H 带的外侧。当肌纤维收缩时，粗肌丝牵拉细肌丝，细肌丝朝 M 线方向滑行，使肌节变短。在肌节收缩时明带变窄，舒张时变宽;暗带则在肌节收缩或舒张时长度不变。

2. **横小管** 是肌膜向肌浆内凹陷形成的小管，其走向与肌纤维长轴垂直，位于暗带和明带的交界处（图 1-27）。同一平面内的横小管分支吻合，并环绕在每条肌原纤维周围。横小管可将肌膜的兴奋迅速传到肌纤维内部。

3. **肌浆网** 是肌纤维内特化的滑面内质网，它位于横小管之间，纵向包绕在每条肌原纤维的周围，又称纵小管（图 1-27）。横小管两侧的肌浆网横向膨大并连接成环形扁囊，称为**终池**。终池与横小管紧密相贴，但并不相通。每条横小管及其两侧的终池组成**三联体**。肌浆网具有储存钙离子并调节肌浆中钙离子浓度的作用。钙离子在肌纤维收缩过程中起重要作用。

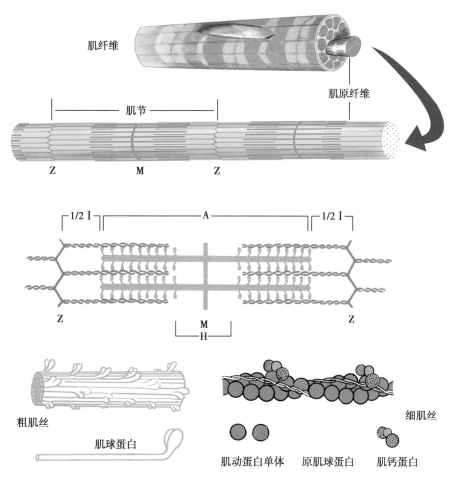

肌纤维

肌原纤维

肌节

Z   M   Z

1/2 I   A   1/2 I

Z   Z

M
H

粗肌丝

肌球蛋白

细肌丝

肌动蛋白单体   原肌球蛋白   肌钙蛋白

图 1-26   骨骼肌纤维逐级放大示意图

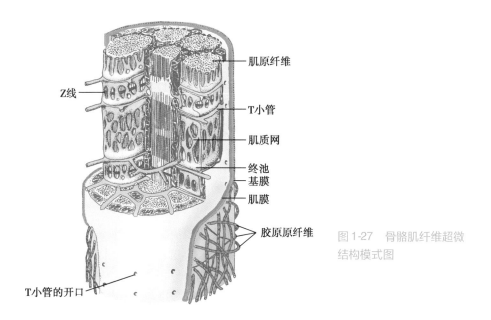

肌原纤维

Z线

T小管

肌质网

终池
基膜
肌膜

胶原原纤维

T小管的开口

图 1-27   骨骼肌纤维超微
结构模式图

知识链接

体育锻炼与肌纤维的变化

体育锻炼能使机体肌肉发达,主要是骨骼肌纤维增粗增长,而不是肌纤维数量增加。锻炼引起肌纤维内部的变化是:肌丝和肌节增多,使肌原纤维数变粗增长;线粒体等细胞器和糖原增多。肌纤维外部的变化是:毛细血管和结缔组织增多。这些因素汇合使骨骼肌变得粗壮发达,外形隆起。

二、心肌

心肌分布于心壁及其邻近心脏的大血管根部。其收缩不受意识控制,具有自动节律性。

(一)心肌纤维的一般结构

在光镜下,心肌纤维呈短圆柱状,有分支,互相连接成网。相邻心肌纤维的连接处染色较深的带称为**闰盘**。多数心肌纤维有 1 个核,少数有双核,核呈卵圆形,位于细胞的中央,肌质丰富。心肌纤维也有明暗相间的横纹,但不如骨骼肌纤维明显(图 1-28)。

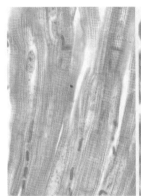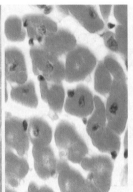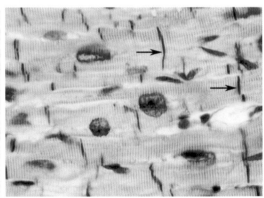

图 1-28 心肌纤维

(二)心肌纤维的超微结构

电镜下,心肌纤维的超微结构与骨骼肌纤维相似,但有以下特点:①肌原纤维粗细不等,肌原纤维间有很丰富的线粒体。②横小管较粗,位于 Z 线水平。③肌浆网稀疏,终池小而少,多见横小管与一侧的终池紧贴形成二联体。因此心肌纤维贮钙能力低,需不断地从细胞外摄取钙。④闰盘位于 Z 线水平,除连接作用外,还有利于细胞间信息传递,保证心肌纤维同步收缩(图 1-29)。

三、平滑肌

平滑肌广泛分布于消化管、呼吸道、血管等中空性器官的管壁内。

平滑肌纤维呈长梭形,无横纹,细胞中央有一个长椭圆形或杆状细胞核。平滑肌纤维在不同的器官内长短不一。平滑肌纤维多成层或成束排列,相邻肌层内平滑肌纤维的排列方向不同,两肌层之间有结缔组织、血管、神经等结构(图 1-30)。

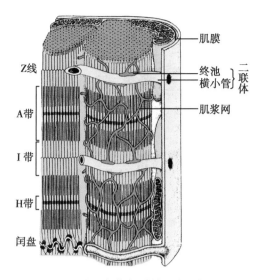

肌膜

Z线

终池
横小管
二联体

肌浆网

A带

I带

H带

闰盘

图 1-29　心肌纤维超微结构立体模式图

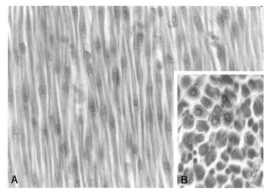

图 1-30　平滑肌

第五节　神经组织

 案例

　　张大叔,58 岁。早晨起床时发现左侧肢体无力及麻木、头痛,无恶心及呕吐,能独立行走,但肢体无力逐渐加重,中午时左侧肢体完全不能动,头痛明显,轻度恶心但无呕吐而就诊。高血压病史 10 余年,无糖尿病史。体格检查:双侧额纹对称,左侧鼻唇沟较右侧浅,左侧口角下垂,伸舌居中。左侧下肢肌力下降。左侧肢体腱反射减弱,左侧腹壁反射消失,左侧 Babinski 征阳性,右侧各反射均未见异常,头颅 CT 检查未见异常。诊断结果:脑血栓形成。

　　请问:1. 根据神经元功能神经元可以分为哪几类?
　　　　　2. 该患者是哪种神经元受损出现的肢体瘫痪现象?

　　神经组织由**神经细胞**和**神经胶质细胞**组成。神经细胞是神经系统的基本结构和功能单位,故又称**神经元**,神经元具有接受刺激、整合信息和传导冲动的功能,有些神经元还具有内分泌功能。神经胶质细胞不具神经元的功能,数量是神经元的 10 ~ 50 倍,对神经元起支持、保护、营养和绝缘等作用。

一、神经元

（一）神经元的形态结构

　　神经元由胞体和突起 2 部分组成(图 1-31)。

　　1. **胞体**　是神经元的营养和代谢中心,其大小不一,形态多样,有圆形、锥形、梭形和星形等。细胞膜能接受刺激,产生并传导冲动。细胞核大而圆,位于胞体中央,染色浅,核仁大而明显(图 1-32)。细胞质内除有一般的细胞器以外,还有以下两种特征性的结构:

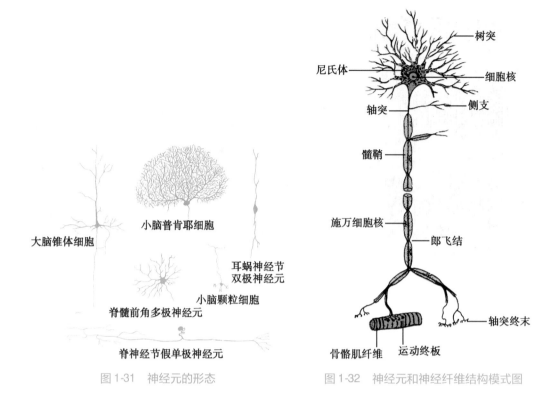

图 1-31　神经元的形态　　　　　图 1-32　神经元和神经纤维结构模式图

（1）**尼氏体**：又称嗜染质，呈强嗜碱性，颗粒状或小块状。分布在细胞质和树突内。电镜下，尼氏体是由发达的粗面内质网和游离核糖体构成，能合成蛋白质和神经递质。

（2）**神经原纤维**：在镀银染色的切片中，神经原纤维呈棕黑色细丝，相互交织成网，并伸入轴突和树突内。除具有支持神经元的作用外，还参与神经递质及离子等物质的运输。

2. **突起**　由神经元的细胞膜和细胞质向表面突出形成，分树突和轴突两种。

（1）**树突**：每个神经元有一至多个树突，呈树枝状分布，树突经反复分支而变细，在树突的分支上可见许多短小突起，称树突棘。树突内部结构和胞体相似。树突的主要功能是接受刺激，并将神经冲动传递给胞体。

（2）**轴突**：每个神经元只有一条轴突，轴突长短不一，轴突与胞体连结处常呈圆锥形，称轴丘，其内无尼氏体。轴突的表面细长光滑，可有侧支及树枝状的终末分支。轴突的主要功能是将神经冲动由胞体传递给其他神经元或效应器。

（二）神经元的分类

1. **按神经元突起的数量分类**　①**多极神经元**：有一个轴突和多个树突。②**双极神经元**：有一个轴突和一个树突。③**假单极神经元**：由胞体发出一个突起，但在离胞体不远处，突起分为两支，一支**周围突**，分布到周围组织或器官；另一支**中枢突**，进入中枢神经系统（图 1-31）。

2. **按神经元的功能分类**　①**感觉神经元**：又称传入神经元，多为假单极神经元。可接受体内、外的化学或物理性刺激，并将信息传向中枢。②**运动神经元**：又称传出神经元，一般为多极神经元。负责将中枢产生的神经冲动传递给肌细胞或腺细胞。③**中间神经元**：又称联络神经元，主要为多极神经元，位于感觉神经元与运动神经元之间，起信息加工和传递作用。动物越进化，中间神经元越多，人类的中间神经元占神经元总数的 99% 以上。

（三）突触

突触是神经元与神经元之间,或神经元与效应细胞(肌细胞、腺细胞)之间一种特化的传递信息的连结结构。根据神经元接触部位的不同,突触可分为**轴-树突触**、**轴-体突触**、**轴-棘突触**等。根据神经冲动传递的方式不同,突触可分为**化学性突触**和**电突触**两类。电突触实际是缝隙连接,神经元之间以电流作为信息载体。化学性突触以神经递质作为传递信息的媒介,是通常所说的突触。电镜下观察,化学性突触由3部分构成(图1-33):①**突触前成分**:是轴突末端的球形膨大部分,该处的轴膜为突触前膜,突触前膜侧胞质内含有许多突触小泡和线粒体等结构,突触小泡内含神经递质。②**突触后成分**:是与突触前成分相对应的树突或胞体的部分,突触前、后成分彼此相对的胞膜,称为突触前膜和突触后膜。突触后膜上具有特异性的接受神经递质的受体。③**突触间隙**:是突触前膜和突触后膜之间的狭小间隙,宽约15～30nm。

一个神经元可以通过突触把信息传递给许多其他神经元或效应细胞。当神经冲动传至突触前膜时,突触小泡移向突触前膜并与之融合,通过胞吐作用将神经递质释放到突触间隙内,并与突触后膜上的相应受体结合,从而引起突触后神经元的兴奋或抑制。化学性突触神经冲动传导是单向性的,即只能由突触前神经元传递到突触后神经元,不能逆向传导。

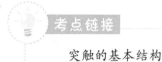

考点链接

突触的基本结构

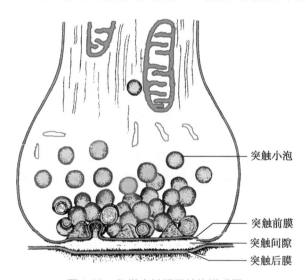

突触小泡

突触前膜
突触间隙
突触后膜

图1-33 化学突触超微结构模式图

二、神经胶质细胞

神经胶质细胞广泛分布于神经系统中。神经胶质细胞有突起,但不分树突和轴突,无传导神经冲动的功能。根据分布的位置不同,分为中枢神经系统的胶质细胞(图1-34)和周围神经系统的胶质细胞。

（一）中枢神经系统胶质细胞

1. **星形胶质细胞** 最大的一种神经胶质细胞,胞体呈星形,核圆形或卵圆形,染色浅。起支持和绝缘作用,参与血-脑屏障的构成,并对神经元的分化、修复及功能的维持起重要作用。

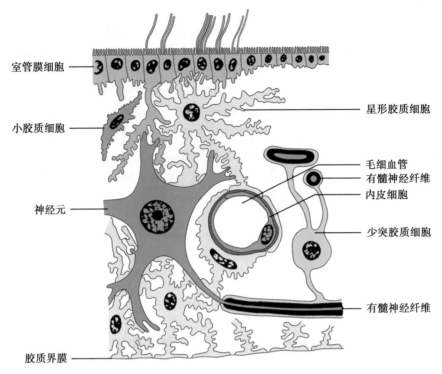

图 1-34　中枢神经系统的胶质细胞

2. **少突胶质细胞**　细胞小,核卵圆形,参与中枢神经系统中有髓神经纤维髓鞘的构成。

3. **小胶质细胞**　最小的神经胶质细胞,来源于血液中的单核细胞,具有吞噬功能。

4. **室管膜细胞**　细胞呈立方或柱状,分布在脑室和脊髓中央管的腔面,具有参与脑脊液的形成等功能。

（二）周围神经系统胶质细胞

1. **施万细胞**　也称神经膜细胞,参与周围神经系统中神经纤维髓鞘的构成,并在神经纤维再生中起重要作用。

2. **卫星细胞**　神经节内包裹神经元胞体的一层扁平或立方形细胞。

三、神经纤维

神经纤维是由神经元的长轴突及包在它外面的神经胶质细胞构成。根据神经纤维有无髓鞘,可分为有髓神经纤维和无髓神经纤维 2 类。

（一）有髓神经纤维

1. **周围神经系统的有髓神经纤维**　由神经元的轴突及周围的髓鞘和神经膜构成(图 1-35)。相邻施万细胞在包裹轴突中并不完全相连,故髓鞘和神经膜呈节段性。相邻节段间的无髓鞘缩窄部,称**郎飞结**。

2. **中枢神经系统的有髓神经纤维**　结构基本与周围神经系统中的有髓神经纤维相同,不同的是它的髓鞘是由少突胶质细胞的突起包裹而成。

由于髓鞘的绝缘作用,有髓神经纤维的神经冲动呈跳跃式传导,传导从一个郎飞结跳到下一个郎飞结,故传导速度快。

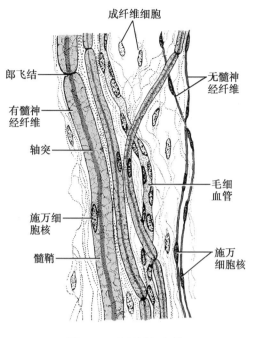

图 1-35　有髓神经纤维

成纤维细胞

郎飞结

有髓神经纤维

轴突

施万细胞核

髓鞘

无髓神经纤维

毛细血管

施万细胞核

（二）无髓神经纤维

在周围神经系统，无髓神经纤维由较细的轴突和包在它外面的神经膜细胞构成，但神经膜细胞不形成髓鞘，也无郎飞结。在中枢神经系统中，无髓神经纤维往往与有髓神经纤维交织在一起。神经冲动是沿着轴膜连续传导的，故其传导速度慢。

四、神经末梢

神经末梢是周围神经纤维的终末部分，分布于全身各处。按其功能可分为感觉神经末梢和运动神经末梢 2 类。

（一）感觉神经末梢

感觉神经末梢与周围的其他组织共同构成感受器，将体内、外环境的各种刺激转化为神经冲动，传入中枢产生感觉（图 1-36）。

1. **游离神经末梢**　由感觉神经纤维的终末脱去髓鞘反复分支而成，其裸露的细支进入表皮、角膜和毛囊的上皮细胞间，或进入某些结缔组织内。参与产生冷、热、轻触和痛的感觉。

2. **有被囊的神经末梢**　神经末梢的外面包有结缔组织构成的被囊。①触觉小体：呈椭圆形，分布于真皮的乳头层，感受触觉。②环层小体：呈圆形或椭圆形，广泛分布于皮下组织、肠系膜、韧带和关节囊等处，能感受压觉和振动觉。③肌梭：是分布在骨骼肌内的梭形结构，感受肌纤维伸缩时的变化，在调节骨骼肌的活动中起重要作用。

（二）运动神经末梢

运动神经末梢分布于肌组织或腺体内，可引起肌纤维收缩或腺体的分泌，故又称**效应器**。

1. **躯体运动神经末梢**　分布于骨骼肌，神经纤维在接近肌纤维处失去髓鞘，裸露的轴突反复分支并附着在骨骼肌纤维的表面，连接处呈椭圆形板状隆起，称**运动终板**（图 1-37）。电镜下观察，运动终板的结构与化学性突触相似，所以运动终板也称为**神经肌突触**。

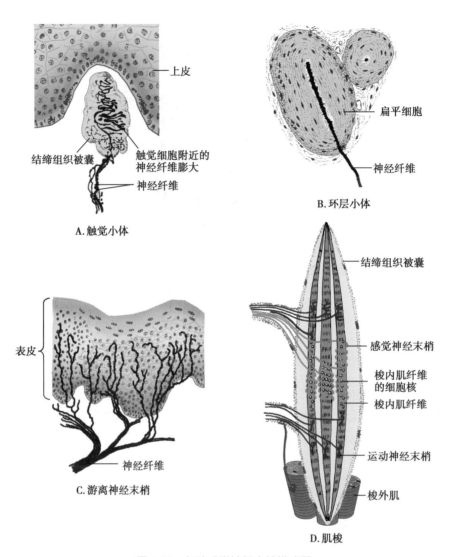

A. 触觉小体

上皮

结缔组织被囊

触觉细胞附近的神经纤维膨大

神经纤维

B. 环层小体

扁平细胞

神经纤维

C. 游离神经末梢

表皮

神经纤维

D. 肌梭

结缔组织被囊

感觉神经末梢

梭内肌纤维的细胞核

梭内肌纤维

运动神经末梢

梭外肌

图 1-36　各种感觉神经末梢模式图

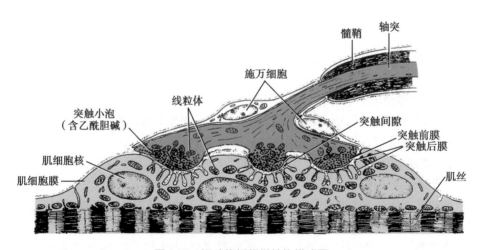

髓鞘　轴突

施万细胞

线粒体

突触小泡
（含乙酰胆碱）

突触间隙

突触前膜
突触后膜

肌细胞核

肌细胞膜

肌丝

图 1-37　运动终板超微结构模式图

2. 内脏运动神经末梢 分布于心肌、内脏及血管的平滑肌和腺体等处。

本章小结

　　本章介绍了构成人体的细胞和四大基本组织的形态结构,属微视解剖学,需借助显微镜来观察人体微细结构。细胞是构成人体结构和功能的基本单位,细胞由细胞膜、细胞质、细胞核三部分组成。上皮组织可分为被覆上皮、腺上皮和特殊上皮三大类。被覆上皮覆盖于体表或衬贴在体内各种官、腔和囊的内表面;腺上皮是构成腺的主要成分;特殊上皮能完成特殊功能(如感觉、生殖等)。结缔组织是人体内分布最广、形态最多的一种组织,包括固有结缔组织、软骨组织和骨组织、血液和淋巴。人体的肌组织有骨骼肌、心肌和平滑肌,骨骼肌属随意肌,心肌和平滑肌属不随意肌,且心肌具有自主节律性、不易疲劳的特点。神经组织由神经细胞和神经胶质细胞组成,神经细胞是神经系统结构和功能的基本单位,神经细胞具有接收刺激、传导冲动和整合信息的能力,神经胶质细胞在数量上远多于神经细胞,神经胶质细胞无神经元的功能,对神经元起支持、保护、营养和绝缘等作用。

(王振清 林平)

目标测试

A1 型选择题

1. 细胞膜的化学成分主要包括
   A. 蛋白质和核酸　　　　B. 脂质、蛋白质和糖类　　　　C. 水和脂质
   D. 糖类和维生素　　　　E. 蛋白质和无机盐

2. 染色质的主要化学成分为
   A. DNA 和 RNA　　　　B. DNA 和蛋白质　　　　C. RNA 和蛋白质
   D. 糖类和 DNA　　　　E. 糖类和蛋白质

3. 下列关于被覆上皮特点描述**错误的**是
   A. 细胞多且排列紧密　　　　B. 细胞间质少　　　　C. 细胞具有极性
   D. 有血管分布　　　　E. 有丰富的神经末梢

4. 蜂窝组织是指
   A. 疏松结缔组织　　　　B. 脂肪组织　　　　C. 致密结缔组织
   D. 血液　　　　E. 网状组织

5. 参与生理性止血和凝血的血细胞是
   A. 成熟的红细胞　　　　B. 中性粒细胞　　　　C. 血小板
   D. 淋巴细胞　　　　E. 红细胞

6. 肌原纤维的结构和功能的基本单位是
   A. 肌丝　　　　B. 肌质网　　　　C. 肌节
   D. 三联体　　　　E. 肌纤维

7. 神经系统结构和功能的基本单位是
   A. 神经胶质细胞　　　　B. 神经纤维　　　　C. 神经元

D. 神经原纤维　　　　　　　E. 神经

B1 型题

(8～12 题备用答案)

　　A. 单层柱状上皮　　　　B. 单层立方上皮　　　　C. 内皮

　　D. 间皮　　　　　　　　E. 假复层纤毛柱状上皮

8. 分布于心脏、血管的腔面

9. 分布于胸腹膜和心包膜

10. 分布于胃肠管道的腔面

11. 分布于呼吸管道的腔面

12. 分布于甲状腺滤泡内面

(13～15 题备用答案)

　　A. 特殊细胞连接　　　　B. 肌原纤维　　　　　　C. 滑面内质网

　　D. 肌膜　　　　　　　　E. 粗面内质网

13. 肌纤维内的肌浆网即

14. 形成横小管

15. 闰盘为

第二章 运动系统

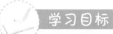 学习目标

1. 掌握 全身各部骨的名称、位置和形态;骨连结的组成、结构特点及运动形式。
2. 熟悉 骨骼肌。

运动系统由骨、骨连结和骨骼肌构成,约占成人体重的60%。全身各骨借骨连结形成骨骼,构成人体的支架,赋予人体基本形态、支持体重、保护内脏。骨骼肌附着于骨,在神经系统的支配下有序地收缩和舒张,带动关节产生运动。在运动过程中,骨起着杠杆作用,关节为运动的枢纽,骨骼肌为运动的动力器官。因此骨和骨连结是运动系统的被动部分,骨骼肌是运动系统的主动部分。

在体表能看到或摸到的骨和骨骼肌的隆起或凹陷,称为体表标志。它们对于确定内脏器官的位置等具有重要意义。

第一节 骨

 案例

小王,26岁,建筑工人。工作时不慎从扶梯跌落,头部外伤后意识障碍2小时。检查:左颞部头皮肿胀。CT示:左颞骨骨折,头皮血肿,左颅骨内板和脑表面之间可见双凸形边缘清楚的高密度影。诊断结果:左颞部(翼点)颅骨骨折伴急性硬脑膜外血肿。

请问:1. 何谓翼点?
　　　2. 为什么左颞部(翼点)颅骨骨折易发生硬脑膜外血肿?

一、概述

骨是以骨组织为主体构成的器官,是在结缔组织或软骨基础上发育(骨化)形成的。骨具有一定的形态,内容骨髓,外被骨膜。骨为体内最坚硬的结缔组织,体内99%的钙贮存于骨内,因此骨被喻为体内最大的钙库。经常锻炼可促进骨的良好发育,长期废用

 考点链接

骨

则会出现骨质疏松。

（一）骨的分类

成人共有 206 块骨,按部位可分为颅骨、躯干骨和四肢骨 3 部分(图 2-1)。按形态可分为**长骨**、**短骨**、**扁骨**和**不规则骨**。

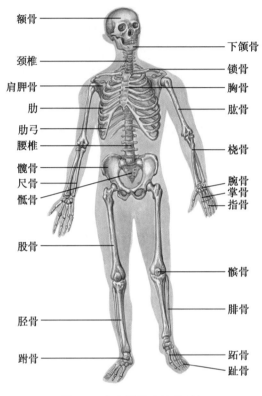

图 2-1　全身骨骼（前面观）

1. **长骨**　呈长管状,分布于四肢,可分为一体两端。体又称**骨干**,内有空腔称**髓腔**,容纳骨髓。两端膨大称**骺**,表面有光滑的关节面,与相邻关节面构成关节。骨干与骺相邻的部分称**干骺端**,幼年时保留透明软骨成分,称**骺软骨**,骺软骨细胞不断分裂增殖和骨化,使骨不断加长。成年后,骺软骨骨化,骨干与骺融为一体,遗留的痕迹称**骺线**(图 2-2)。

 知识链接

骺软骨损伤

骺软骨损伤会导致儿童长骨骨骺与干骺端之间形成骨性连结即骨桥,使骺板全部或部分提前闭合,造成肢体缩短和(或)成角畸形。

2. **短骨**　形似立方体,多成群分布于连结牢固且运动较灵活的部位,如腕骨和跗骨。
3. **扁骨**　呈板状,参与构成颅腔、胸腔和盆腔的壁,起保护作用,如颅盖骨和肋骨。
4. **不规则骨**　形状不规则,如椎骨。

（二）骨的构造

骨由骨质(骨组织)、骨膜和骨髓构成(图 2-3)。

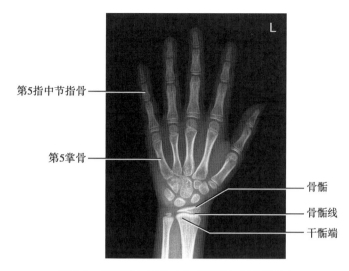

第5指中节指骨

第5掌骨

骨骺
骨骺线
干骺端

图 2-2　干骺端与骺线（儿童掌骨与指骨正位）

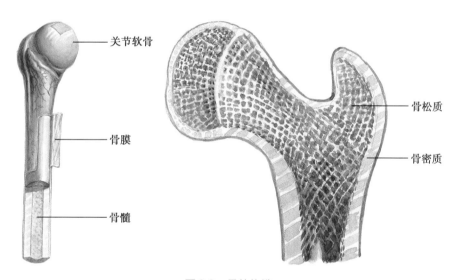

关节软骨

骨膜

骨髓

骨松质

骨密质

图 2-3　骨的构造

1. **骨质**　分骨密质和骨松质。骨密质分布于骨的表面,骨松质呈海绵状,分部于骨的内部。

2. **骨膜**　被覆于新鲜骨的表面（关节面除外）,主要由纤维结缔组织构成,含有丰富的血管、淋巴管和神经。

3. **骨髓**　充填于骨髓腔和骨松质间隙内,分为**红骨髓**和**黄骨髓**。

知识链接

红骨髓与黄骨髓

红骨髓具有造血和免疫功能。5 岁以后,长骨骨髓腔内的红骨髓逐渐被脂肪组织代替,呈黄色,称黄骨髓,失去造血能力。在慢性失血过多或重度贫血时,部分黄骨髓能转化为红骨髓,恢复造血功能。在椎骨、髂骨、肋骨、胸骨及肱骨和股骨等长骨的骺内终生都是红骨髓。

（三）骨的化学成分及物理性质

骨由有机质和无机质组成。有机质主要是骨胶原纤维束和黏多糖蛋白等,构成骨的支架,使骨有弹性和韧性;无机质主要是碱性磷酸钙,使骨坚硬挺实。两种成分的比例,随年龄的增长而发生变化。幼儿时期骨的有机质和无机质各占一半,故弹性较大,柔软,易发生变形,在外力作用下不易骨折或折而不断,称青枝骨折。成年人骨有机质和无机质的比例约为3:7,具有较大的硬度和一定的弹性。老年人的骨无机质所占比例更大,脆性增加,还因激素水平下降,影响钙、磷的吸收和沉积,骨质呈现出多孔性,表现为骨质疏松症,此时骨易发生骨折。

知识链接

骨的发生和发育

骨的发生方式有膜内成骨和软骨内成骨,膜内成骨是在原始结缔组织内直接成骨,如额骨、顶骨、枕骨、颞骨、锁骨等。软骨内成骨是指在预先形成的软骨雏形基础上,将软骨逐步替换为骨,如四肢骨、躯干骨等都是以此种方式发生。

身体长高主要是长骨生长的结果,通过骺软骨不断骨化成骨来实现,身高受遗传和环境的共同影响,尽管身高与遗传有很大的关系,但环境也很重要,充足的睡眠,良好的饮食习惯,多运动和保持快乐的心情均会使青春期长高更加明显。当骺软骨完全骨化成骨,形成骺线(约17~20岁),此后就不再长高了。

二、各部骨

（一）躯干骨

包括24块椎骨、1块骶骨、1块尾骨、1块胸骨和12对肋骨,分别参与脊柱、骨性胸廓和骨盆的构成。

1. **椎骨** 幼年时为32或33块,分为颈椎7块,胸椎12块,腰椎5块,骶椎5块,尾椎3~4块。成年后5块骶椎融合成骶骨,3~4块尾椎融合成尾骨。

（1）**椎骨的一般形态**:椎骨由椎体和椎弓两部分组成(图2-4)。**椎体**呈短圆柱状,**椎弓**呈半环形,连

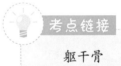

考点链接

躯干骨

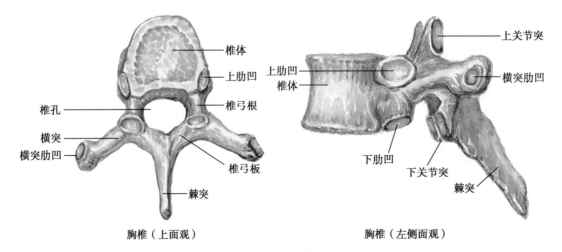

图2-4 胸椎

于椎体的后外侧,两者共同围成**椎孔**。所有椎骨的椎孔相连构成**椎管**,管内容纳脊髓。椎弓分为连结椎体的**椎弓根**和宽阔的**椎弓板**两部分。椎弓根的上、下缘分别称椎上、下切迹,相邻椎骨的上、下切迹围成**椎间孔**,孔内有脊神经通过。椎弓板上有 7 个突起,即向后方伸出的**棘突**;向左右伸出的**横突**;椎弓上、下方各伸出一对突起,即**上、下关节突**。

（2）**各部椎骨的主要特征**:不同部位的椎骨,除上述一般结构外,还有各自的特点。

颈椎椎体较小,棘突末端分叉,横突根部有横突孔,是颈椎的识别标志(图 2-5)。第 1 颈椎呈环形,无椎体和棘突,称**寰椎**;第 2 颈椎椎体上有一齿突,称**枢椎**;第 7 颈椎棘突较长,末端无分叉,称**隆椎**,是计数椎骨的重要标志。

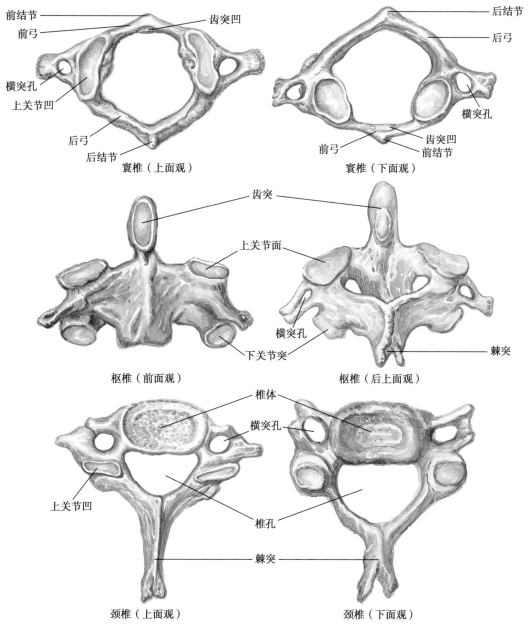

图 2-5 颈椎

胸椎棘突细长,斜向后下方,椎体两侧和横突末端有肋凹,其与肋相关节(图2-4)。

腰椎椎体大,棘突呈板状,水平向后方伸出(图2-6)。

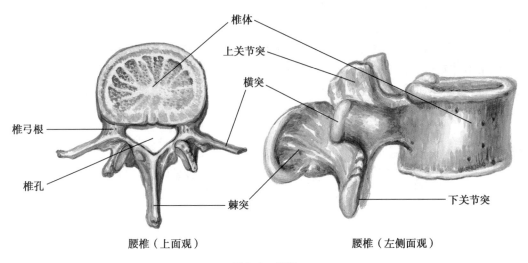

腰椎(上面观)　　　　　　　　　腰椎(左侧面观)

图2-6　腰椎

骶骨由5块骶椎融合而成,呈三角形。底向上,尖向下,前面光滑微凹,有4对骶前孔;背面粗糙隆凸,有4对骶后孔。骶骨外侧部上份各有一个关节面,称**耳状面**。骶骨内有纵行的骶管,其向下开口为**骶管裂孔**。骶管裂孔两侧有骶角,可在体表摸到。**尾骨**由4块退化的尾椎融合而成,上接骶骨,下端游离为尾骨尖(图2-7)。

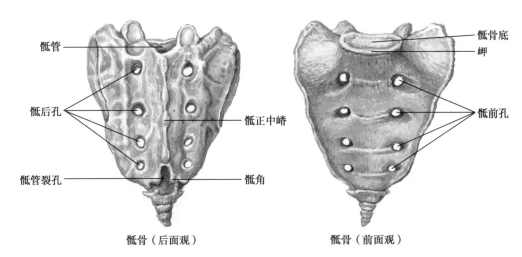

骶骨(后面观)　　　　　　　　　骶骨(前面观)

图2-7　骶骨与尾骨

2. **胸骨**　长而扁,位于胸前壁正中,可分柄、体和剑突3部分。**胸骨柄**上宽下窄,上缘中份为**颈静脉切迹**,两侧有锁切迹与锁骨相连结。胸骨柄与胸骨体相连处稍向前突,称**胸骨角**,两侧平对第2肋,体表可触及,是计数肋的重要标志。**胸骨体**呈长方形,外侧缘有**肋切迹**与第2~7肋软骨相关节。**剑突**扁而薄,下端游离(图2-8)。

3. **肋**　由肋骨(图2-9)和肋软骨组成,共12对。第1~7对肋前端直接与胸骨连结,称**真肋**;第8~10对肋前端借肋软骨与上位肋软骨连结,形成**肋弓**,称假肋;第11~12对肋前

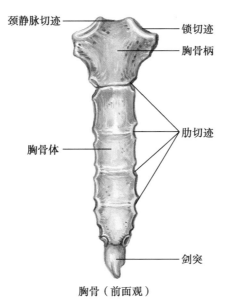

胸骨（前面观）

图2-8　胸骨

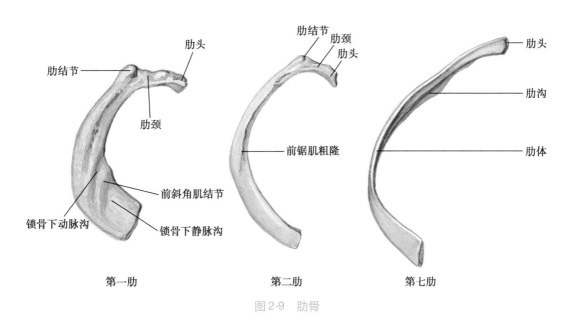

第一肋　　　　　　　　　第二肋　　　　　　　　　第七肋

图2-9　肋骨

端游离于腹壁肌层中,称**浮肋**。

肋骨分为体和前、后两端。后端膨大,称**肋头**。肋头外侧稍细,称**肋颈**。颈外侧的粗糙突起,称**肋结节**。肋体长而扁,其后份急转处称**肋角**。

（二）颅骨

颅骨有23块(中耳的3对听小骨未计入),除下颌骨和舌骨外,彼此牢固连结形成颅(图2-10)。以眶上缘、外耳门上缘和枕外隆凸连线为界,颅可分为后上部的脑颅和前下部的面颅。

1. **脑颅骨**　8块,位于颅的后上部。其中不成对的有**额骨**、**筛骨**、**蝶骨**和**枕骨**,成对的有

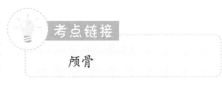

考点链接

颅骨

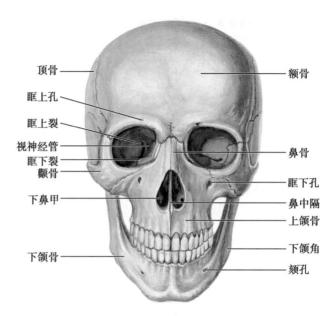

图 2-10 颅（前面观）

颞骨和顶骨。它们参与构成颅腔。颅腔的顶是穹隆形的**颅盖**,由额骨、顶骨和枕骨构成。

2. **面颅骨** 15 块,成对的有**鼻骨、泪骨、颧骨、腭骨、下鼻甲**及**上颌骨**,不成对的有**犁骨、下颌骨**(图 2-11)和**舌骨**(图 2-12)。

下颌骨分一体两支。**下颌体**:呈蹄铁形,位于前部,上缘构成牙槽弓,有容纳下牙根的牙槽。下颌体前外侧面有一对**颏孔**。**下颌支**:末端有两个突起,前方的称冠突,后方的称髁突。下颌支后缘与下颌体相交处,称**下颌角**,体表可以摸到。下颌支内有下颌管,向前与颏孔相通,向后连通于下颌支内面中央的**下颌孔**。

3. **颅的整体观**

(1) **颅顶面观**:呈卵圆形,前窄后宽,额骨与两侧顶骨连结构成**冠状缝**。两侧顶骨连结

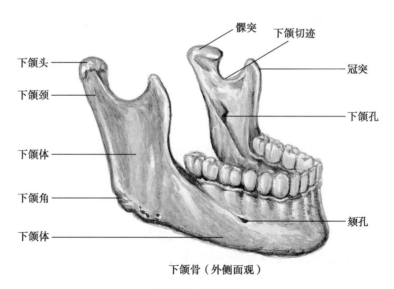

下颌骨（外侧面观）

图 2-11 下颌骨

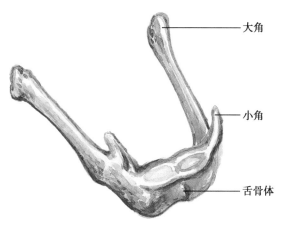

图2-12 舌骨

构成**矢状缝**,两侧顶骨与枕骨连结构成**人字缝**(图2-13)。

(2)**颅侧面观**:中部为外耳门,后方为乳突,前方是颧弓。颧弓的内上方有一浅窝,称**颞窝**。颞窝内额骨、顶骨、颞骨和蝶骨会合处称**翼点**,此处骨质较薄弱,其内面有脑膜中动脉前支通过,外伤骨折时,易伤及该血管,形成硬膜外血肿(图2-13)。

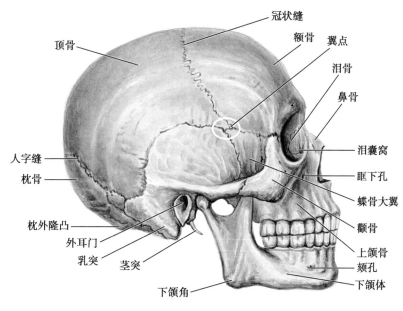

图2-13 颅(侧面观)

(3)**颅前面观**:主要有眶和骨性鼻腔(图2-10)。**眶**为一对四面锥体形深腔,容纳眼球及附属结构。**骨性鼻腔**位于面颅中央,借骨性鼻中隔将其分为左右两半。外侧壁由上而下有三个向下弯曲的骨片,称上、中、下鼻甲,每个鼻甲下方为相应的鼻道,分别称上、中、下鼻道(图2-14)。

骨性鼻旁窦:为上颌骨、额骨、蝶骨及筛骨内含气的空腔,位于鼻腔周围并开口于鼻腔,即**额窦**、**筛窦**、**蝶窦**和**上颌窦**。

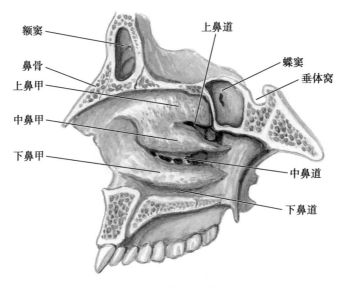

图 2-14　骨性鼻腔外侧壁

（4）**颅底内面观**：颅底内面高低不平，从前向后分为颅前窝、颅中窝和颅后窝。窝内有很多孔和裂，大多与颅底外面相通，为血管、神经穿过的通道。如**筛孔**、**视神经管**、**眶上裂**、**破裂孔**、**圆孔**、**卵圆孔**、**棘孔**、**枕骨大孔**、**颈静脉孔**等（图 2-15）。

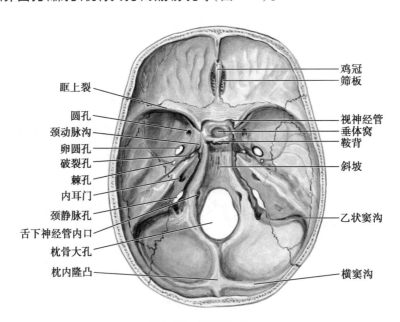

图 2-15　颅底内面观

（5）**颅底外面观**：颅底外面高低不平，分前、后两部分。前面为分隔口腔和鼻腔的水平骨板，称骨腭。后部可见枕骨大孔（图 2-16）。

4.**新生儿颅的特征及变化**　新生儿面颅较小，脑颅相对较大，颅顶各骨尚未发育完全，其间连有致密结缔组织膜，此膜在多骨交会处较大，称囟。其中位于额骨与两顶骨之间的为**前囟**，于 1～2 岁闭合；位于两顶骨与枕骨之间的为**后囟**，生后不久即闭合（图 2-17）。

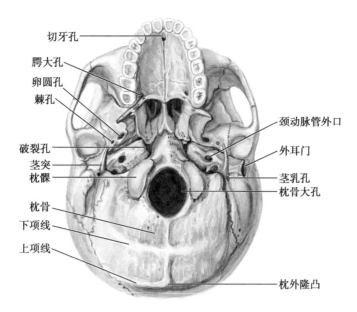

图 2-16 颅底外面观

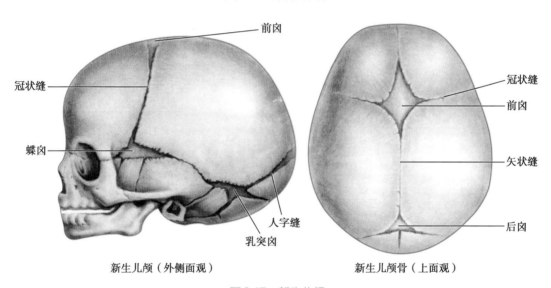

新生儿颅（外侧面观）　　　　新生儿颅骨（上面观）

图 2-17 新生儿颅

（三）四肢骨

1. 上肢骨

（1）**锁骨**：呈"～"形弯曲，横位于胸廓前上方。其内侧端粗大，为胸骨端，有关节面与胸骨柄相连；外侧端扁平，为肩峰端；内侧 2/3 凸向前；外侧 1/3 凸向后。全长可在体表摸到（图 2-18）。

（2）**肩胛骨**：为三角形扁骨，附于胸廓后外面，可

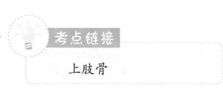

考点链接

上肢骨

分二面、三缘和三个角，介于第 2 至第 7 肋骨之间。肩胛骨前面微凹，称**肩胛下窝**；后面有一横嵴，称**肩胛冈**，其上、下方的浅窝，分别称**冈上窝**和**冈下窝**。肩胛冈的外侧端较平宽称**肩峰**，为肩部最高点（图 2-19）。上缘短而薄，外侧份有肩胛切迹，更外侧有向前的指状突起称

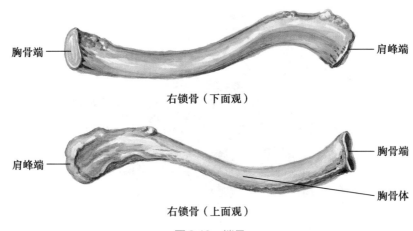

胸骨端　　　　　　　　　　　　　　　　　肩峰端

右锁骨（下面观）

肩峰端　　　　　　　　　　　　　　　　　胸骨端

　　　　　　　　　　　　　　　　　　　　胸骨体

右锁骨（上面观）

图 2-18　锁骨

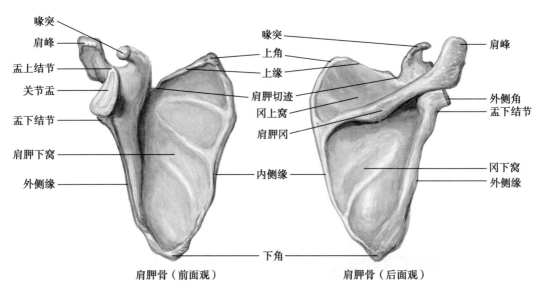

喙突　　　　　　　　　　　　喙突　　　　　　肩峰
肩峰　　　　　　　　　　　　上角
盂上结节　　　　　　　　　　上缘
关节盂　　　　　　　　　　　肩胛切迹　　　　外侧角
　　　　　　　　　　　　　　冈上窝　　　　　盂下结节
盂下结节　　　　　　　　　　肩胛冈
肩胛下窝
外侧缘　　　　　　　　　　　内侧缘　　　　　冈下窝
　　　　　　　　　　　　　　　　　　　　　外侧缘

下角

肩胛骨（前面观）　　　　　　　肩胛骨（后面观）

图 2-19　肩胛骨

喙突。内侧缘薄而锐利,因邻近脊柱,又称脊柱缘。外侧缘肥厚邻近腋窝,称腋缘。**上角**为上缘与脊柱缘会合处,平对第 2 肋。**下角**为脊柱缘与腋缘会合处,平对第 7 肋或第 7 肋间隙,为计数肋的标志。**外侧角**为腋缘与上缘会合处,最肥厚,朝外侧方的梨形浅窝,称**关节盂**,与肱骨头相关节。

（3）**肱骨**:分为肱骨体及上、下两端,上端内上方是半球形的**肱骨头**。肱骨上端与体交界处称外科颈,较易发生骨折。肱骨体外侧面中部有粗糙的**三角肌粗隆**;后面有一自内上斜向外下的浅沟,称**桡神经沟**,桡神经沿此沟经过,肱骨中部骨折易伤及桡神经。下端较扁,外侧部前面有半球状的**肱骨小头**;内侧部有形如滑车的**肱骨滑车**。肱骨小头外侧和滑车内侧各有一突起,分别称**外上髁**和**内上髁**。内上髁后下有尺神经沟,尺神经由此经过(图 2-20)。

（4）**桡骨**:位于前臂外侧。上端膨大称**桡骨头**,下端外侧向下突出,称**桡骨茎突**(图2-21)。

（5）**尺骨**:位于前臂内侧。上端粗大,前面有一半圆形深凹,称**滑车切迹**,与肱骨滑车

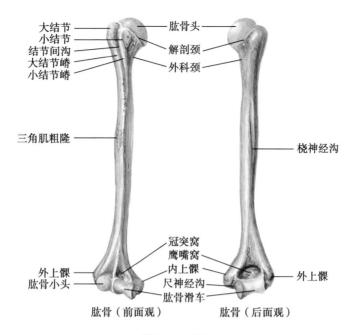

大结节
小结节
结节间沟
大结节嵴
小结节嵴

肱骨头
解剖颈
外科颈

三角肌粗隆

桡神经沟

冠突窝
鹰嘴窝
内上髁
尺神经沟
肱骨滑车

外上髁
肱骨小头

外上髁

肱骨（前面观）　　肱骨（后面观）

图 2-20　肱骨

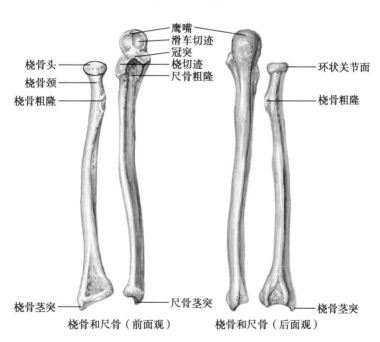

桡骨头
桡骨颈
桡骨粗隆

鹰嘴
滑车切迹
冠突
桡切迹
尺骨粗隆

环状关节面

桡骨粗隆

桡骨茎突　　　　尺骨茎突

桡骨茎突

桡骨和尺骨（前面观）　　桡骨和尺骨（后面观）

图 2-21　桡骨和尺骨

相关节。切迹后上方的突起称**鹰嘴**。下端为尺骨头,头后内侧的锥状突起,称**尺骨茎突**
(图 2-21)。

（6）**手骨**:包括 8 块腕骨、5 块掌骨和 14 块指骨(图 2-22)。

1）**腕骨**:排成两列,近侧列由桡侧向尺侧依次为**手舟骨**、**月骨**、**三角骨**和**豌豆骨**,远侧列
由桡侧向尺侧依次为**大多角骨**、**小多角骨**、**头状骨**和**钩骨**。

2）**掌骨**:由桡侧向尺侧依次为第 1~5 掌骨。

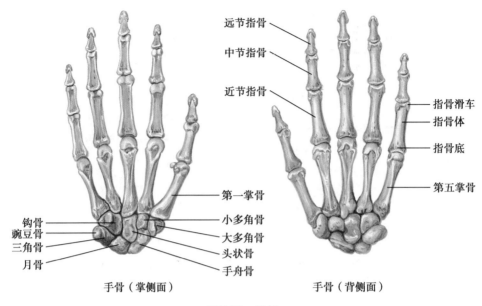

图 2-22 手骨

3）**指骨**：除拇指有 2 节外,其余各指为 3 节。

2. **下肢骨**

（1）**髋骨**：由髂骨、耻骨和坐骨融合而成,融合
处形成**髋臼**。髋臼的前下方有**闭孔**。髋骨的上缘称
髂嵴,前端为**髂前上棘**,髂前上棘后方 5～7cm 处,
髂嵴向外突起,称**髂结节**。髋骨的内面有一浅窝称

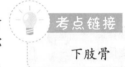

考点链接

下肢骨

髂窝,髂窝下界弓形的骨嵴称**弓状线**,向前延续为**耻骨梳**,终于**耻骨结节**。髋骨后下方有
尖形的**坐骨棘**,其上、下方分别有**坐骨大切迹**和**坐骨小切迹**。髋骨下部的粗糙隆起,为**坐
骨结节**(图 2-23)。

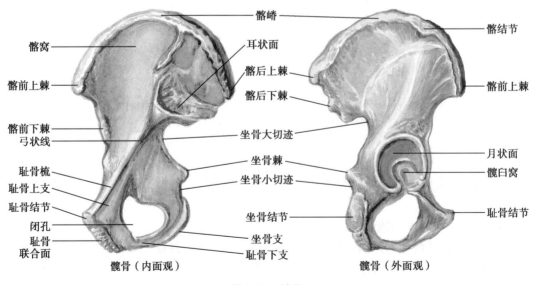

图 2-23 髋骨

（2）**股骨**：上端有伸向内上的**股骨头**。头下外方的缩细部称**股骨颈**。颈与体连结处的上外侧和内下侧有两个隆起，分别称**大转子**和**小转子**。股骨体上端后面有**臀肌粗隆**，下端有两个向后突出的膨大，为**内侧髁**和**外侧髁**。两髁之间的深窝称**髁间窝**（图2-24）。

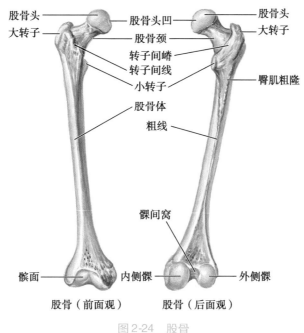

股骨头 — 股骨头凹 — 股骨头
大转子 — 大转子
股骨颈
转子间嵴
转子间线
小转子 — 臀肌粗隆
股骨体
粗线
髁间窝
髌面 — 内侧髁 — 外侧髁
股骨（前面观） 股骨（后面观）

图 2-24 股骨

（3）**髌骨**：位于膝关节前方，保护膝关节并增加其稳定性，可在体表扪及（图2-25）。

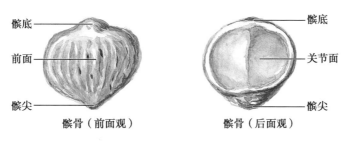

髌底 — 髌底
前面 — 关节面
髌尖 — 髌尖
髌骨（前面观） 髌骨（后面观）

图 2-25 髌骨

（4）**胫骨**：上端膨大，向两侧突出，形成内侧髁和外侧髁。两髁之间为**髁间隆起**。上端前面的隆起称**胫骨粗隆**。下端内下有一突起，称**内踝**（图2-26）。

（5）**腓骨**：上端稍膨大，称**腓骨头**，下端膨大，形成**外踝**（图2-26）。

（6）**足骨**：包括7块跗骨、5块跖骨和14块趾骨（图2-27）。

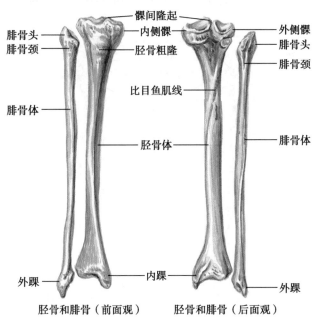

髁间隆起
腓骨头
腓骨颈
内侧髁
胫骨粗隆
外侧髁
腓骨头
腓骨颈
比目鱼肌线
腓骨体
胫骨体
腓骨体
外踝
内踝
外踝

胫骨和腓骨（前面观）　　胫骨和腓骨（后面观）

图 2-26　胫骨和腓骨

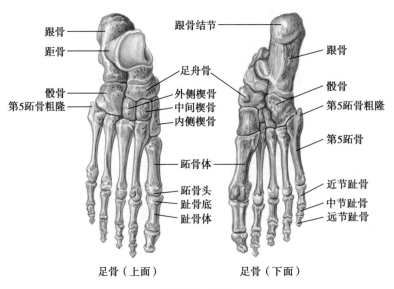

跟骨
距骨
跟骨结节
跟骨
骰骨
第5跖骨粗隆
足舟骨
外侧楔骨
中间楔骨
内侧楔骨
第5跖骨粗隆
第5跖骨
跖骨体
跖骨头
趾骨底
趾骨体
近节趾骨
中节趾骨
远节趾骨

足骨（上面）　　足骨（下面）

图 2-27　足骨

第二节 骨 连 结

案例

王女士,39 岁。高处跌落导致臀部外伤,疼痛 2 小时。检查:右髋部肿胀、疼痛、皮下瘀斑,骨盆挤压试验和分离试验(+),尾椎有明显压痛。X 线摄片示:右耻骨伴髂骨骨折、尾椎骨折。诊断:骨盆骨折。

请问:1. 骨盆是如何构成的?

2. 男、女性骨盆形态有无差异?

一、概述

骨与骨之间借纤维结缔组织、软骨或骨相连,形成**骨连结**,按连结形式的不同分为**直接连结**和**间接连结**。

(一)直接连结

连结较牢固,不能活动或少许活动。分为纤维连结、软骨连结和骨性结合 3 类(图2-28)。

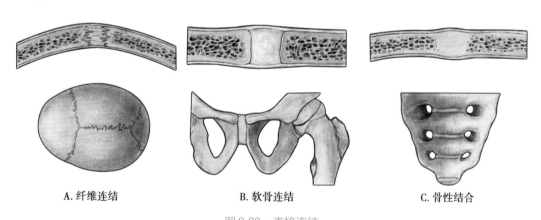

| A. 纤维连结 | B. 软骨连结 | C. 骨性结合 |

图 2-28　直接连结

(二)间接连结

骨与骨之间借结缔组织囊相连,囊内有腔隙,含有滑液,活动度大,又称滑膜关节,简称**关节**。

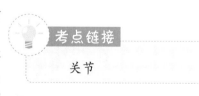**考点链接**

关节

1. **关节的基本结构**　**关节面**覆有关节软骨(多数为透明软骨),具有弹性,能承受负荷及吸收震荡;**关节囊**由外层(纤维膜)和内层(滑膜)组成;**关节腔**是由关节面和关节囊滑膜层所围成的腔隙,内含少量滑液,腔内呈负压(图 2-29)。

2. **关节的辅助结构**　适应部分关节的特殊功能需要而出现,对增加关节的灵活性和稳固性都有重要作用,如**韧带**、**关节盘**和**关节唇**等。

3. **关节的运动**　关节的运动与关节面形态有密切关系,有屈和伸、内收和外展、旋内和

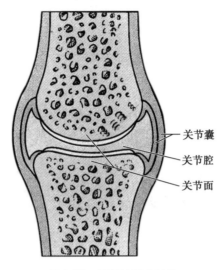

图 2-29 关节的基本结构

旋外及环转等运动形式。

二、躯干骨的连结

躯干骨的连结包括椎骨间连结形成的脊柱和由胸椎、肋和胸骨连结构成的胸廓。

（一）脊柱

脊柱由 24 块椎骨、1 块骶骨和 1 块尾骨借骨连结而成,位于躯干背部正中,构成人体的中轴,上承头颅、下接髋骨,起支持和负重作用,并参与构成胸腔、腹腔和盆腔的后壁。

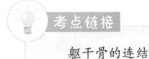

考点链接

躯干骨的连结

1. **椎骨间的连结**　各椎骨间借韧带、软骨、滑膜关节等相连。

（1）**椎间盘**:是连结相邻两个椎体的纤维软骨盘,由髓核和纤维环构成。髓核为柔软富有弹性的胶状物质,位于中央。纤维环呈同心圆排列在髓核周围,坚韧而有弹性(图 2-30)。

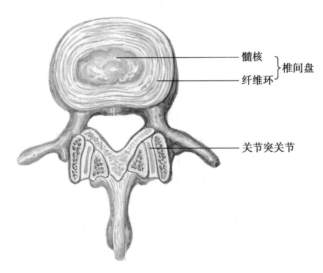

图 2-30 椎间盘和关节突关节

椎间盘除有连接作用外,还可缓冲震荡,起"弹性垫"样作用,具有保护脑和有利于脊柱运动的功能。当脊柱运动时,髓核可在纤维环内发生轻微的变形和运动。由于纤维环的后外侧部较薄弱,当纤维环破裂时,髓核突向椎间孔或椎管,压迫脊神经或脊髓,形成椎间盘突出症。

（2）**韧带**:连结椎骨的韧带有长、短两类(图 2-31)。

长韧带共有 3 条,即前纵韧带、后纵韧带和棘上韧带。**前纵韧带**和**后纵韧带**分别位于椎体和椎间盘的前面和后面,对连结椎体和椎间盘具有重要作用,同时,还可以限制脊柱过度伸、屈。**棘上韧带**为连结于各棘突尖的纵行韧带,到颈部后扩展为三角形板状的弹性膜,称**项韧带**(图 2-32)。

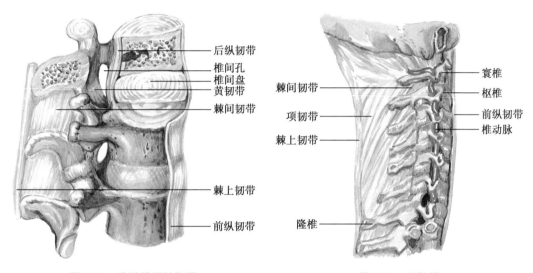

图 2-31　连结椎骨的韧带　　　　　　　　图 2-32　项韧带

短韧带包括椎弓板之间和各突起之间的连结。**黄韧带**位于椎管内,为连结相邻两椎弓板间的韧带,协助围成椎管后壁,并有限制脊柱过度前屈的作用。**棘间韧带**为位于相邻各棘突之间的短韧带。

（3）**关节**:主要有关节突关节和寰枢关节。**寰枢关节**由寰椎和枢椎构成,多关节联合运动,可使头部作旋转运动。

2. 脊柱的整体观及其运动

（1）**脊柱的整体观**:成年男性脊柱长约 70cm,女性略短。椎间盘的总厚度约占脊柱全长的 1/4(图 2-33)。脊柱前面观:椎体自上而下逐渐增大,至骶骨底达最宽,这与脊柱负重逐渐增加有关。脊柱后面观:棘突纵列成一条直线。颈椎棘突短而分叉,近水平位;胸椎棘突细长,斜向后下方,呈叠瓦状;腰椎棘突呈板状,水平伸向后方。脊柱侧面观:脊柱有颈、胸、腰、骶 4 个生理性弯曲。其中,颈曲和腰曲凸向前,胸曲和骶曲凸向后。这些弯曲增大了脊柱的弹性,有利于维持身体平衡及缓冲重力和反弹力。

（2）**脊柱的运动**:可作屈、伸、侧屈、旋转和环转运动。由于颈、腰部运动灵活,故损伤也较多见。

（二）胸廓

胸廓由 12 块胸椎、12 对肋、1 块胸骨和它们之间的连结共同构成,有支持和保护胸、腹

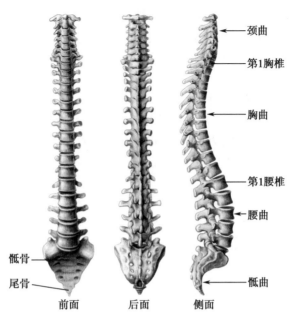

图 2-33 脊柱整体观

腔器官等功能。

1. **肋与胸椎的连结** 肋后端与胸椎构成**肋椎关节**,包括肋头与椎体肋凹构成的**肋头关节**和肋结节与横突肋凹构成的**肋横突关节**。两关节联合运动,提肋或降肋以助呼吸运动(图2-34)。

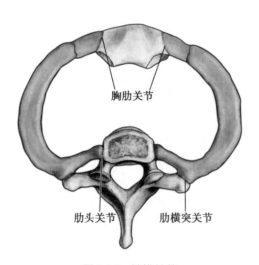

图 2-34 肋椎关节

2. **肋与胸骨的连结** 第1对肋与胸骨柄形成软骨结合;第2~7对肋软骨分别与胸骨相应肋切迹形成微动的**胸肋关节**;第8~10对肋软骨依次连于上位肋软骨,构成**左、右肋弓**(图2-35)。

3. **胸廓的整体观及运动** 成人胸廓呈前后略扁的圆锥形,容纳胸腔脏器。胸廓有上、下两口:胸廓上口由胸骨柄上缘、第1肋和第1胸椎体围成,是胸腔与颈部的通道;胸廓下口宽,由第12胸椎、第11及12对肋前端、肋弓和剑突围成。两侧肋弓在中线构成向下开放的**胸骨下角**。相邻两肋之间的间隙为**肋间隙**。胸廓除具有保护、支持功能外,主要参与呼吸运动(图2-35)。

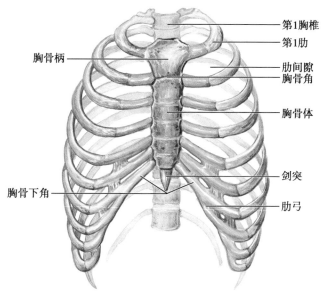

图2-35 胸廓

三、颅骨的连结

颅骨之间多借缝、软骨或骨直接相连,十分牢固。**颞下颌关节**由下颌骨的髁突与颞骨的下颌窝及关节结节组成。关节囊比较松弛,关节腔内有关节盘。可使下颌骨做上下、前后及左右运动(图2-36)。

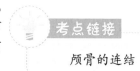

考点链接

颅骨的连结

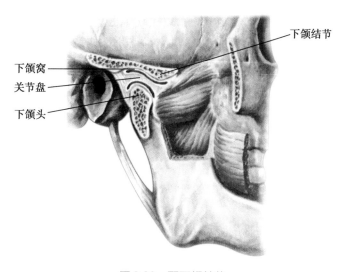

图2-36 颞下颌关节

四、上肢骨的连结

（一）胸锁关节

胸锁关节是上肢与躯干连结的唯一关节,由胸骨的锁切迹与锁骨的胸骨端及第1肋软骨的上面构成（图2-37）。

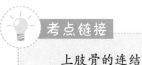

考点链接

上肢骨的连结

（二）肩锁关节

由肩胛骨的肩峰与锁骨的肩峰端组成,上、下有韧带加强（图2-38）。

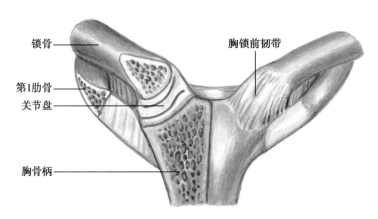

锁骨　　　胸锁前韧带
第1肋骨
关节盘
胸骨柄

图2-37　胸锁关节

（三）肩关节

由肱骨头与肩胛骨关节盂构成（图2-38）。关节盂浅而小,肱骨头大而圆,关节囊薄而松弛,关节囊的前、后和上方都有肌肉和韧带加强,其下方最为薄弱,故肩关节易发生前下方脱位。肩关节为全身最灵活的关节,可做屈、伸、内收、外展、旋内、旋外及环转运动。

（四）肘关节

由肱骨下端与尺骨、桡骨上端构成,包括三个关节:**肱尺关节**、**肱桡关节**、**桡尺近侧关节**（图2-39）。肘关节囊前、后壁薄而松弛,两侧壁厚而紧张,并有韧带加强。后壁最薄弱,故常见桡、尺二骨向后方脱位。肘关节可作屈、伸运动。当屈肘时,肱骨内、外上髁和尺骨鹰嘴三点连线构成一尖朝下的等腰三角形,伸肘时三点呈一直线。当肘关节发生脱位时,三点位置关系发生改变。

（五）桡尺骨连结

包括桡尺近侧关节、前臂骨间膜和桡尺远侧关节（图2-40）。

（六）手关节

包括桡腕关节、腕骨间关节、腕掌关节、掌骨间关节、掌指关节和指骨间关节（图2-41）。

桡腕关节又称腕关节,由桡骨的腕关节面和尺骨头下方的关节盘与手舟骨、月骨和三角骨构成。桡腕关节可做屈、伸、展、收及环转运动。

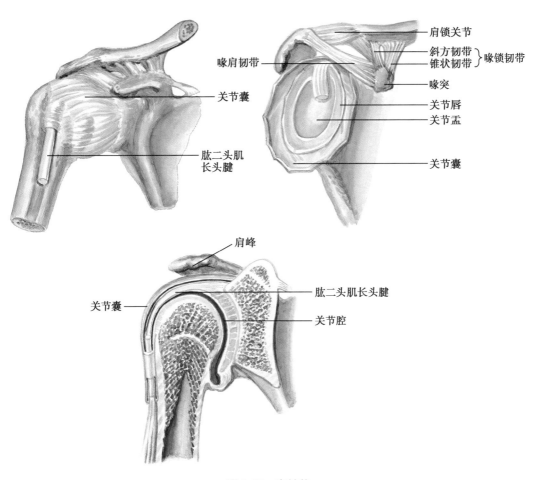

肩锁关节

喙肩韧带

斜方韧带
锥状韧带 } 喙锁韧带

喙突

关节囊

关节唇

关节盂

关节囊

肱二头肌
长头腱

肩峰

关节囊

肱二头肌长头腱

关节腔

图 2-38　肩关节

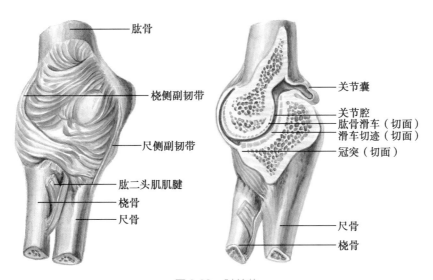

肱骨

桡侧副韧带

尺侧副韧带

肱二头肌肌腱

桡骨

尺骨

关节囊

关节腔
肱骨滑车（切面）
滑车切迹（切面）

冠突（切面）

尺骨

桡骨

图 2-39　肘关节

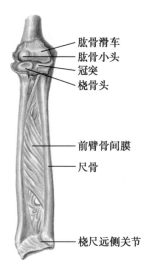

肱骨滑车
肱骨小头
冠突
桡骨头

前臂骨间膜

尺骨

桡尺远侧关节

图 2-40　桡尺连结

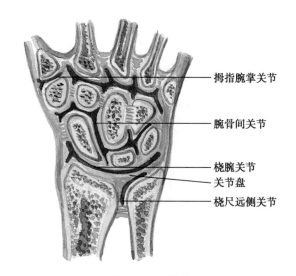

拇指腕掌关节

腕骨间关节

桡腕关节
关节盘
桡尺远侧关节

图 2-41　手关节

五、下肢骨的连结

（一）骶髂关节

由骶骨与髂骨的耳状面构成,关节囊厚而坚韧,周围有韧带加强(图2-42)。

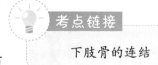

考点链接

下肢骨的连结

（二）韧带

从骶、尾骨的侧缘连至坐骨结节的韧带,称**骶结节韧带**;从骶、尾骨的侧缘连至坐骨棘的韧带,称**骶棘韧带**。

（三）骨盆

由左、右髋骨和骶、尾骨连结而成。骨盆以界线为界,分为上方的大骨盆和下方的小骨盆。**界线**由骶骨岬、弓状线、耻骨梳、耻骨结节至耻骨联合上缘构成的环形线。小骨盆有上、下两口,上口即界线;下口由尾骨尖、骶结节韧带、坐骨结节、坐骨支、耻骨支和耻骨联合下缘围成,骨盆上、下口之间为**骨盆腔**。两侧耻骨联合面借纤维软骨连结构成**耻骨联合**。从青春期开始,骨盆的形态出现性别差异(表2-1,图2-42)。

表2-1　男、女性骨盆形态的差异

项目	男性	女性
骨盆形状	较窄长	较宽短
骨盆的上口	心形	椭圆形
骨盆的下口	较狭窄	较宽大
骨盆腔	漏斗状	圆桶状
耻骨下角	70°~75°	90°~100°

（四）髋关节

由髋臼与股骨头构成。其结构特点:髋臼深凹,股骨头几乎全部纳入髋臼内。关节囊内有股骨头韧带。关节囊后下部较薄弱,股骨头易在此处脱位(图2-43)。髋关节可作屈、伸、

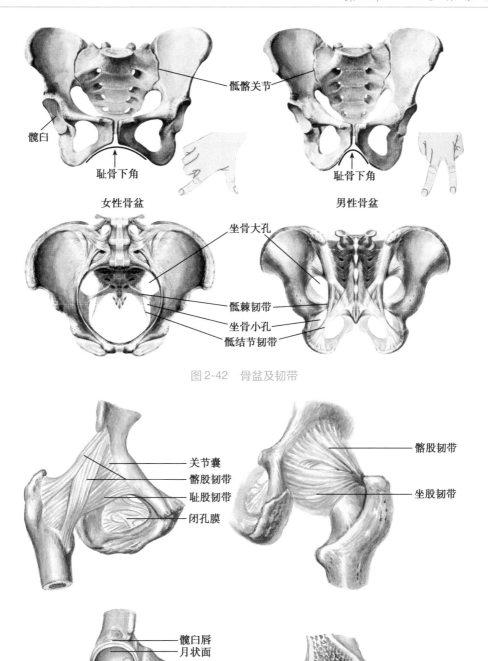

图 2-42　骨盆及韧带

图 2-43　髋关节

内收、外展、旋内、旋外和环转运动。

（五）膝关节

人体最大最复杂的关节。由股骨下端、胫骨上端和髌骨共同构成。其结构特点：关节囊薄而松弛，前壁有**髌韧带**，两侧有胫、腓侧副韧带加强，囊内有前、后交叉韧带和内、外侧半月板（图2-44）。膝关节主要做屈、伸运动。

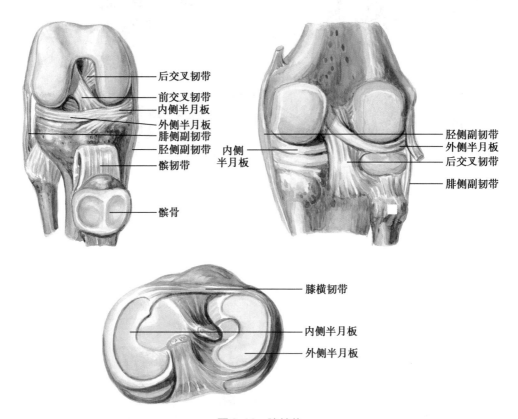

图2-44 膝关节

（六）胫腓骨连结

胫骨的腓关节面与腓骨头构成胫腓关节，两骨干和下端借小腿骨间膜及韧带相连（图2-45）。

（七）足关节

包括踝关节、跗骨间关节、跗跖关节、跖骨间关节、跖趾关节和趾骨间关节（图2-46）。

距小腿关节亦称**踝关节**，由胫骨、腓骨的下端与距骨构成。其结构特点：关节囊前、后壁薄而松弛，两侧有韧带加强，比较稳固。踝关节能作背屈（伸）和跖屈（屈）运动，与跗骨间关节联合运动时，可使足内翻和外翻。

（八）足弓

跗骨和跖骨借其连结而形成的凸向上的弓，称**足弓**（图2-47）。足弓增加了足的弹性，使足成为具有弹性的"三脚架"。足弓主要借骨连结、韧带及肌腱来维持，当这些结构发育不良或损伤时，足弓有可能塌陷，形成扁平足。

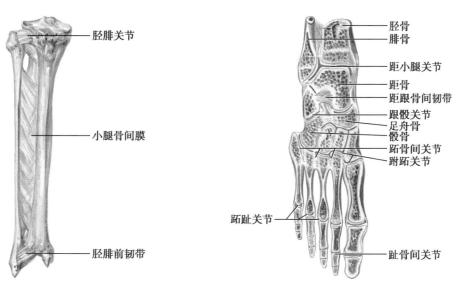

图 2-45 胫腓骨连结

图 2-46 足关节

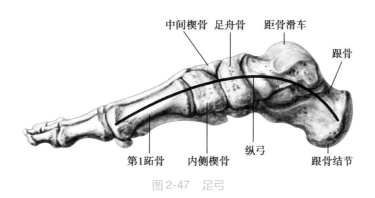

图 2-47 足弓

第三节 骨 骼 肌

案例

　　丹丹,5 岁小女孩,出生后数周即被发现右侧颈部有一隆起,触摸和被动运动时疼痛。1 岁左右时,颈右侧的大肌肉呈条索状,并逐渐变成僵硬畸形,使头向右侧倾斜,而颜面部转向左侧,且面部两侧不对称。检查:发育欠佳,头不能自主竖直,做头部运动时,可见右侧胸锁乳突肌挛缩,呈纤维条索状。诊断结果:先天性斜颈。

　　请问:1. 胸锁乳突肌分布于什么部位?
　　　　　2. 胸锁乳突肌的作用是什么?

一、概述

　　运动系统的肌均属**骨骼肌**,每块肌都具有一定的形态、结构、位置和辅助装置,每块肌都是一个器官,并接受人的意识支配,又称**随意肌**。

（一）肌的构造和分类

骨骼肌由**肌腹**和**肌腱**构成。肌腹由肌纤维构成，具有收缩和舒张功能；肌腱由胶原纤维构成，坚韧、无收缩功能。根据形态可将骨骼肌分为长肌、短肌、扁肌和轮匝肌 4 种（图 2-48），根据作用可分为屈肌、伸肌、内收肌、外展肌、旋内肌、旋外肌等，根据位置可分为头肌、颈肌、躯干肌、四肢肌等。

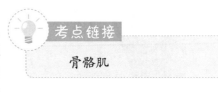

考点链接

骨骼肌

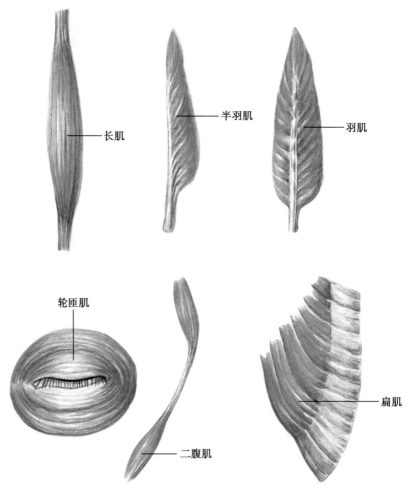

图 2-48　肌的形态

（二）肌的起止和配布

肌通常分布在关节周围，两端附着于不同的骨，中间跨过关节。肌在固定骨上的附着点称起点；移动骨上的附着点称止点（图 2-49）。

在完成一个动作时，通常将相互对抗的肌互称**拮抗肌**，将作用相同的肌称为**协同肌**。

（三）肌的辅助结构

在肌的周围有筋膜、滑膜囊和腱鞘等辅助装置，具有保持肌的位置、减少运动摩擦和保护等功能。

1. **筋膜**　分浅筋膜和深筋膜两种（图 2-50）。①**浅筋膜**又称皮下筋膜，位于真皮之下，包

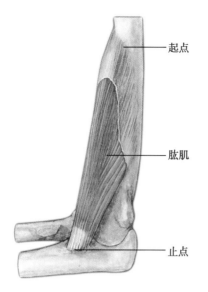

图 2-49　肌的起止点

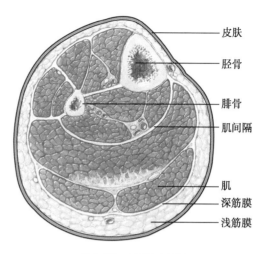

图 2-50　筋膜示意图

被全身各部,由疏松结缔组织构成,内含浅动脉、皮下静脉、皮神经、淋巴管及脂肪等;②**深筋膜**又称固有筋膜,由致密结缔组织构成,位于浅筋膜的深面,包被体壁、四肢的肌和血管、神经等。

2. **滑膜囊**　为封闭的结缔组织小囊,内有滑液,多位于肌腱与骨面相接触处,以减少两者之间的摩擦。

3. **腱鞘**　是包围在肌腱外面的结缔组织鞘管,分为外层的**腱纤维鞘**和内层的**腱滑膜鞘**两部分。腱鞘的主要作用是使肌腱固定在一定的位置,且在肌活动中减少与骨面的摩擦。

二、头肌

头肌可分为**面肌**和**咀嚼肌**(图 2-51)。

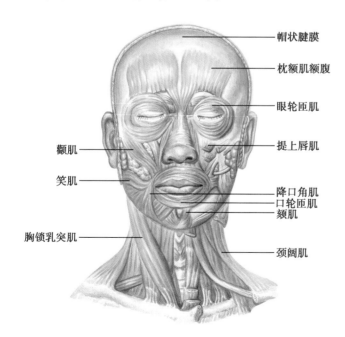

图 2-51　头肌(前面)

63

（一）面肌

面肌为扁薄的皮肌，位置表浅，大多起自颅骨，止于面部皮肤，如枕额肌、眼轮匝肌、口轮匝肌等，它们收缩时可改变面部皮肤的外形，产生各种表情，故又称**表情肌**。

（二）咀嚼肌

咀嚼肌包括咬肌、颞肌、翼外肌和翼内肌，它们均配布于颞下颌关节周围，参加咀嚼运动（图2-52）。

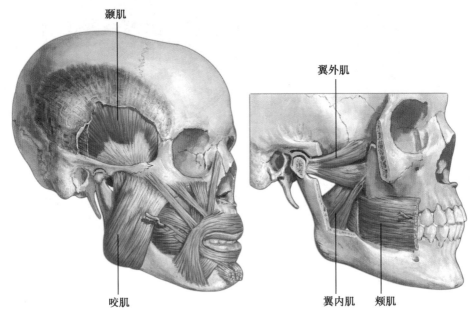

颞肌

翼外肌

咬肌

翼内肌　颊肌

图2-52　咀嚼肌

三、颈肌

颈肌可分浅群和深群，主要有**胸锁乳突肌**和舌骨上、下肌群。胸锁乳突肌位于颈的外侧部，单侧收缩使头偏向同侧，面转向对侧，两侧同时收缩，使头后仰（图2-53）。

四、躯干肌

躯干肌可分为背肌、胸肌、膈、腹肌和会阴肌。

（一）背肌

背肌位于躯干后面的肌群，可分为浅、深两层，主要有**斜方肌**、**背阔肌**和**竖脊肌**等（图2-54）。

（二）胸肌

主要有**胸大肌**、胸小肌、前锯肌、肋间外肌和肋间内肌等，其中胸大肌位置表浅，覆盖胸廓前壁的大部，使肩关节内收、旋内和前屈；若上肢固定可上提躯干，也可提肋助吸气（图2-55，图2-56）。

（三）膈

膈位于胸、腹腔之间，为向上膨隆呈穹窿形的扁肌，起自于胸廓下口的周缘和腰椎前面，

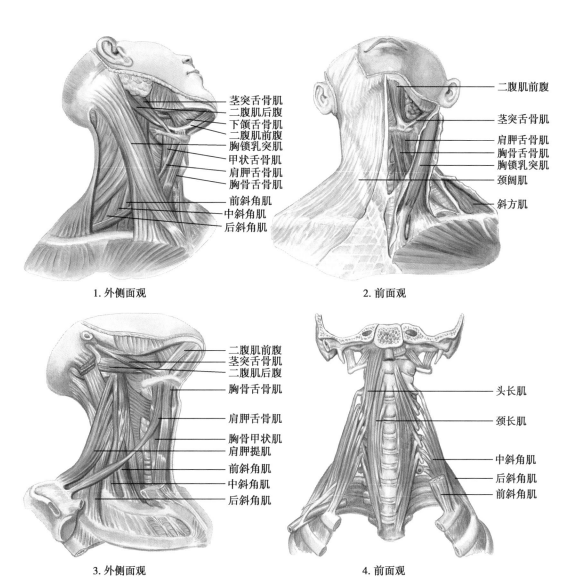

1. 外侧面观

茎突舌骨肌
二腹肌后腹
下颌舌骨肌
二腹肌前腹
胸锁乳突肌
甲状舌骨肌
肩胛舌骨肌
胸骨舌骨肌
前斜角肌
中斜角肌
后斜角肌

2. 前面观

二腹肌前腹
茎突舌骨肌
肩胛舌骨肌
胸骨舌骨肌
胸锁乳突肌
颈阔肌
斜方肌

3. 外侧面观

二腹肌前腹
茎突舌骨肌
二腹肌后腹
胸骨舌骨肌
肩胛舌骨肌
胸骨甲状肌
肩胛提肌
前斜角肌
中斜角肌
后斜角肌

4. 前面观

头长肌
颈长肌
中斜角肌
后斜角肌
前斜角肌

图 2-53 颈肌

65

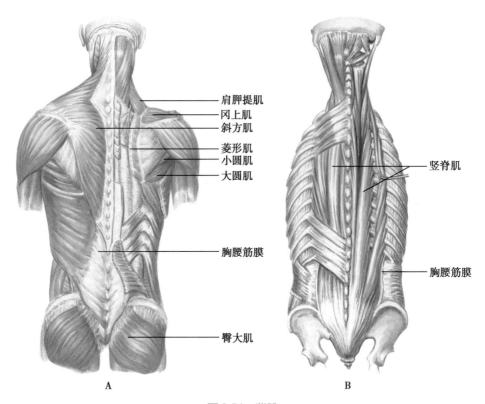

肩胛提肌

冈上肌

斜方肌

菱形肌

小圆肌

大圆肌

胸腰筋膜

臀大肌

竖脊肌

胸腰筋膜

A

B

图 2-54 背肌

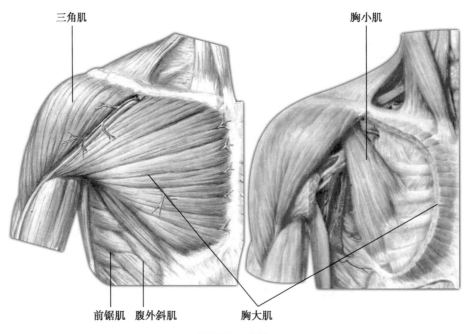

三角肌

胸小肌

前锯肌　腹外斜肌

胸大肌

图 2-55 胸肌

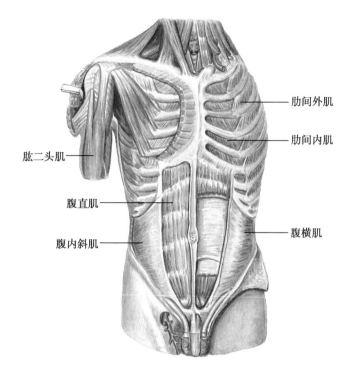

图 2-56　肋间外肌和肋间内肌

肌纤维向上移行为中央部的**中心腱**。膈上有 3 个孔：**主动脉裂孔**在第 12 胸椎前方，有主动脉和胸导管通过。**食管裂孔**在主动脉裂孔的左前上方，约平第 10 胸椎，有食管和迷走神经通过。**腔静脉孔**在食管裂孔的右前上方的中心腱内，约平第 8 胸椎，有下腔静脉通过（图 2-57）。膈为主要的呼吸肌，收缩时，膈穹隆下降，胸腔容积扩大，引起吸气；舒张时，膈穹隆上升复位，胸腔容积减小，引起呼气。

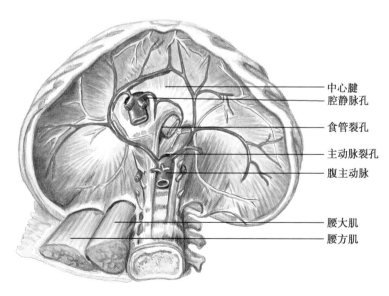

图 2-57　膈

（四）腹肌

腹肌位于胸廓与骨盆之间,主要组成腹壁,可分为前外侧群和后群。

1. **前外侧群** 形成腹腔的前外侧壁。包括:①**腹外斜肌**,位于腹前外侧部的浅层,为宽阔扁肌。②**腹内斜肌**,位于腹外斜肌深面。③**腹横肌**,位于腹内斜肌深面,较薄弱,是腹壁最深层的扁肌。④**腹直肌**,位于腹前壁正中线两旁,腹直肌鞘中(图2-58)。

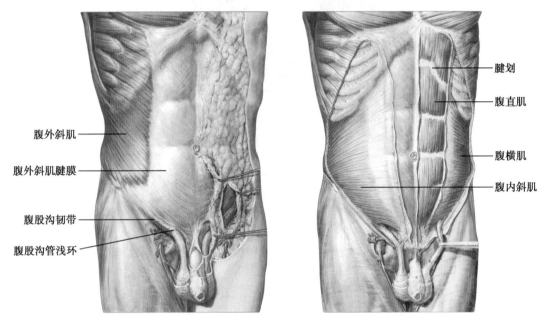

图2-58 腹前外侧壁肌

腹前外侧群肌具有保护腹腔脏器及维持腹内压的作用;可协助排便、分娩、呕吐和咳嗽等活动;可使脊柱前屈、侧屈与旋转;还可降肋助呼气。

2. **后群** 有腰大肌和腰方肌。

（五）会阴肌

会阴肌指封闭小骨盆下口的肌,主要有会阴深横肌、尿道括约肌和肛提肌、尾骨肌。

五、四肢肌

（一）上肢肌

上肢肌分为上肢带肌、臂肌、前臂肌和手肌。

1. **上肢带肌** 包括**三角肌**、肩胛下肌、冈上肌、冈下肌、小圆肌、大圆肌等,其中三角肌包围肩关节的前、后和外侧,可使臂外展、前屈、后伸、旋内和旋外(图2-59)。

2. **臂肌**

肱二头肌 呈梭形,位于臂部屈侧,收缩可屈肘关节、屈肩关节。

肱三头肌 位于臂部伸侧,收缩可伸肘关节、伸肩关节。

3. **前臂肌** 分前群和后群,前群分浅深两层共9块屈肌,后群分浅深两层共10块伸肌(图2-60,图2-61)。

4. **手肌** 分3群,外侧群(总称鱼际)、内侧群(总称小鱼际)和中间群(图2-62)。

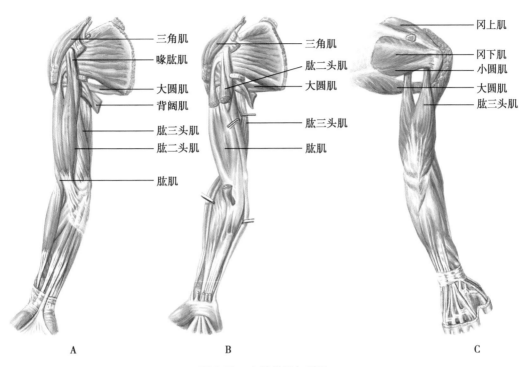

三角肌
喙肱肌
大圆肌
背阔肌
肱三头肌
肱二头肌
肱肌

三角肌
肱二头肌
大圆肌
肱三头肌
肱肌

冈上肌
冈下肌
小圆肌
大圆肌
肱三头肌

A   B   C

图 2-59 上肢带肌与臂肌

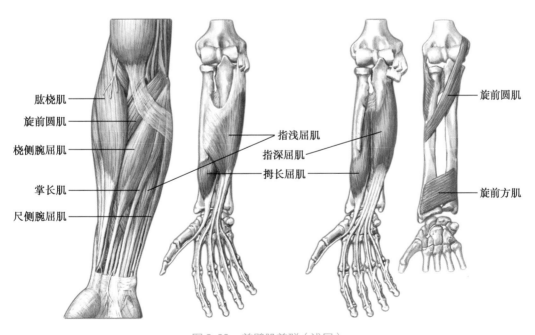

肱桡肌
旋前圆肌
桡侧腕屈肌
掌长肌
尺侧腕屈肌

指浅屈肌
指深屈肌
拇长屈肌

旋前圆肌
旋前方肌

图 2-60 前臂肌前群（浅层）

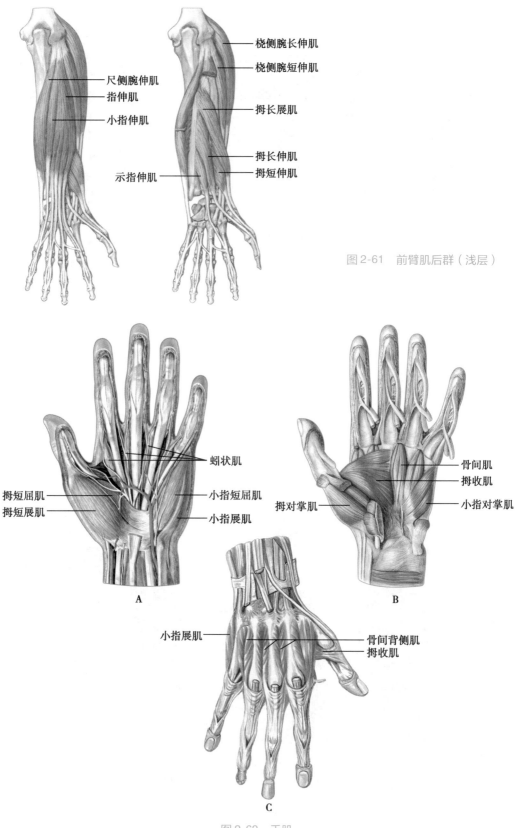

尺侧腕伸肌
指伸肌
小指伸肌
示指伸肌

桡侧腕长伸肌
桡侧腕短伸肌
拇长展肌
拇长伸肌
拇短伸肌

图2-61 前臂肌后群（浅层）

蚓状肌

拇短屈肌
拇短展肌

小指短屈肌
小指展肌

A

骨间肌
拇收肌
小指对掌肌

拇对掌肌

B

小指展肌

骨间背侧肌
拇收肌

C

图2-62 手肌

（二）下肢肌

下肢肌分为髋肌、大腿肌、小腿肌和足肌。

1. **髋肌** 分为前群和后群,前群主要有髂腰肌,后群主要有**臀大肌**、臀中肌、臀小肌、梨状肌等,其中臀大肌位于臀部浅层,大而肥厚,起自髂骨翼外面和骶骨背面,止于股骨臀肌粗隆,作用主要是运动髋关节(图 2-63,图 2-64)。

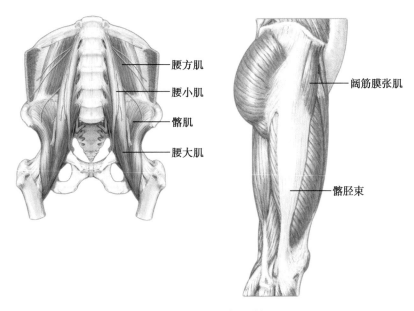

图 2-63　髋肌（前群）

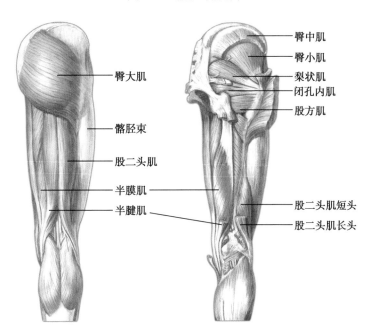

图 2-64　髋肌和大腿肌（后群）

2. **大腿肌** 分为前群、后群和内侧群,前群包括**缝匠肌**、**股四头肌**,位于大腿前部,可屈髋关节、屈膝关节;内侧群包括股薄肌、耻骨肌、长收肌、短收肌、大收肌,位于大腿内侧,可内收髋关节;后群包括**股二头肌**、**半腱肌**、**半膜肌**,位于大腿后部,可伸髋关节、屈膝关节(图2-64,图2-65)。

3. **小腿肌** 分为前群、外侧群和后群,前群包括胫骨前肌、踇长伸肌、趾长伸肌;外侧群包括腓骨长肌、腓骨短肌;后群包括**小腿三头肌**、胫骨后肌、长屈肌、趾长屈肌等(图2-66,图2-67)。

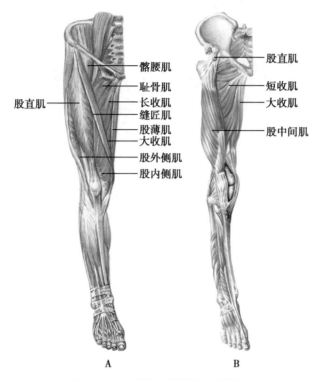

图2-65 大腿肌(前群及内侧群)

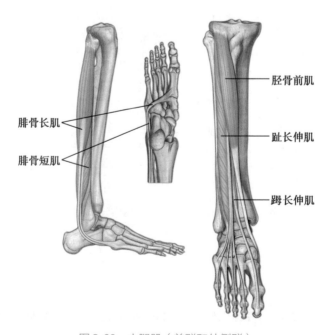

图2-66 小腿肌(前群和外侧群)

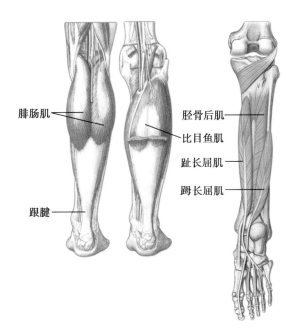

腓肠肌

胫骨后肌
比目鱼肌
趾长屈肌
拇长屈肌

跟腱

图 2-67　小腿肌（后群）

4. **足肌**　足肌可分为足背肌和足底肌（图 2-68）。

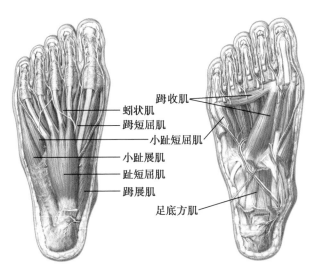

拇收肌
蚓状肌
拇短屈肌
小趾短屈肌
小趾展肌
趾短屈肌
拇展肌
足底方肌

图 2-68　足底肌

本章小结

运动系统由骨、骨连结和骨骼肌构成。成人共有 206 块骨，按部位分为颅骨、躯干骨和四肢骨。骨连结根据连结形式分为直接连结和间接连结，间接连结即为关节。运动系统的肌均属骨骼肌，其收缩舒张带动关节产生运动。

（吕香茹　任晖）

目标测试

A1 型题

1. 老年人的骨较易发生骨折的原因是
    A. 有机质含量相对较多
                B. 无机质含量相对较多
    C. 有机质和无机质含量较少
          D. 骨松质较多
    E. 以上都不对

2. 胸骨角
    A. 平对第二肋软骨
                B. 平对第三肋软骨
    C. 位于颈静脉切迹的上方
        D. 构成胸锁关节的一部分
    E. 以上都不对

3. 一块典型的胸椎
    A. 除第 12 胸椎外均有横突孔
      B. 与同序数的肋软骨相关节
    C. 椎体侧面和横突末端均有肋凹
    D. 横突短而后伸
    E. 椎体自上而下逐渐增大

4. 骶骨
    A. 由 4 块骶椎融合而成
        B. 前后面分别有 4 对骶前孔和骶后孔
    C. 与第 4 腰椎相关节
          D. 部分位于小骨盆入口的上方
    E. 不参与骨盆的构成

5. 肩胛下角平对
    A. 第 7 肋
          B. 第 9 肋
          C. 第 8 肋
    D. 第 6 肋
          E. 第 5 肋

6. 脊柱的生理性弯曲正常是
    A. 颈曲突向后
          B. 腰曲突向后
          C. 胸曲凸向前
    D. 颈曲突向前
          E. 骶曲突向前

7. 有关膈的说法哪一种是**错的**
    A. 膈肌收缩可助呼气
         B. 中部为中心腱
         C. 有三个裂孔
    D. 受膈神经支配
         E. 以上都不对

8. 下列诸肌中哪一块不属于面肌(表情肌)
    A. 眼轮匝肌
         B. 口轮匝肌
         C. 额肌
    D. 颞肌
         E. 颊肌

B1 型题

(9～12 题备用答案)
    A. 肋凹
         B. 横突孔
         C. 棘突直伸向后
    D. 齿突
         E. 岬

9. 颈椎的特点是

10. 胸椎的特点是

11. 腰椎的特点是

12. 枢椎的结构包括

（13~14 题备选答案）

    A. 关节面   B. 关节盘   C. 腱鞘

    D. 屈和伸运动   E. 骨缝

13. 关节的主要结构包括

14. 关节的辅助结构包括

第三章 消化系统

学习目标

1. 掌握 消化系统的组成;上、下消化道的概念;牙的形态、构造;胃的位置、形态和分部;小肠的位置、分部;阑尾的位置及其根部体表投影的定位和意义;肝的形态、位置,肝外胆道系统的组成、胆汁的排出途径。
2. 熟悉 胸部标志线及腹部的分区;咽的位置和分部;食管的分段,三个生理性狭窄的部位及临床意义;盲肠、结肠的特征性结构;胰的形态、位置;腹膜与腹膜腔的概念。
3. 了解 消化管壁的结构;腹膜与脏器的关系;腹膜形成的结构。

消化系统由消化管和消化腺两部分组成(图 3-1),其主要功能是摄入食物,对食物进行机械和化学消化,使人体从中吸收营养,并将食物残渣形成粪便排出体外。

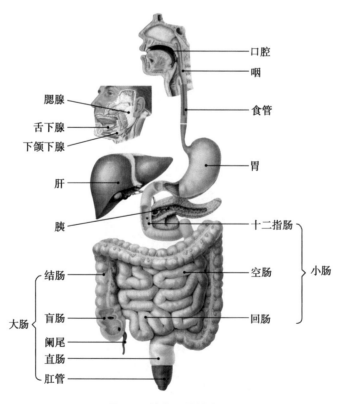

图 3-1 消化系统模式图

第一节 概 述

案例

　　小张聚会时吃了过多刺激性食物,不久便出现腹部疼痛,第二天发现大便黑色,疼痛加重去医院就诊。经检查后,医生给出诊断为上消化道出血;消化腺功能障碍引起消化不良。

　　请问:1. 上消化道是指哪一部分消化道?

　　　　　2. 人体的消化腺有哪些?

一、消化系统的组成

　　消化管是指从口腔到肛门的管道,包括口腔、咽、食管、胃、小肠(十二指肠、空肠、回肠)和大肠(盲肠、阑尾、结肠、直肠、肛管)。临床上通常将口腔到十二指肠(包括十二指肠)之间的消化管称为**上消化道**,将空肠(包括空肠)以下的部分称为**下消化道**。

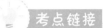

考点链接

上消化道、下消化道

　　消化腺按照体积大小和位置的不同,可分为大消化腺和小消化腺。大消化腺如大唾液腺、肝、胰。小消化腺分布于消化管壁内的腺体,它们都开口于消化道,其分泌的消化液进入消化道内,参与食物的消化。

二、消化管壁的结构

　　除口腔外,消化管壁结构从内向外分为黏膜、黏膜下层、肌层和外膜4部分(图3-2)。

(一) 黏膜

黏膜为管壁最内层,自内向外包括上皮、固有层和黏膜肌层3部分。具有消化、吸收和

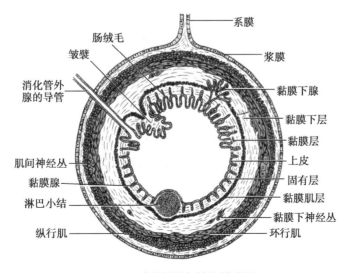

图 3-2　消化管微细结构模式图

保护功能。

1. **上皮**　覆盖管腔内表面,构成黏膜的表层。分布部位不同,上皮的结构和功能各有差异。如口腔、咽、食管和肛管下部的上皮为复层扁平上皮,消化管其他部位的上皮为单层柱状上皮。

2. **固有层**　由结缔组织构成,含有腺、血管、神经、淋巴管和淋巴组织。

3. **黏膜肌层**　由1~2层平滑肌构成。

（二）黏膜下层

黏膜下层由疏松结缔组织组成,含有较大的血管、淋巴管和黏膜下神经丛。

黏膜和部分黏膜下层,共同向消化管腔内突出,形成纵行或环行的黏膜皱襞,增加了黏膜表面积。

（三）肌层

在口腔、咽、食管上段等部位的肌层以及肛门外括约肌为骨骼肌,其他部位则为平滑肌。肌层一般分两层,内层为环行,外层为纵行。在某些部位,环行肌层可增厚形成括约肌。

（四）外膜

外膜位于最外层,由结缔组织构成。在咽、食管、直肠下部的外膜称纤维膜,具有连接、固定作用;其他部分的外膜含有间皮,可分泌滑液,称为浆膜,具有保护和减轻器官之间摩擦的作用。

三、胸部标志线和腹部分区

消化系统的大部分器官位于胸、腹腔内,且位置比较恒定。为方便描述各器官的正常位置和体表投影,通常在胸、腹部体表确定若干标志线和分区(图3-3,图3-4)。

（一）胸部的标志线

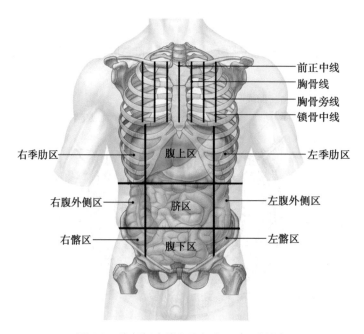

图3-3　胸部标志线和腹部分区（9分法）

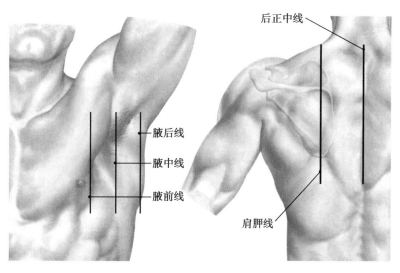

图 3-4　胸部标志线

1. **前正中线**　沿人体前面正中作的垂线。
2. **胸骨线**　沿胸骨外侧缘最宽处作的垂线。
3. **锁骨中线**　通过锁骨中点作的垂线。
4. **腋前线**　通过腋前襞作的垂线。
5. **腋后线**　通过腋后襞作的垂线。
6. **腋中线**　通过腋前、后线之间的中点作的垂线。
7. **肩胛线**　通过肩胛下角作的垂线。
8. **后正中线**　通过人体后面正中作的垂线。

（二）腹部分区

临床上通常用 2 条横线和 2 条纵线,将腹部分为 9 个区。2 条横线分别是通过左、右肋弓最低点的连线和通过左、右髂结节的连线;2 条纵线分别是通过左、右腹股沟韧带中点所作的垂线。将腹部分成 9 个区:即左季肋区、腹上区、右季肋区、左外侧区、脐区、右外侧区、左腹股沟区、耻区和右腹股沟区。

临床有时也可通过脐部分别作水平线和垂线,将腹部分为左上腹部、右上腹部、左下腹部和右下腹部 4 个区。

第二节　消　化　管

案例

小李因食物中毒引起昏迷并伴有轻微抽搐被送入医院,经口腔插管给药后缓解,初期因不能正常饮食故进行食管插管。

请问:1. 患者因昏迷牙关紧闭不能打开口腔,应从哪个部位进行口腔插管给药?

　　　2. 食管插管时为避免损伤食管要注意食管的狭窄,那么食管的狭窄位于何处?

一、口腔

口腔是消化管的起始部分,借上、下牙弓分为**口腔前庭**和**固有口腔** 2 部分。当上、下牙咬合时,口腔前庭仅能通过第三磨牙后面的间隙与固有口腔相通。临床上可通过此间隙对牙关紧闭的病人灌注营养物质或急救药物。

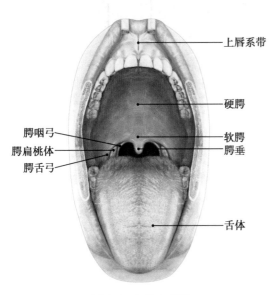

图 3-5 口腔与咽峡

(一)唇和颊

唇分为上、下唇。两唇围成口裂,两侧为口角。上唇上面的正中有一纵行浅沟,称为**人中沟**,其中、上 1/3 交界处为人中穴,可用于解救昏厥病人。唇上皮较薄,正常呈鲜红色,当机体缺氧时,颜色变为暗红或绛紫色,临床称**发绀**。

颊为口腔的两侧壁,颊黏膜在平对上颌第二磨牙的牙冠处,有一较小的黏膜隆起,称**腮腺乳头**,是腮腺导管的开口。

(二)腭

腭前 2/3 由骨腭覆盖黏膜构成,称为**硬腭**。后 1/3 由肌、肌腱和黏膜构成,称为**软腭**。软腭后缘游离,其中央部向下突起,称**腭垂**,又称悬雍垂。腭垂两侧形成前后两对弓形黏膜皱襞:前方的向下附于舌根两侧,称**腭舌弓**;后方的向下附于咽侧壁,称**腭咽弓**。两弓间的三角形间隙称**扁桃体窝**,容纳腭扁桃体。

腭垂、两侧的腭舌弓和舌根共同围成**咽峡**,是口腔与咽的分界(图 3-5)。

(三)牙

1. **牙的形态** 牙分 3 部分:露于口腔的**牙冠**、嵌于牙槽内的**牙根**、介于二者之间且被牙龈覆盖的**牙颈**。

2. **牙的构造** 牙主要由**牙质**、**牙釉质**、**牙骨质**和**牙髓**构成。牙质是牙的主体结构。在牙冠,牙质的表面覆有釉质,其质地坚硬,呈乳白色有光泽;在牙颈和牙根,牙质表面包有牙骨质。牙内部的空腔称牙腔,分为牙冠腔和牙根管两部分。牙腔内容纳牙髓,牙髓由结缔组织、血管、神经和淋巴管组成。当牙髓发炎时,可引起剧烈疼痛。牙腔经牙根管与牙槽相通(图 3-6)。

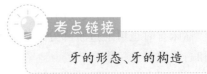

考点链接

牙的形态、牙的构造

3. **牙的种类与排列** 人的一生中,先后有两组牙发生。第一组为**乳牙**,一般在出生 6 个月开始萌出,至 2.5 岁左右出齐,上、下颌各 10 个,共 20 个;第二组为**恒牙**,6 岁左右乳牙逐渐脱落,恒牙陆续萌出替换乳牙。除第三磨牙外,其余各牙约在 14 岁以前出齐,而第三磨牙在 17 ~ 25 岁或更迟萌出,故称迟牙或智齿。若恒牙全部出齐,上、下颌各 16 个,共 32 个。根据牙的形状和功能,乳牙可分为乳切牙、乳尖牙和乳磨牙 3 种。恒牙可分为切牙、尖牙、前磨牙和磨牙。

乳牙和恒牙均以各自固定的排位形成牙列。乳牙一般用罗马数字 I ~ V 表示,恒牙用阿拉伯数字 1 ~ 8 表示(图 3-7,图 3-8)。

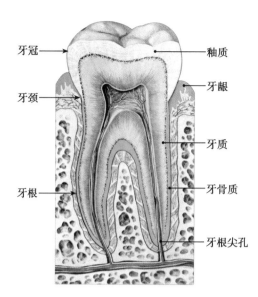

牙冠 — 牙质
釉质
牙龈
牙颈 — 牙质
牙质
牙根 — 牙骨质
牙根尖孔

图 3-6　牙的纵切面

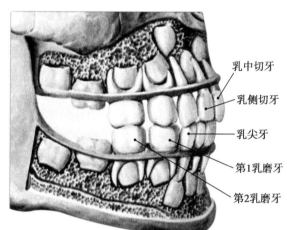

乳中切牙
乳侧切牙
乳尖牙
第1乳磨牙
第2乳磨牙

图 3-7　乳牙的名称及符号

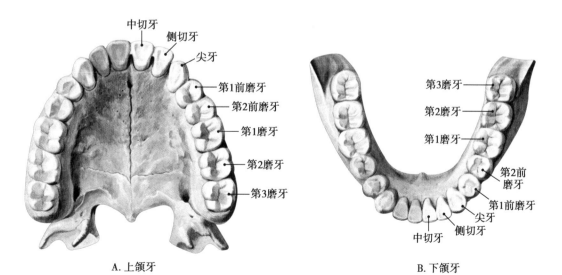

中切牙　侧切牙
尖牙
第1前磨牙
第2前磨牙
第1磨牙
第2磨牙
第3磨牙

A. 上颌牙

第3磨牙
第2磨牙
第1磨牙
第2前磨牙
第1前磨牙
尖牙
侧切牙
中切牙

B. 下颌牙

图 3-8　恒牙的名称及符号

4. **牙周组织** 包括**牙周膜**、**牙槽骨**和**牙龈**。牙周膜是位于牙根与牙槽骨之间的致密结缔组织,有固定牙根的作用。牙槽骨位于上下颌骨的牙槽部。牙龈是口腔黏膜覆盖在牙颈和牙槽突的部分,富含血管,坚韧而有弹性,有些牙周疾病,可引起牙龈出血。牙周组织对牙具有保护、支持和固定作用。

知识链接

牙齿的生长

刚出生的婴儿嘴巴里一颗牙齿也没有,其实牙齿早就存在了,只是没有露出来。随着婴儿的不断生长,牙齿也开始发育,但孩子在 5～6 岁左右,乳牙开始脱落,并逐渐长出恒牙。恒牙比乳牙大而坚固,而且会陪伴我们终生,随着年龄增长,会慢慢脱落,但不会再换。

（四）舌

舌位于口腔底,主要由舌肌构成,表面覆有黏膜,具有协助咀嚼、搅拌和吞咽食物,以及感受味觉、辅助发音等功能。

1. **舌的形态** 舌分为前 2/3 的舌体和后 1/3 的舌根。舌的上面称**舌背**,舌体前端较狭窄,称**舌尖**。舌下面正中线处有一连于口腔底的黏膜皱襞,称舌系带,其根部两侧的黏膜各形成一个小的隆起,称**舌下阜**。在舌下阜的后外方,有一条纵行的黏膜皱襞,称**舌下襞**,其深面有舌下腺等结构(图 3-9)。

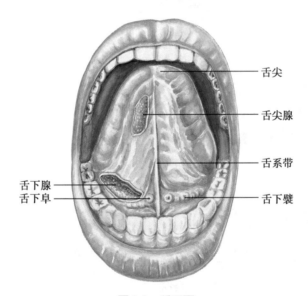

图 3-9　舌下面

2. **舌的构造** 舌由舌肌外被黏膜构成。**舌肌**:均为骨骼肌,分舌内肌和舌外肌。舌内肌构成舌的主体,肌束排列成纵、横、垂直三个方向,收缩时可改变舌的形态。舌外肌收缩时可改变舌的位置,其中最重要的是颏舌肌,该肌左右各一(图 3-10)。两侧颏舌肌同时收缩,可使舌前伸;一侧收缩时,舌尖伸向对侧。**舌黏膜**:呈淡红色,被覆于舌的上、下两面。舌体背面的黏膜形成许多小突起,称**舌乳头**。能感受触觉、味觉,舌扁桃体位于舌根的黏膜内,由淋巴组织构成。

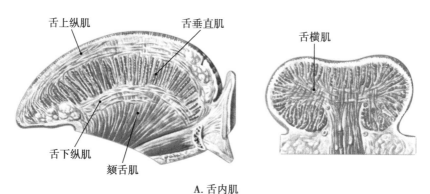

舌上纵肌　舌垂直肌

舌横肌

舌下纵肌　颏舌肌

A. 舌内肌

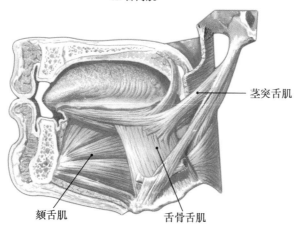

茎突舌肌

颏舌肌　舌骨舌肌

B. 舌外肌

图 3-10　舌的纵切面

知识链接

味觉的产生

　　舌黏膜的表面菌状乳头和轮廓乳头能感知味觉,故称味蕾。舌头的不同部位对味觉的感受程度不尽相同,而且味觉也不同。舌尖对甜味最敏感,舌根对苦味敏感,舌尖两侧对咸味最敏感,舌体中部两侧则对酸味敏感。据测定咸味传递最快,甜味和酸味不快不慢,苦味停留时间最长。味蕾还可以提示疾病,如"口甜"可能有糖尿病,"口苦"消化系统可能有病。

（五）口腔腺

　　口腔腺又称**唾液腺**,是开口于口腔的腺体总称。口腔腺分泌唾液,具有湿润口腔黏膜及帮助消化的作用。口腔腺分大、小两种,如唇腺、颊腺为小唾液腺,**腮腺**、**下颌下腺**、**舌下腺**为大唾液腺(图 3-11)。

　　1. **腮腺**　是最大的唾液腺,位于耳廓的前下方,形状略呈锥形。腮腺导管自腮腺前缘上方发出,开口于上颌第二磨牙相对应的颊黏膜上。

　　2. **下颌下腺**　位于下颌窝内,呈卵圆形。下颌下腺导管开口于舌下阜。

　　3. **舌下腺**　位于舌下襞的深面,其大腺管开口于舌下阜,小腺管开口于舌下襞。

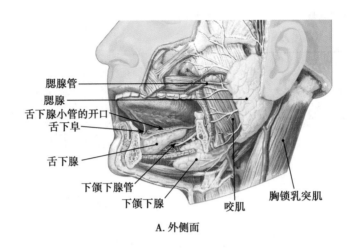

腮腺管
腮腺
舌下腺小管的开口
舌下阜
舌下腺
下颌下腺管
下颌下腺
咬肌
胸锁乳突肌

A. 外侧面

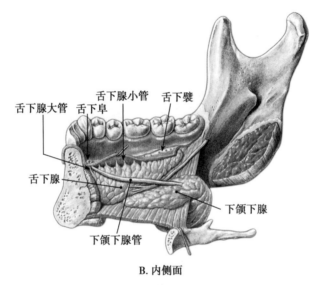

舌下腺大管 舌下阜 舌下腺小管 舌下襞
舌下腺
下颌下腺
下颌下腺管

B. 内侧面

图 3-11　三大唾液腺

知识链接

唾液的神奇功效

　　动物受伤时,常常会用舌头舔伤口,我们的皮肤受了点小伤时,也会用嘴巴吮舔伤口。这是因为唾液中的溶菌酶可杀死细菌,有抗感染的功效,唾液中的表皮生长因子能促进伤口愈合。

二、咽

　　咽是前后略扁的漏斗状肌性管道,位于颈椎的前方,上端附于颅底,下端在第 6 颈椎体下缘处与食管相连,成人全长约 12cm(图 3-12)。咽是消化道和呼吸道的共同通道,可分为**鼻咽**、**口咽**和**喉咽** 3 部分(图 3-13)。

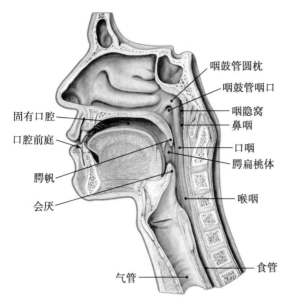

图 3-12　头颈部的正中矢状切面　　　　　图 3-13　咽前壁（后壁切开）

图3-12标注：咽鼓管圆枕、咽鼓管咽口、咽隐窝、鼻咽、口咽、腭扁桃体、喉咽、固有口腔、口腔前庭、腭帆、会厌、气管、食管

图3-13标注：鼻后孔、茎突舌肌、腭垂、会厌、喉口、梨状隐窝、食管、气管

（一）鼻咽

鼻咽正对鼻腔后方,位于软腭与颅底之间,向前经鼻后孔与鼻腔相通。在鼻咽的两侧壁上,正对下鼻甲后方有咽鼓管咽口,咽腔经此与中耳鼓室相通。咽侧壁上有一纵行深窝,称为**咽隐窝**,是鼻咽癌的好发部位。咽后上壁的黏膜内有丰富的淋巴组织,称**咽扁桃体**。

（二）口咽

口咽正对口腔后的部分,位于会厌上缘与软腭平面之间,向前经咽峡与口腔相通。口咽侧壁上有**腭扁桃体**。

舌扁桃体、腭扁桃体和咽扁桃体,在鼻腔、口腔与咽部相通的部位,共同围成一个淋巴组织环,称为**咽淋巴环**,具有重要的防御功能。

（三）喉咽

喉咽位于会厌上缘平面以下,至第 6 颈椎体下缘处与食管相续,其前端经喉口与喉腔相通。在喉口两侧各有一深窝,称**梨状隐窝**,是异物容易滞留的部位。

三、食管

（一）食管的位置和分部

食管为一前后扁平的肌性管道,上端在第 6 颈椎椎体下缘处与咽相接,向下沿脊柱前方下降,经胸廓上口入胸腔,穿膈的食管裂孔进入腹腔上部,在第 11 胸椎体的左侧与胃的贲门相连,全长约 25cm。

根据食管的行程及所在部位,可将食管分为 3 部分(图 3-14):

1. **颈部**　长约 5cm,为食管起始处至胸骨颈静脉切迹平面之间的部分。前方与气管相贴,后方与脊柱相邻,两侧有颈部的大血管相伴行。

2. **胸部**　长 18～20cm,为胸骨颈静脉切迹平面至膈的食管裂孔之间的部分。前方从上而下分别与气管、左主支气管和心包相邻。

3. **腹部**　最短,长仅 1～2cm,从食管裂孔到贲门。

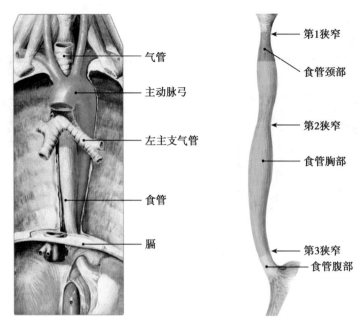

图 3-14 食管位置及三处狭窄

（二）食管的狭窄

食管全长有 3 处狭窄：一是食管起始处，距中切牙 15cm；二是食管与左主支气管交叉处，距中切牙 25cm；三是食管穿膈处，距中切牙 40cm。这些狭窄是食管内异物容易滞留的部位，也是损伤和肿瘤的好发部位。临床进行食管插管时，要注意 3 处狭窄，以免损伤食管（图 3-14）。

（三）食管壁的微细结构特点

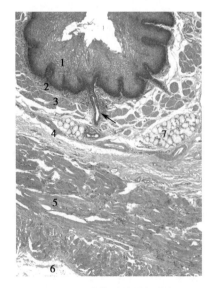

图 3-15 食管壁的微细结构

考点链接

食管狭窄的位置及临床意义

1. **黏膜层** 上皮为复层扁平上皮，具有保护功能。且黏膜层形成 7~10 条纵行黏膜皱襞，食物通过时，管腔扩张，皱襞变平（图 3-15）。

2. **黏膜下层** 含有食管腺，其分泌物进入食管可润滑管壁，利于食物通过。

3. **肌层** 上 1/3 为骨骼肌，下 1/3 为平滑肌，中段 1/3 为骨骼肌和平滑肌混合构成。

4. **外膜** 较薄，为结缔组织构成的纤维膜。

四、胃

胃是消化管中最膨大的部分，具有容纳食物、分泌胃液、搅拌食糜和消化食物的功能。

（一）胃的形态和分部

胃有两壁、两缘和两口。两壁为胃的前壁和后壁。两缘为：上缘较短且凹，称胃小弯，朝向右上，其最低点转角处形成一切迹,称**角切迹**;下缘较长而凸,称胃大弯,朝向左下方。两口:入口称**贲门**,与食管相接;出口称幽门,与十二指肠相连(图3-16)。

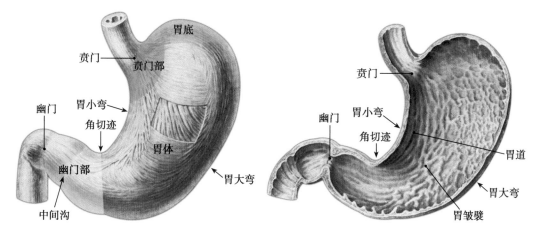

图3-16 胃的形态和分部

胃分为4部分:①**贲门部**,位于贲门附近,与其他部分无明显分界。②**胃底**,为贲门平面以上部分,呈穹隆状,与膈相邻。③**胃体**,为胃底与角切迹之间的部分。④**幽门部**,角切迹与幽门之间的部分,临床上又称为**胃窦**。在幽门部的大弯侧有一不明显的浅沟,把幽门部分为左侧的**幽门窦**和右侧较窄的**幽门管**(图3-16)。

（二）胃的位置和毗邻

胃的位置常因体形、体位、年龄以及充盈程度的不同而有所变化。胃在中等程度充盈时,大部分位于左季肋区,小部分位于腹上区。

胃前壁的右侧与肝左叶相邻,左侧与膈相贴,并被左侧肋弓遮盖。左、右肋弓之间的部分,直接与腹前壁相贴,是临床上触诊胃的部位。胃后壁邻近脾、左肾、左肾上腺和胰等器官。

（三）胃壁的结构特点

胃壁由黏膜、黏膜下层、肌层和浆膜构成。其黏膜的主要结构特点表现在黏膜的上皮和固有层的胃腺。**胃黏膜**在活体呈橙红色,平滑柔软。胃空虚或半充盈时,形成许多皱襞,在胃小弯处有4~5条恒定的纵行皱襞。黏膜表面形成许多针状小窝,称**胃小凹**,小凹底部有胃腺开口(图3-17)。

1. **上皮** 为单层柱状上皮。该上皮细胞能分泌黏液,覆盖于上皮细胞表面,与上皮细胞之间的紧密连接共同构成胃黏膜屏障,有阻止胃液内的盐酸和胃蛋白酶对黏膜自身消化的作用。

2. **固有层** 由结缔组织构成,内含大量管状的胃腺。因胃腺的结构和所在部位的差异可分为贲门腺、幽门腺和胃底腺。这些腺体的分泌物经胃小凹排入胃内,形成胃液。贲门腺和幽门腺分别位于贲门部和幽门部的固有层内,分泌黏液和溶菌酶。胃底腺位于胃底和胃体的固有层内,数量较多,为分泌胃液的主要腺体,其主要细胞包括2种(图3-18)。

（1）**主细胞**:又称胃酶细胞,数量较多,分布于腺的中、下部。主细胞分泌胃蛋白酶原。胃蛋白酶原经盐酸激活,成为有活性的胃蛋白酶,可参与蛋白质的分解。

（2）**壁细胞**:又称盐酸细胞,多分布于腺的中、上部。壁细胞分泌盐酸,盐酸具有杀菌

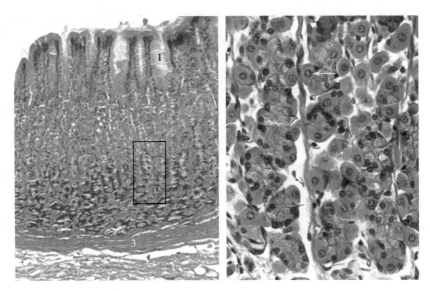

图 3-17 胃的黏膜

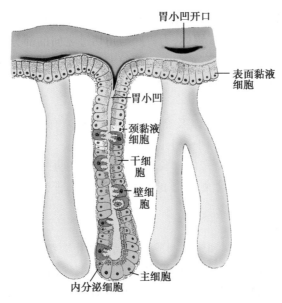

图 3-18 胃壁的微细结构

和激活胃蛋白酶原的作用。此外,壁细胞还能分泌内因子,可促进回肠对维生素 B_{12} 的吸收。

五、小肠

小肠是消化管中最长的一段,也是消化食物和吸收营养物质的主要器官,上端起于幽门,下端续接盲肠,可分为十二指肠、空肠和回肠 3 部分,成人全长 5~7 米。

(一)十二指肠

十二指肠为小肠起始段,全长 20~25cm,可分为 4 部分(图 3-19),除起始部和终端外,其余部分几乎紧贴腹后壁,活动度差。

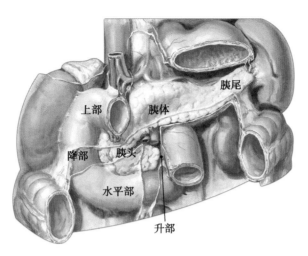

图 3-19　十二指肠和胰

1. **上部**　于第 1 腰椎右侧起自幽门，继而行向后上，至胆囊颈附近折转向下移行为降部。起始部肠管壁较薄，黏膜无皱襞，称**十二指肠球部**，是十二指肠溃疡的好发部位。

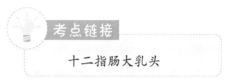

考点链接

十二指肠大乳头

2. **降部**　在第 1 ~ 3 腰椎及胰头的右侧下行，至第 3 腰椎椎体的右侧转折向左，移行为水平部。降部后内侧壁有一纵行黏膜皱襞，称**十二指肠纵襞**，下端有隆起的**十二指肠大乳头**，是胆总管和胰管的共同开口部位。

3. **水平部**　在第 3 腰椎平面向左横行，至腹主动脉前方续于升部。

4. **升部**　斜向左上方至第 2 腰椎椎体左侧，再向前下折转弯曲与空肠相续，该弯曲称**十二指肠空肠曲**，此曲被**十二指肠悬韧带**（临床上称 Treitz 韧带）固定于腹后壁（图 3-20）。十二指肠悬韧带为确认空肠起始的标志。

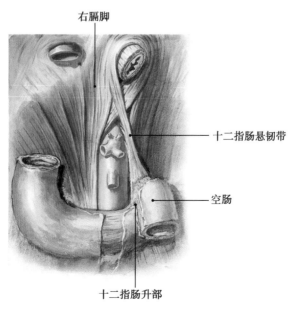

图 3-20　十二指肠悬韧带

（二）空肠与回肠

空肠起自于十二指肠空肠曲,回肠末端接续盲肠。空肠和回肠相互延续呈袢状,盘曲于腹腔的中、下部,临床称小肠袢。因空肠和回肠在外形上难以区别,通常将空、回肠的近侧2/5称空肠,主要位于左上腹。将远侧3/5称回肠,主要位于脐部和右下腹。

约有2%的成人,在距回肠末端30～100cm处的回肠壁上有一长约2～5cm的囊状突起,自肠壁向外突出,称回肠憩室,又称 Meckel 憩室(图 3-21)。此为胚胎时期卵黄囊管未完全消失形成的。Meckel 憩室易发生炎症或合并溃疡穿孔,出现腹痛症状。因憩室位置靠近阑尾,故与阑尾炎症状相似。

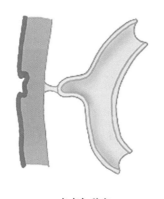 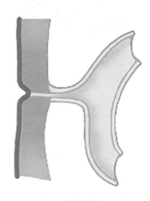 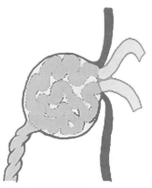

A. 麦克尔憩室　　　　　　　　B. 脐粪瘘　　　　　　　　C. 先天脐疝

图 3-21　Meckel 憩室和肠管的先天畸形

（三）小肠黏膜的结构特点

小肠黏膜在管腔内形成大量的环状皱襞和肠绒毛,并且在固有层内有大量肠腺(图3-22)。

1. **环状皱襞**　由黏膜层和黏膜下层共同向管腔内突起形成。在小肠不同的部位,黏膜皱襞的高矮、疏密程度不同。

2. **肠绒毛**　是上皮和固有层向管腔内突出的细小指状突起,为小肠特有的结构。上皮为单层柱状上皮,其游离面有致密的纹状缘(图3-23)。肠绒毛内有1～2条纵行的毛细淋巴

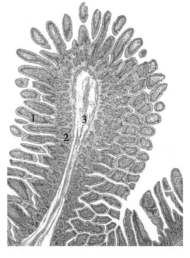 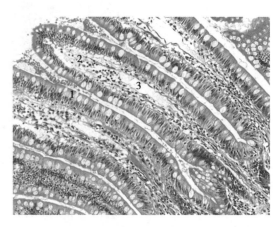

图 3-22　回肠壁的微细结构纵切　　　　　　　图 3-23　小肠绒毛

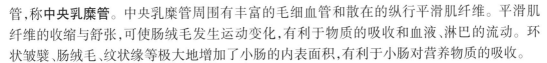

管,称**中央乳糜管**。中央乳糜管周围有丰富的毛细血管和散在的纵行平滑肌纤维。平滑肌纤维的收缩与舒张,可使肠绒毛发生运动变化,有利于物质的吸收和血液、淋巴的流动。环状皱襞、肠绒毛、纹状缘等极大地增加了小肠的内表面积,有利于小肠对营养物质的吸收。

3. **肠腺** 是黏膜上皮陷入固有层形成的管状腺,其开口位于相邻绒毛根部之间。肠腺主要由柱状细胞、杯状细胞和帕内特细胞构成。十二指肠腺能分泌碱性黏液,可保护十二指肠黏膜免受酸性胃液的侵蚀。

4. **小肠固有层** 内散布淋巴组织,是小肠重要的防御结构。淋巴组织在小肠各段分布有所不同:十二指肠分布较疏散;空肠有较多的粟状孤立淋巴滤泡;回肠则形成集合淋巴滤泡(图 3-24)。

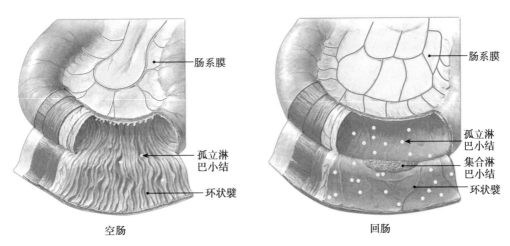

图 3-24 小肠黏膜的淋巴滤泡

 知识链接

营养物质的吸收

食物经消化形成的营养物质,是人体新陈代谢过程所必备的原料和能量。小肠是吸收营养物质的主要场所。营养物质主要通过小肠绒毛进入血液,并被血液运送到全身各处,供各细胞使用。合理的膳食可以给人体提供必需的营养素。人体需要的营养素有 6 种:碳水化合物(即糖类)、脂肪、蛋白质、维生素、无机盐和水。其中,碳水化合物、脂肪和蛋白质因为能给人体提供能量,所以被认为是人体的供能物质。纤维素是存在于植物性食品中的一种多糖,人体不能对其进行消化,只能将其排出体外。但是,纤维素能帮助消化系统执行正常的功能,因此,纤维素也是饮食中的重要部分,被称为第7 种营养素。

六、大肠

大肠为消化管的最下段,起始段与回肠相接,止于肛门,分为盲肠、阑尾、结肠、直肠和肛管五部分,全长约 1.5m。大肠的主要功能是吸收水分、无机盐和形成粪便。

大肠管径较粗,管壁较薄,在盲肠和结肠形成以下特征结构(图 3-25):

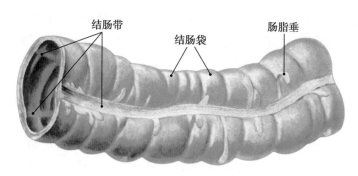

图 3-25 结肠的特点

1. **结肠带** 共 3 条,由肠壁的纵行肌束增厚而成,走行与肠管的长轴一致。

2. **结肠袋** 肠管壁在结肠带之间呈袋状向外的膨出,这是因结肠带短于肠管,致使肠管皱缩而成。

3. **肠脂垂** 分布于结肠带两侧,由脂肪组织聚集形成的大小不同、形态各异的突起。

（一）盲肠和阑尾

盲肠为大肠的起始段,位于右髂窝,形似囊袋,长 6～8cm。盲肠上续升结肠,下为盲端,左接回肠,连接处回肠末端突入盲肠,上、下分别形成一半月状皱襞,称**回盲瓣**(图 3-26),其深部有增厚的环行平滑肌。该瓣具有括约功能,既可控制回肠内容物进入盲肠的速度,也可防止大肠内容物向回肠反流。

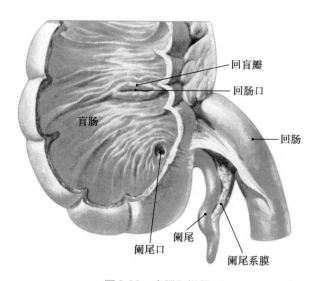

图 3-26 盲肠和阑尾

阑尾连接并开口于盲肠后内侧壁,为一蚓状盲管,长 5～7cm。阑尾多位于右髂窝内,因末端游离,其位置变化较大,但根部位置比较固定。阑尾根部的体表投影,约在脐与右髂前上棘连线的中、外 1/3 交点处,此点称为**麦氏点**(Mc Burney),急性阑尾炎时,

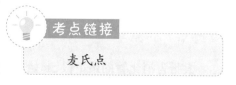

考点链接

麦氏点

此处可有明显压痛。盲肠的 3 条结肠带均汇合于阑尾的根部,手术时为寻找阑尾的依据。

知识链接

精神性阑尾炎

　　所谓精神性阑尾炎是由于精神过度紧张所引起的一系列类似阑尾炎的症状,如转移性右下腹疼痛,恶心、呕吐,发热,脉搏加快等反应,阑尾本身无充血、肿胀、化脓等表现。失恋、人际关系紧张、工作繁忙、考试前用脑过度、突发事故惊吓等情况均可引起。如果发现自己"一紧张、一生气就肚子疼",一旦放松或转移注意力疼痛就能减轻的话,应想到这种腹痛可能与心理因素有关,不是真正阑尾炎。在个别人,精神性阑尾炎患者术后还会出现上述阑尾炎症状。

(二)结肠

　　结肠是介于盲肠与直肠之间的一段大肠,包绕在空肠和回肠周围,根据行程特点分为升结肠、横结肠、降结肠和乙状结肠(图3-27)。结肠黏膜表面光滑,无肠绒毛,有半环行的结肠半月襞。黏膜内有大量杯状细胞和丰富的淋巴组织。

(三)直肠

　　直肠于第3骶椎前方与结肠相续,沿骶、尾骨前面下行,穿经盆膈与肛管相连,全长10～14cm。直肠并不直行,其行程在矢状面上有2个弯曲:上部的弯曲与骶骨的弯曲相一致,凸向后,称**骶曲**;下部的弯曲,在尾骨尖的前方转向后下,形成一凸向前的弯曲,称**会阴曲**。在冠状面上,直肠有3个弯曲,中间的弯曲一般较大,凸向左侧,上、下两个弯曲凸向右侧(图3-28)。

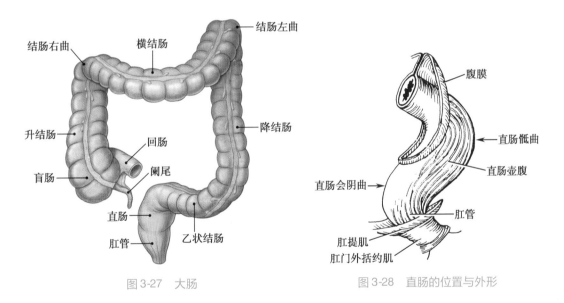

图3-27　大肠　　　　　　　　　　　图3-28　直肠的位置与外形

　　直肠的下段肠腔膨大,形成直肠壶腹。直肠内面有2～3个由环行平滑肌和黏膜形成的半月形皱襞,称**直肠横襞**,其中最大、位置最恒定的直肠横襞,位于直肠壶腹的右前壁上,距肛门约7cm。临床上做直肠镜、乙状结肠镜检查时,应注意直肠的弯曲与横襞,以免损伤肠壁(图3-29)。

(四)肛管

　　肛管是盆膈以下的消化管,长3～4cm,上端接续直肠,下端终于肛门。肛管内面有6～

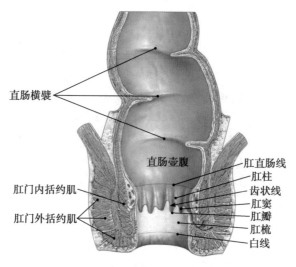

图 3-29 直肠和肛管的内面观

10 条纵行皱襞,称**肛柱**。各肛柱下端彼此借半月形的肛瓣相连。肛瓣与两个相邻肛柱下端之间围成的小陷窝,称**肛窦**,窦内常有粪便存积,易感染引起肛窦炎(图 3-29)。各肛柱的下端和肛瓣连成锯齿状的环行线,称**齿状线**,此线是黏膜和皮肤的分界标志。齿状线以上管腔面为黏膜,被覆单层柱状上皮。齿状线以下被覆未角化的复层扁平上皮。而齿状线上、下两个部分的动脉供应、静脉及淋巴回流和神经支配等均不相同,这些在临床上都有非常重要的意义。齿状线下方距肛门 1.5cm 处,有一环行浅沟,称**白线**,活体指检时可触及。齿状线与白线之间为**肛梳**(痔环)。在齿状线上下的黏膜下层和皮下组织内,均含有大量的静脉丛。当静脉丛淤血、曲张时,常向管腔内突起,称**痔**。发生在齿状线以上的痔为内痔,齿状线以下的为外痔,齿状线上、下同时出现的为混合痔。

　　肛管和肛门的周围布有肛门内、外括约肌。肛门内括约肌是直肠的环行肌在肛管部增厚形成,可协助排便,但无明显括约肛门作用。在肛门内括约肌的外周和下方,分布有由骨骼肌形成的**肛门外括约肌**,有较强的控制排便的功能。肛门的内、外括约肌、直肠下段纵行肌及肛提肌的部分肌束,共同围绕肛管构成一强大肌环,称**肛直肠环**,具有括约肛管、控制排便的功能,若此环受损,将导致大便失禁。肛门是肛管的末端开口,呈矢状裂隙,通常处于紧闭状态。肛门周围皮肤富有汗腺和皮脂腺。

 知识链接

直肠指检

　　是一项检查直肠肛管疾病的简便有效的方法,对直肠癌的早期发现具有非常重要的意义。检查方法:检查者右手戴乳胶手套或右食指戴指套,涂上润滑剂,用右食指前端指腹轻压肛门片刻,使病人适应,再用下压的动作轻轻将手指压入肛管内。先注意肛管括约肌的松紧度,肛管白线是否完整存在。然后再将手指逐渐深入的同时,感觉肛管、直肠壁及其周围有无触痛、肿块或波动感,肛管直肠狭窄的程度与范围,直肠外包块与盆腔壁或盆腔内器官的关系。必要时检查者可用左手配合触诊,以了解包块情况。

第三节 消 化 腺

消化腺包括大唾液腺、肝、胰及位于消化管壁内的小腺体。主要功能是分泌消化液,参与对食物的消化。大唾液腺已于前述,本节只讲授肝和胰。

案例

小刘因长期不吃早餐,饮食不规律并且经常过度饮酒,导致胆囊炎、胆结石,手术切除胆囊后医生嘱咐他,以后要少食多餐避免消化不良。

请问:1. 胆囊的位置在哪里?

2. 胆汁是由哪里产生的,如何排出?

一、肝

肝是人体最大的消化腺,血管丰富,呈红褐色,质脆软,肝主要有分泌胆汁,参与代谢、解毒、防御等功能,胚胎时期还有造血功能。

（一）肝的位置

肝的大部分位于右季肋区和腹上区,小部分位于左季肋区。肝上界与膈穹隆一致,其最高点在右侧相当于右锁骨中线与第 5 肋的交点,左侧相当于左锁骨中线与第 5 肋间隙的交点。肝下界即肝前缘,在右锁骨中线与右肋弓大体一致。在腹上区,肝前缘在剑突下约 3cm。3 岁以下健康幼儿,由于腹腔的容积较小,而肝体积相对较大,肝下界常低于右肋弓下 1.5～2.0cm,到 7 岁以后,在右肋弓下不能触到肝,若能触及时,则应考虑为病理性肝大。平静呼吸时,肝的上下移动范围约 2～3cm。

（二）肝的形态

肝呈不规则的楔形,分上、下两面。

1. **上面** 肝的上面隆凸,与膈相邻,又称膈面,以矢状位的镰状韧带为界分为左、右 2 叶（图 3-30）。

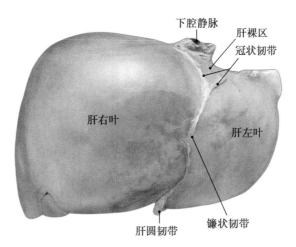

图 3-30 肝的膈面

2. **下面** 肝的下面又称脏面,有"H"形的 3 条沟,即左、右纵沟和横沟,把肝下面分为左叶、右叶、方叶和尾状叶(图 3-31)。

（1）**左纵沟**:前有肝圆韧带,后有静脉韧带。

（2）**右纵沟**:前为**胆囊窝**,后有下腔静脉通过。

（3）**横沟**:又称**肝门**,是肝左右管、肝固有动脉、肝门静脉、神经、淋巴管等出入的部位。

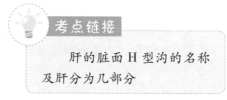

考点链接

肝的脏面 H 型沟的名称及肝分为几部分

（三）**肝的微细结构**

肝的表面被覆致密结缔组织被膜,被膜在肝门处随肝固有动脉、肝门静脉和肝管伸入肝内,将肝实质分隔成许多肝小叶。肝小叶间有肝门管区。

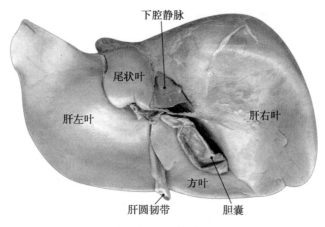

图 3-31 肝的脏面

1. **肝小叶** 是肝的基本结构和功能单位,呈多面棱柱形(图 3-32),成人肝约有 50 万 ~ 100 万个肝小叶。每个肝小叶中央有 1 条纵行的**中央静脉**,肝细胞以此为中心放射状排列形成**肝板**,肝板的横切面称为**肝索**。肝索由肝细胞构成,肝细胞体积较大,呈多边形。细胞核圆形,1 个或 2 个,位于细胞中央,核仁明显。肝索与肝索之间的空隙称**肝血窦**(图 3-33)。肝血窦内有肝巨噬细胞,体积较大,形态不规则,具有很强的吞噬功能。肝血窦的内皮细胞与肝细胞之间狭窄的间隙,称**窦周隙**,它是肝细胞与血液之间进行物质交换的场所。相邻的肝细胞之间形成**胆小管**。肝细胞分泌的胆汁直接流入胆小管,并循胆小管从肝小叶的中央流向周边,汇入**小叶间胆管**。

2. **肝门管区** 在相邻的几个肝小叶之间有较多的结缔组织,内有小叶间动脉、小叶间静脉和小叶间胆管,此区域称肝门管区。小叶间胆管的管腔小,管壁由单层立方上皮

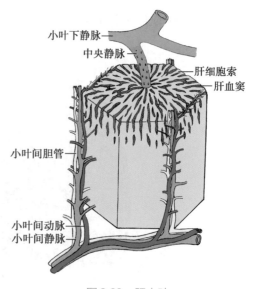

图 3-32 肝小叶

构成,细胞核圆形,染成紫蓝色。小叶间动脉管腔小而圆,管壁厚,有少量染成红色的环行平滑肌。小叶间静脉管腔大而不规则,管壁薄,着色较浅(图3-34)。

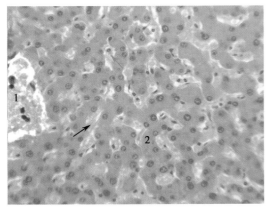

图3-33 肝索与肝血窦

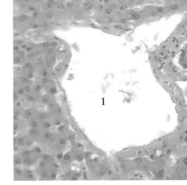

图3-34 肝门管区

3. 肝内血液循环 肝的血液有两个来源:①肝固有动脉,属于肝的营养性血管。②肝门静脉,属于肝的功能性血管。两者入肝后反复分支,分别形成小叶间动脉和小叶间静脉,血液均进入肝血窦。故肝血窦内的血液为混合血,血液由肝小叶的周边流向中央汇入中央静脉,若干中央静脉离开肝小叶汇合成小叶下静脉。小叶下静脉独立走行于小叶间结缔组织内,最后汇合成肝静脉出肝。

 知识链接

肝细胞性黄疸·酒精性肝病

当肝和胆道产生疾病时,使胆汁的合成和分泌排出障碍,会出现脂肪的消化和吸收不良及脂溶性维生素吸收减少。当肝细胞发生病变或胆道堵塞时,胆小管的正常结构被破坏,胆汁流经窦周隙进入肝血窦,导致血液内出现胆汁,即肝细胞性黄疸。

经常酗酒可能患肝病,其原因是酒的主要成分乙醇进入人体后90%在肝脏中代谢,氧化为乙醛,乙醇和乙醛都具有很强的刺激、损害肝细胞的毒性作用,致肝细胞发生脂肪变性,甚至坏死。酒精性肝病的主要危险因素与饮酒数量、年限以及性别、遗传、营养、乙型和丙型肝炎病毒感染等有关。

(四)胆囊和输胆管道

1. 胆囊 位于右季肋区、肝下面的胆囊窝内,稍露于肝前缘下方。容积40~60ml。胆囊似梨形,分为胆囊底、胆囊体、胆囊颈和胆囊管4部分。其功能为暂时储存和浓缩胆汁(图3-35)。

胆囊底的体表投影:胆囊底可露出于肝前缘,与腹前壁相贴,其体表投影在右锁骨中线与右肋弓交点稍下方。

2. 输胆管道 是将胆汁输送至十二指肠的管道,分肝内和肝外2部分。肝内的胆小管汇入小叶间胆管,小叶间胆管逐渐汇合成肝左管、肝右管,二管出肝门后汇合成一条肝总管,

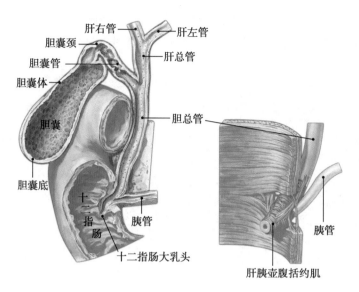

图 3-35　胆囊和输胆管道

肝总管与胆囊管汇合成胆总管。胆总管与胰管汇合成略膨大的肝胰壶腹,开口于十二指肠大乳头。肝胰壶腹周围环行平滑肌增厚,称肝胰壶腹括约肌,可控制胆汁和胰液的排出。胆汁的分泌和排出途径如下:

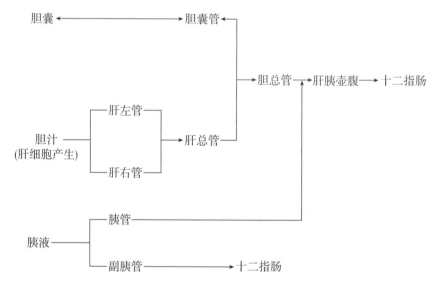

知识链接

莫菲征（Murphy 征）

　　胆囊病变时,在右锁骨中线与右肋弓交点稍下方可有压痛,临床上称莫菲征（Murphy 征）阳性。胆囊颈是结石容易嵌顿的地方。胆道可因结石、蛔虫和肿瘤等造成阻塞,使胆汁排出受阻,并发胆囊炎或阻塞性黄疸等。

二、胰

胰是人体第二大消化腺,在消化过程中起重要作用。

(一)胰的位置和形态

胰的位置较深,位于胃的后方,相当于 1、2 腰椎水平横贴于腹后壁,其前面被有腹膜,质软,灰红色。胰分为**头、体、尾** 3 部,胰的右端膨大称胰头,被十二指肠呈"C"形环抱。胰头后面与胆囊管、肝门静脉相邻,中部呈三棱柱状,为胰体,左端较细,伸向脾门,称胰尾。在胰实质内有一条自胰尾向胰头走行的管道,称胰管。沿途收纳各级小管,最后在十二指肠降部的后内侧壁与胆总管汇合成肝胰壶腹后,开口于十二指肠大乳头(图 3-36)。

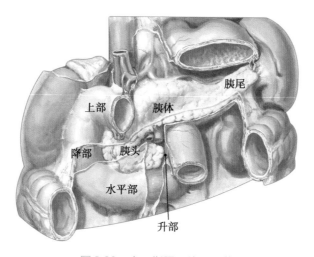

图 3-36 十二指肠、胰和胆道

(二)胰的微细结构

胰表面的结缔组织被膜伸入实质内,将其分隔为许多胰小叶。胰实质由外分泌部和内分泌部组成。外分泌部分泌胰液,由胰管开口于十二指肠;内分泌部分泌胰岛素、胰高血糖素,调节血糖(图 3-37)。

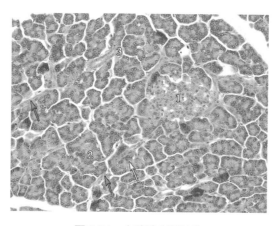

图 3-37 人胰腺光镜结构

知识链接

胰 腺 癌

胰腺癌多发生在胰头部。由于解剖学位置的关系,胰头癌可浸润和压迫胆总管,使患者出现阻塞性黄疸;也可浸润和压迫附近的肝门静脉、肠系膜上动、静脉,影响其血液回流,出现腹水、脾大等症状,还可引起门静脉血栓形成。

第四节 腹 膜

案例

何某因打架斗殴被刀扎伤腹部引起腹膜感染,腹膜腔出现积水,送往医院抢救。

请问:1. 腹膜的概念?

2. 腹膜腔的概念?

3. 腹膜腔积水常选取的穿刺引流部位是哪里?

一、腹膜与腹膜腔的概念

腹膜是位于腹、盆壁内面和腹、盆腔脏器表面的一层相互移行的浆膜。根据分布不同把衬于腹、盆壁和膈下面的腹膜称**壁腹膜**;由壁腹膜反折并被覆于腹、盆腔器官表面的腹膜称**脏腹膜**(图 3-38)。

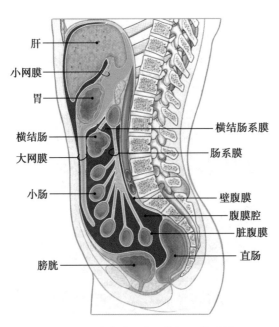

图 3-38 腹膜腔正中矢状切面模式图

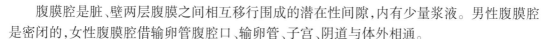

腹膜腔是脏、壁两层腹膜之间相互移行围成的潜在性间隙,内有少量浆液。男性腹膜腔是密闭的,女性腹膜腔借输卵管腹腔口、输卵管、子宫、阴道与体外相通。

腹膜具有分泌、吸收、保护、支持、修复和防御等多种功能。

二、腹膜与脏器的关系

腹、盆腔的脏器依据腹膜覆盖的多少分为 3 类:

(一)腹膜内位器官

腹膜内位器官表面全部包被腹膜,活动度较大。主要的器官有:胃、十二指肠上部、空肠、回肠、盲肠、阑尾、横结肠、乙状结肠、脾、卵巢、输卵管等(图 3-39)。

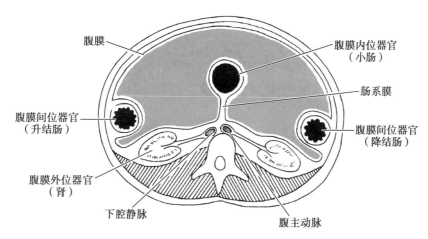

图 3-39 腹膜与脏器的关系示意图(水平切面)

(二)腹膜间位器官

腹膜间位器官表面有三面包被腹膜,活动度较小。主要的器官有:升结肠、降结肠、肝、胆囊、子宫、膀胱等(图 3-39)。

(三)腹膜外位器官

腹膜外位器官表面只有一面包被腹膜,几乎不能活动。主要的器官有:胰、肾、输尿管、肾上腺、十二指肠降部和水平部、直肠中下部等(图 3-39)。

三、腹膜形成的结构

(一)网膜

网膜包括小网膜和大网膜(图 3-40)。

1. **小网膜** 是连于肝门与胃小弯、十二指肠上部之间的双层腹膜(图 3-38)。右侧部称**肝十二指肠韧带**,内有胆总管、肝固有动脉、门静脉等结构通过。左侧部称**肝胃韧带**。小网膜游离缘的后方为网膜孔(Winslow 孔),此孔通**网膜囊**。网膜囊是位于小网膜和胃后方的扁窄隙,为腹膜腔的一部分,又称**小腹膜腔**。

2. **大网膜** 是连于胃大弯和横结肠之间的四层腹膜。呈“围裙”状悬挂于横结肠和小肠之前。大网膜内含脂肪、血管、淋巴管和巨噬细胞等,其中巨噬细胞有重要的防御功能。

(二)系膜

系膜是将肠管连于腹后壁的双层腹膜结构。内含血管、神经、淋巴管、淋巴结和脂肪等。

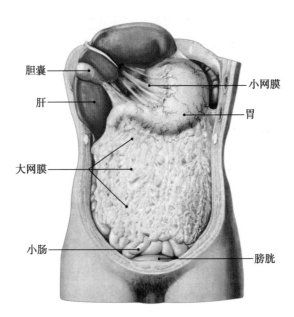

图 3-40 大网膜与小网膜

主要有小肠系膜、横结肠系膜、乙状结肠系膜和阑尾系膜。

（三）韧带

韧带是连于腹、盆壁与脏器或脏器与脏器之间的腹膜结构。对固定脏器有一定作用。主要有肝镰状韧带、肝圆韧带、肝冠状韧带、胃脾韧带等。

知识链接

腹膜临床应用

由于上腹部的腹膜吸收能力比下腹部强，故腹部炎症或手术后病人多采取半卧位，有利于炎性分泌物流向下腹部，以减少和延缓腹膜对毒素的吸收。

了解腹膜和器官的位置关系，可对腹腔手术进行选择，如果不需要打开腹膜腔，可在腹膜外进行，以避免手术时引起腹膜腔感染等并发症。

当腹腔脏器有炎症时，可包绕、粘连病灶，限制炎症蔓延。故手术时可根据大网膜移动的位置探查病变的部位。但儿童的大网膜比较短，如果发生阑尾炎时，大网膜不能把炎症部位包裹，炎症易扩散。

由于镰状韧带偏前正中线右侧，脐上腹壁正中切口需向脐方向延长时，应偏向中线左侧，避免损伤肝圆韧带及其内的血管。

在站立和半卧位时，男性的直肠膀胱陷凹和女性的直肠子宫陷凹是腹膜腔最低部位，如腹膜腔内有积液，常首先聚集于此处，上述陷凹是穿刺引流常选择的部位，男性可经直肠穿刺，女性可经阴道后穹隆穿刺，以便对急腹症作出尽早诊断。

（四）腹膜陷凹

腹膜陷凹是腹膜在盆腔器官之间形成的凹陷。男性在直肠与膀胱之间有**直肠膀胱陷凹**。女性在直肠与子宫之间有**直肠子宫陷凹**；在膀胱与子宫之间有**膀胱子宫陷凹**（图3-41）。

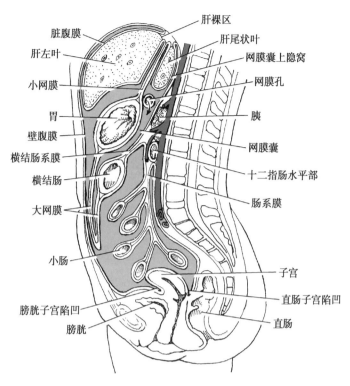

图 3-41　女性盆腔正中矢状切面

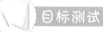 **本章小结**

　　在形态结构上,消化系统由一套连续的管道和腺体组成。管道两端与外环境相通,腺体开口于管道。消化道管壁由四层构成,各段管壁的组成结构均有变化,正是管壁结构的变化,使得该段器官表现出了特定的功能。消化器官的位置是学习的重点之一,需明确器官毗邻关系及其体表投影位置。要注意器官会随体位、功能状态、年龄等的变化而变化。

(丁林　卢伟忠)

目标测试

A1 型题

1. 上消化道**不包括**

　　A. 口腔　　　　　　　　B. 十二指肠　　　　　　　C. 空肠
　　D. 胃　　　　　　　　　E. 食管

2. 下消化道是指

　　A. 十二指肠以下的消化道　　　　　B. 空肠(包括空肠)以下的消化道
　　C. 胃以下的消化道　　　　　　　　D. 回肠以下的消化道
　　E. 食管以下的消化道

3. 对食管描述正确的是

A. 以胸骨角和膈为分界分为颈、胸、腹 3 段　　B. 全长约 40cm

C. 肌层由骨骼肌构成　　　　　　　　　　D. 第一处狭窄距中切牙 20cm

E. 第三处狭窄距中切牙 40cm

4. 腮腺导管开口于哪个牙相对应的颊黏膜上

A. 上颌第 1 前磨牙　　　　B. 上颌第 2 前磨牙　　　　C. 上颌第 1 磨牙

D. 上颌第 2 磨牙　　　　　E. 上颌第 3 磨牙

5. 胃

A. 中等度充盈时,大部分位于左季肋区和腹上区

B. 幽门窦又称幽门部

C. 胃底位于胃的最低部

D. 幽门管位于幽门窦的右侧部

E. 角切迹位于胃大弯的最低处

6. 胆总管和胰管共同开口的部位在

A. 十二指肠球　　　　　　B. 十二指肠纵襞　　　　　C. 十二指肠大乳头

D. 十二指肠空肠曲　　　　E. 十二指肠水平部

7. 十二指肠溃疡的好发部位是

A. 十二指肠球　　　　　　B. 十二指肠纵襞　　　　　C. 十二指肠大乳头

D. 十二指肠空肠曲　　　　E. 十二指肠悬韧带

8. 手术识别空肠起始端的标志

A. 十二指肠球　　　　　　B. 十二指肠空肠曲　　　　C. 十二指肠大乳头

D. 十二指肠下曲　　　　　E. 十二指肠悬韧带

9. 肛管皮肤与黏膜的分界线是

A. 齿状线　　　　　　　　B. 白线　　　　　　　　　C. 肛梳

D. 肛瓣　　　　　　　　　E. 肛柱

10. 肝小叶的结构**不包括**

A. 肝血窦　　　　　　　　B. 中央静脉　　　　　　　C. 门管区

D. 胆小管　　　　　　　　E. 肝板

11. **不属于**腹膜内位器官的是

A. 空肠　　　　　　　　　B. 肾　　　　　　　　　　C. 胃

D. 脾　　　　　　　　　　E. 回肠

B1 型题

(12 ~ 15 题备用答案)

A. 舌扁桃体　　　　　　　B. 咽扁桃体　　　　　　　C. 梨状隐窝

D. 腭扁桃体　　　　　　　E. 咽隐窝

12. 位于咽上壁后部的是

13. 位于扁桃体窝的是

14. 位于舌根部黏膜内的是

15. 位于喉口两侧的是

(16 ~ 19 题备用答案)

A. 肝圆韧带裂　　　　　　B. 静脉韧带裂　　　　　　C. 胆囊窝

D. 腔静脉沟 　　　　　　　　　E. 肝门静脉

16. 肝右侧纵沟后部是
17. 肝左侧纵沟前部是
18. 肝左侧纵沟后部是
19. 肝右侧纵沟前部是

第四章 呼吸系统

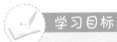 **学习目标**

1. 掌握 气管和主支气管的走行;肺的位置和形态;肺段支气管和支气管肺段;肺的血管;胸膜和胸膜腔。
2. 熟悉 鼻、喉的构造;肺的微细结构。
3. 了解 胸膜下界与肺下界的体表投影;纵隔的定义。

呼吸系统由**呼吸道**和**肺**组成(图4-1)。呼吸道是输送气体的管道,肺是进行气体交换的器官。呼吸系统主要功能是不断地从外界吸入氧气,呼出体内产生的二氧化碳,使机体的新陈代谢顺利进行。

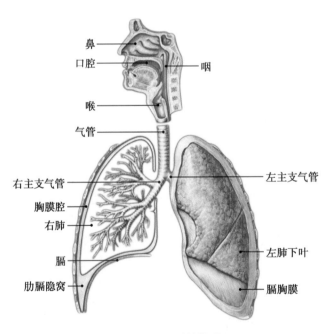

图4-1 呼吸系统概观

第一节 呼 吸 道

案例

　　小李,男,20岁。自从上初中开始,经常出现鼻塞、流涕、头痛等不适症状,有时可引起精神不振、易困倦、头昏、记忆力减退、注意力不集中等现象,晨起较轻、午后较重。经医生检查,初步诊断可能患有鼻炎或鼻窦炎。

　　请问:1. 鼻腔分为哪两部分? 在鼻腔外侧壁上有哪些重要结构?
　　　　　2. 鼻旁窦共有几对? 分别开口于何处?
　　　　　3. 哪对鼻旁窦最易引起慢性炎症,为什么?

　　呼吸道包括鼻、咽、喉、气管和各级支气管,临床上常将鼻、咽、喉称为**上呼吸道**,气管和各级支气管称为**下呼吸道**。

一、鼻

　　鼻是呼吸道的起始部,既是气体通道,又是嗅觉器官,亦能辅助发音,可分为**外鼻**、**鼻腔**和**鼻旁窦**3部分。

(一)外鼻

　　外鼻以骨和软骨作支架,外被皮肤构成。外鼻上端位于两眼之间狭窄的部分称**鼻根**,鼻根向前下延伸为**鼻背**。外鼻下端向前方突出的部分称**鼻尖**,鼻尖两侧膨隆的部分称**鼻翼**,在呼吸困难的病人可见鼻翼扇动。外鼻的下方有一对鼻孔,是气体进出的门户。从鼻翼向外下方至两侧口角之间的浅沟称为**鼻唇沟**。

(二)鼻腔

　　鼻腔由骨和软骨及其被覆的黏膜和皮肤构成。鼻腔被**鼻中隔**分为左、右两个腔,向前借鼻孔与外界相通,向后经鼻后孔通鼻咽。每侧鼻腔包括**鼻前庭**和固有鼻腔。**鼻中隔**是鼻腔的内

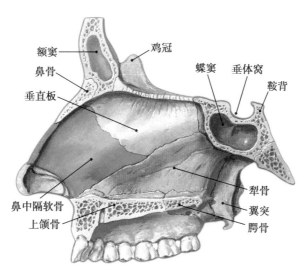

图4-2　鼻中隔

107

侧壁,由筛骨垂直板、犁骨、鼻中隔软骨构成支架,表面被覆黏膜形成,常常偏向一侧(图4-2)。

1. **鼻前庭** 位于鼻腔的前下部,相当于鼻翼遮盖的部分,内面衬以皮肤,生有鼻毛,有滤过灰尘的作用。此处鼻中隔的黏膜较薄,毛细血管十分丰富,外伤或干燥刺激时均易引起鼻出血,故将鼻中隔的前下部称**易出血区**(Little区)。

2. **固有鼻腔** 为鼻腔的主要部分,由骨性鼻腔内衬黏膜构成。外侧壁上有**上、中、下鼻甲**,各鼻甲的下方分别为**上、中、下鼻道**(图4-3)。在上鼻甲的后上方与鼻腔顶壁之间有一凹陷称**蝶筛隐窝**。上鼻道与中鼻道内有鼻旁窦的开口,下鼻道前端有**鼻泪管**的开口。

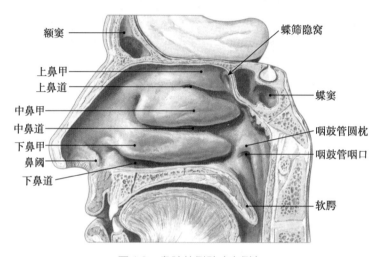

图4-3 鼻腔外侧壁(右侧)

固有鼻腔的黏膜按照生理功能不同分为**嗅区**和**呼吸区**两部分。嗅区是指覆盖于上鼻甲及其相对应的鼻中隔以上部分的黏膜,呈淡黄色,含有嗅细胞,能感受气味的刺激。其余部分的黏膜为呼吸区,呈粉红色,含有丰富的毛细血管和腺体,能温暖、湿润吸入的空气。

（三）鼻旁窦

鼻旁窦由骨性鼻旁窦内衬黏膜而成,共4对,包括**上颌窦、额窦、蝶窦**和**筛窦**。其中,上

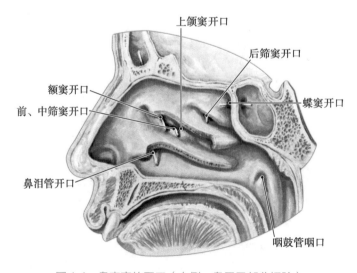

图4-4 鼻旁窦的开口(右侧,鼻甲已部分切除)

颌窦是 4 对鼻旁窦中最大的一对。筛窦又分为**前**、**中**、**后**三群小房。

各对鼻旁窦的窦腔都有开口通向鼻腔,额窦、上颌窦和筛窦前、中群开口于**中鼻道**;筛窦后群开口于**上鼻道**;蝶窦开口于**蝶筛隐窝**(图 4-4)。

由于鼻旁窦的黏膜与鼻腔的黏膜相互延续,因此鼻腔的炎症常可以蔓延至鼻旁窦部。由于上颌窦为鼻旁窦中最大的一对,窦的开口位置高于窦底,因此当炎症发生时,脓液不易流出,故上颌窦的慢性炎症较为多见。

知识链接

上颌窦体位引流术

上颌窦体位引流术是通过摆放恰当的体位,引流出上颌窦腔内脓性分泌物的一种方法。病人采取侧卧位,患侧在上,然后取足高头低位,将上颌窦底慢慢抬高,窦口逐渐降低,同时轻轻晃动病人头部,促进分泌物排出,当病人自觉鼻腔内充满分泌物时,将患者头抬起使引流物经鼻前孔排出,重复该动作,直至分泌物充分排出,每天 2~3 次,持续 3~5 天。该方法简便,效果好,容易被病人所接受,是上颌窦炎中一种重要辅助治疗的方法。

二、喉

喉既为气体通道,又为发音器官。

(一)喉的位置

喉位于颈前正中,喉咽的前方,相当于第 3~6 颈椎的高度,向上通咽,向下续接气管,可随吞咽及发音而上、下移动。喉的两侧与颈部大血管、神经和甲状腺相毗邻。女性喉的位置略高于男性,小儿略高于成人。

(二)喉的组成

喉由数块喉软骨借关节、韧带连成支架,周围附有喉肌,内面衬以黏膜构成(图 4-5,图 4-6)。

1. **喉软骨及其连结** 喉软骨主要包括**甲状软骨**、**环状软骨**、**会厌软骨**和**杓状软骨**。

(1)**甲状软骨**:位于舌骨的下方,环状软骨的上方,形如盾牌,为喉软骨中最大的一块,由左、右软骨板组成,两板前缘相连形成前角,其上端向前突出称为**喉结**,成年男性的喉结特别明显。甲状软骨上、下缘分别向上、下方各发出一对突起,上方的称为**上角**;下方的称为**下角**。甲状软骨上缘借甲状舌骨膜与舌骨相连;其下缘借环甲正中韧带与环状软骨相连,两侧的下角与环状软骨构成环甲关节。

(2)**环状软骨**:位于甲状软骨下方,是呼吸道中唯一完整的软骨环。环状软骨前部较低窄,称**环状软骨弓**;后部较高宽,称**环状软骨板**。后方平对第 6 颈椎,为颈部重要的体表标志。

(3)**会厌软骨**:形似树叶,其上端宽而游离,下端缩细,借韧带连于甲状软骨后面。会厌软骨连同表面覆盖的黏膜共同构成**会厌**,吞咽时,喉上提,会厌可盖住喉的入口,阻止食物误入喉腔。

(4)**杓状软骨**:左、右各一,呈三棱锥体形,其尖向上,底朝下,位于环状软骨后部的上方,与环状软骨构成**环杓关节**。

(5)**弹性圆锥**:为弹性纤维构成的膜性结构,自甲状软骨前端的后面,向下附于环状软

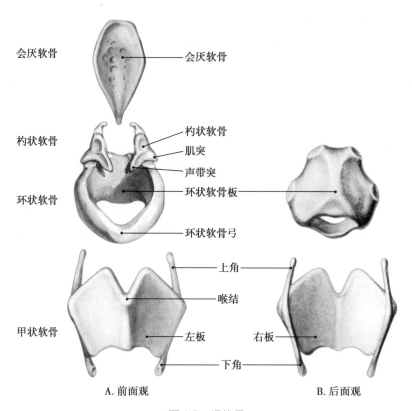

会厌软骨

会厌软骨

杓状软骨

杓状软骨
肌突
声带突

环状软骨

环状软骨板

环状软骨弓

上角

喉结

甲状软骨

左板

右板

下角

A. 前面观

B. 后面观

图 4-5 喉软骨

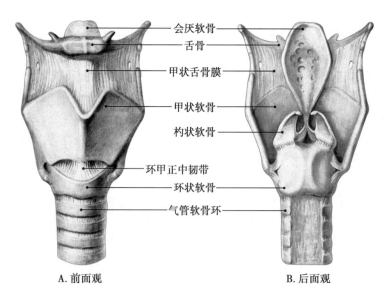

会厌软骨

舌骨

甲状舌骨膜

甲状软骨

杓状软骨

环甲正中韧带

环状软骨

气管软骨环

A. 前面观

B. 后面观

图 4-6 喉的连结

骨上缘,向后附于杓状软骨。此膜上缘游离,紧张于甲状软骨与杓状软骨之间,称**声韧带**。声韧带连同声带肌及覆盖于其表面的喉黏膜一起称声带,是发音的主要结构。甲状软骨下缘与环状软骨弓上缘之间有环甲膜连接,其中部弹性纤维增厚称环甲正中韧带。当患者咽喉部发生急性阻塞来不及进行气管切开时,可切开或用粗针头穿过此韧带,建立临时的通气道,抢救病人生命。

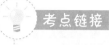

考点链接

环甲膜的位置及临床意义

2. **喉腔及喉黏膜** 喉的内腔称为**喉腔**,喉腔的入口称为**喉口**,朝向后上方。喉腔壁的内面衬有黏膜,与咽及气管的黏膜相延续,在喉腔中部的侧壁上有上、下两对呈前后方向的黏膜皱襞:上方的一对称为**前庭襞**,两侧前庭襞之间的裂隙称**前庭裂**;下方的一对称为**声襞**,由喉黏膜覆盖声韧带形成,两侧声襞之间的裂隙称**声门裂**。声门裂是喉腔中最狭窄的部位。

喉腔被以上两对黏膜皱襞分隔成上、中、下3部分。喉口至前庭裂平面之间的部分称为**喉前庭**。前庭裂至声门裂之间的部分称为**喉中间腔**,前庭襞与声襞之间向两侧延伸的菱形隐窝称**喉室**。声门裂平面至环状软骨下缘之间的部分称为**声门下腔**。声门下腔内的黏膜下组织较疏松,炎症时易导致水肿。尤其幼儿,因喉腔较狭小,水肿时易引起阻塞,造成呼吸困难。(图4-7)。

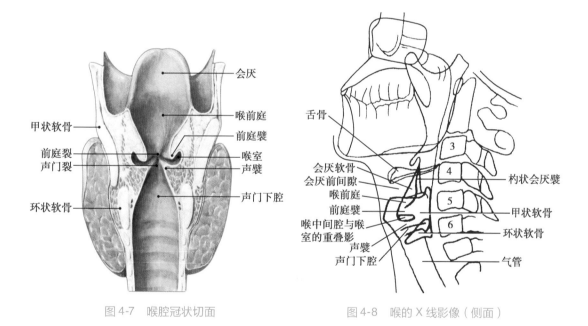

图4-7　喉腔冠状切面　　　　　　图4-8　喉的X线影像(侧面)

3. **喉肌** 为骨骼肌,肌块细小,附着于喉软骨,可以调节音调的高低和声音的强弱。

(三)喉的X线影像

在喉的侧位片中,喉软骨一般都显影(图4-8)。

三、气管与主支气管

气管与主支气管是连于喉和肺之间的通气管道(图4-9),是由一些"C"形的气管软骨借韧带连接构成,气管软骨的缺口向后,由平滑肌和结缔组织封闭。

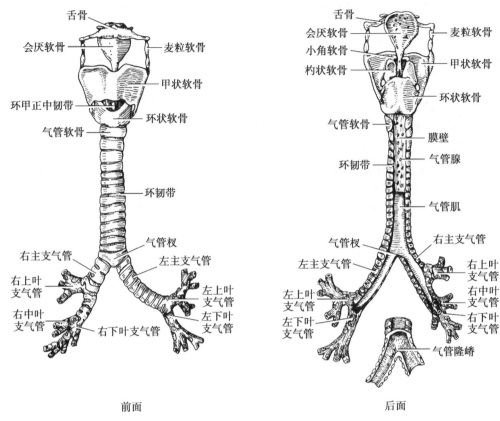

前面　　　　　　　　　　后面

图 4-9　气管与支气管

（一）气管

气管是由 14～17 个"C"形气管软骨环构成,位于食管的前方。气管的上端连于环状软骨,向下进入胸腔,在胸骨角平面分为**左、右主支气管**,其分叉处称**气管杈**。在气管杈的腔内有一个向上突出的隆嵴,称**气管隆嵴**(图 4-10)。气管以胸骨的颈静脉切迹为界分两部分:

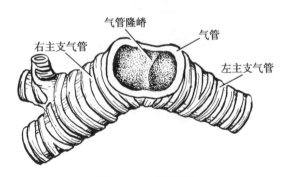

图 4-10　气管隆嵴

1. **颈部** 较短,位于颈前部正中,位置较表浅,能触及。其前方除有皮肤及舌骨下肌群覆盖外,在第 2～4 气管软骨环的前面,还有甲状腺峡横过,两侧有颈部的大血管和甲状腺的左、右叶,后方和食管相邻。临床常在第 3～4 或第 4～5 气管软骨环处进行气管切开术。

2. **胸部** 较长,位于胸腔内。

（二）主支气管

主支气管左、右各一,自气管发出后,各自行向外下,经左、右肺门入左、右肺。**左主支气管**细长,走行方向较水平;**右主支气管**粗短,走行方向较垂直,故进

考点链接

左、右主支气管的区别

入气管腔内的异物多易坠入右主支气管(图4-9)。

（三）气管和主支气管的微细结构

气管和主支气管的管壁由内向外依次分为黏膜、黏膜下层和外膜3层。

1. 黏膜 由上皮和固有层构成。上皮为假复层纤毛柱状上皮,由柱状细胞、杯状细胞、锥形细胞和梭形细胞等组成。柱状细胞较多,其表面的纤毛具有节律定向摆动功能;杯状细胞可分泌黏液。固有层由富含弹性纤维的结缔组织构成,有小血管、神经和气管腺等。

2. 黏膜下层 为疏松结缔组织,与固有层和外膜无明显分界,含血管、淋巴管、神经和较多的混合腺。

3. 外膜 有透明软骨、平滑肌和结缔组织构成。外膜主要由"C"形透明软骨环构成,弹性软骨环之间以弹性纤维组成的膜状韧带相连,软骨环缺口处为气管后壁,由结缔组织和平滑肌肌束构成。

第二节 肺

案例

小胖,男,6岁。咳嗽一个月余,伴有少量痰,期间自行用药一个星期不见好转,入院检查,X线影像如下:双肺野纹理增多,粗乱,双中下肺野可见散在斑片状渗出灶,密度不均,两肺门影增浓。心影大小形态正常,两膈面光滑,肋膈角清锐。经医生诊断为支气管肺炎。

请问:1. 肺的位置及左、右肺的区别?

2. 什么是支气管肺段和肺段支气管?

3. 肺的导气部和呼吸部都包括哪些结构?

一、肺的位置和形态

肺是呼吸系统中最重要的器官,左、右各一,位于胸腔内,坐落在膈的上方,纵隔的两侧。

肺的质地柔软,呈海绵状,富有弹性,其表面被覆一层脏胸膜,透过胸膜可见许多形态呈多角形的小区,称为**肺小叶**。新生儿的肺呈淡红色,随着年龄的增长,因吸入空气中的灰尘逐渐沉积,肺的颜色逐渐变成深灰色或蓝黑色,吸烟者更为显著。

考点链接

肺

肺形态近似圆锥形,**左肺**稍狭长,**右肺**略粗短,分为**一尖**、**一底**、**两面**、**三缘**。肺的上端钝圆,向上经胸廓上口突入至颈根部,称**肺尖**,其超出锁骨中内 1/3 交界处的上方 2~3cm。肺的下面向上凹陷,称**肺底**,因与膈肌相贴,故又称**膈面**。肺的外侧面与肋、肋间肌相贴,故又称**肋面**。肺的内侧面与纵隔相依,又叫**纵隔面**,该面近中央处有一椭圆形凹陷称为**肺门**。肺门为主支气管、支气管动、静脉、肺动脉、肺静脉、淋巴管和神经等出入肺的部位,这些结构共同被结缔组织包裹,构成**肺根**。肺根内各结构的排列顺序自前向后依次为肺静脉、肺动脉和主支气管;自上而下左肺根内分别为肺动脉、主支气管和肺静脉,右肺根内分别为主支气管、肺动脉和肺静脉。肺的**前缘**是肋面与纵隔面在前方移行而成,较锐利,左肺前缘下部有一明显的凹陷,称**心切迹**。**后缘**是肋面与纵隔面在后方移行而成,较圆钝。**下缘**是膈面、肋面与纵隔面的移行处,其位置随着呼吸运动而有明显的变化。

知识链接

胎儿肺与成人肺的区别

胎儿及未经呼吸过的新生儿的肺内不含有空气,比重较大(1.045～1.056),入水则沉底。经过肺通气者因肺内含有空气,比重较小(0.345～0.746),入水则浮出水面。法医学中常根据此特点来鉴定新生儿是否宫内死亡。

肺借叶间裂隙分叶,左肺有一条自后上斜向前下方的**斜裂**,该裂将左肺分为**上、下**2叶,右肺除有一条斜裂之外,还有一条走行近于水平的**水平裂**,这两条裂隙将右肺分为**上、中、下**3叶(图4-11,图4-12,图4-13)。

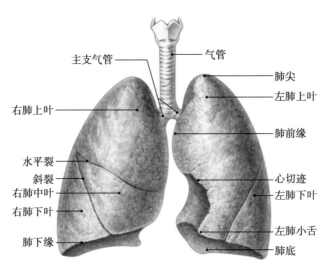

图4-11　气管、主支气管和肺

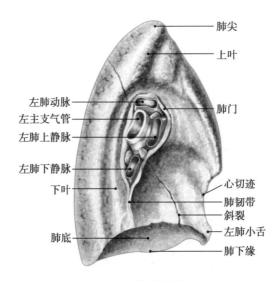

图4-12　左肺内侧面

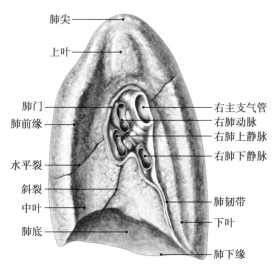

图 4-13　右肺内侧面

二、肺段支气管和支气管肺段

（一）肺段支气管

　　主支气管进入肺门后,左主支气管分为上、下两支,右主支气管分为上、中、下 3 支,并进入相应的肺叶,形成**肺叶支气管**。肺叶支气管进入肺叶后再分支称为**肺段支气管**。各级支气管在肺叶内反复分支形状如树称**支气管树**。各肺段支气管都有一定的名称,为方便记忆,常用代号表示(图 4-14,图 4-15,图 4-16)。

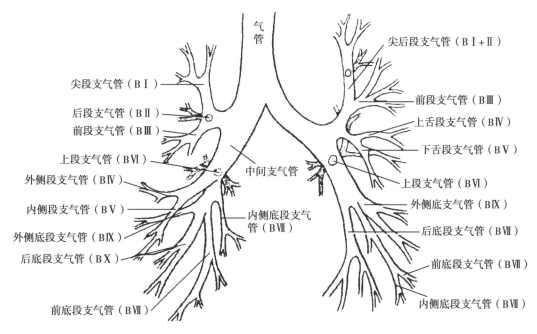

图 4-14　肺叶支气管和肺段支气管（前面观）

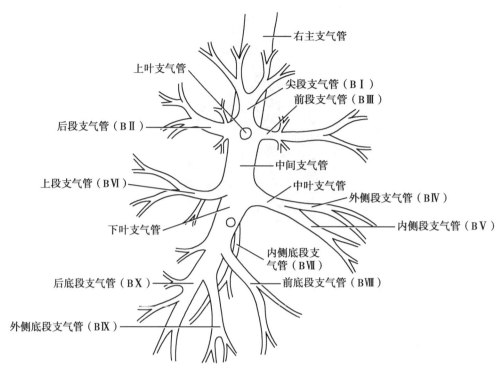

图 4-15　右肺叶支气管和肺段支气管（右面观）

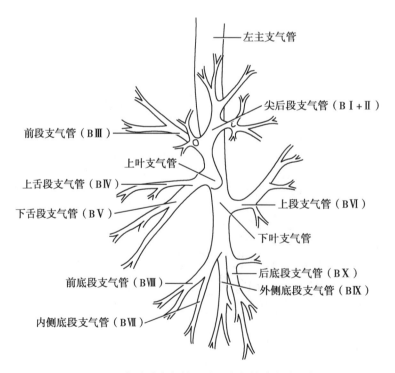

图 4-16　左肺叶支气管和肺段支气管（左面观）

1. **右肺**　右肺上叶支气管从右主支气管的右侧垂直发出,水平进入右肺上叶,分为三支,分别称为尖段支气管(BⅠ)、后段支气管(BⅡ)和前段支气管(BⅢ)。**尖段支气管**垂直向上方,**后段支气管**向后外上方走行,**前段支气管**则向前外。右肺中叶支气管由中间支气管的末端前壁发出,走向前外方,不久即分成**外侧段支气管**(BⅣ)和**内侧段支气管**(BⅤ),前者位置在上,走向外下,后者向内下方走行。右肺下叶支气管为中间支气管的直接延续,发出五支,分别为**上段支气管**(BⅥ)、**内侧底段支气管**(BⅦ)、**前底段支气管**(BⅧ)、**外侧底段支气管**(BⅨ)和**后底段支气管**(BⅩ),上段支气管位置相对较高,起自后叶支气管起始部的后壁,行向背侧,其余四支位置较低,分别走向内下方,前下方,外下方和后下方。

2. **左肺**　左肺上叶支气管自左主支气管远端的左壁发出,走向外上方,先分为上、下两大支,向上的一大支相当于右肺上叶支气管,该支较短,一般情况下立即分为**尖后段支气管**(BⅠ+Ⅱ)和**前段支气管**(BⅢ)两个肺段支气管;向下的一大支相当于右肺中叶支气管,向前外下方走行,又分为**上舌段支气管**(BⅣ)和**下舌段支气管**(BⅤ)两个肺段支气管。左肺下叶支气管是左主支气管的直接延续,向外下后方走行,其分支形式、分布区域和命名方法与右肺下叶支气管基本相同,但内侧底段支气管(BⅦ)与前底段支气管(BⅧ)在通常情况下共发于同一干,称为内前底段支气管(BⅦ+Ⅷ),以后再分为上述的两个肺段支气管。

（二）支气管肺段

每一肺段支气管的分支及与其所连属的肺组织构成一个**支气管肺段**,简称**肺段**。肺段

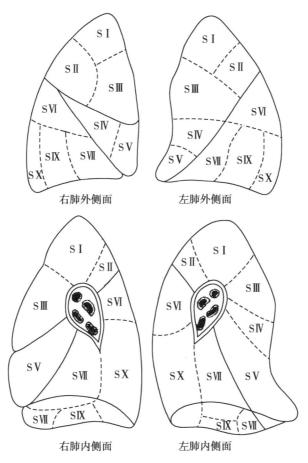

图 4-17　肺段模式图

呈锥体形,尖朝向肺门,底朝向肺的表面。每侧肺各分为 10 个肺段。每个肺段均由一个肺段支气管分布,均有一定的部位,相邻肺段之间以薄层结缔组织相隔。按照肺段支气管的分支和分布,可将右肺上叶分为三段,中叶分为两段,下叶分为五段。将左肺上、下叶各自分成五段。每个肺段的名称与肺段支气管的命名相对应,例如与尖段支气管相对应的肺段称尖段,与后段支气管相对应的肺段称后段等。为方便记述,同样也可以用代号来表示(图 4-17)。

由于左肺上叶的尖段与后段最初为一个肺段支气管,因此合称为**尖后段**。同样左肺下叶的内侧底段和前底段开始时也为一个肺段支气管,因此也合称为**内前底段**。故按此种方法划分肺段,左肺则可分成八段。

从解剖结构和生理功能上来看,均可把肺段视为具有一定独立性的单位。临床上可根据肺段的相关知识,进行诊断定位,也可依据病变范围,进行肺段的切除。故支气管肺段的知识,具有一定的临床应用价值。

三、肺的微细结构

肺的表面覆盖一层浆膜。肺可分**肺实质**和**肺间质**2 部分。

(一)肺实质

肺实质由肺内支气管的各级分支及其终末大量肺泡构成。

主支气管在肺内分为肺叶支气管、肺段支气管之后,仍然继续分支,越分越细(图 4-18),

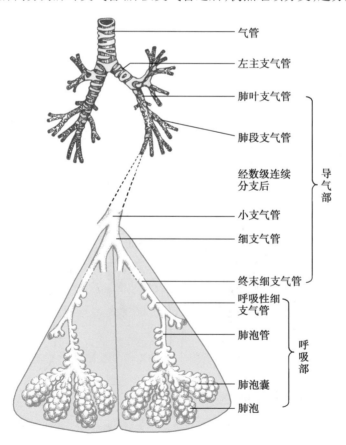

气管

左主支气管

肺叶支气管

肺段支气管

经数级连续分支后

小支气管

细支气管

导气部

终末细支气管

呼吸性细支气管

肺泡管

呼吸部

肺泡囊

肺泡

图 4-18 肺实质示意图

当分支管径至 1mm 左右时,称**细支气管**。细支气管的末端为**终末细支气管**。终末细支气管仍继续分支,末端与肺泡相连。

每条细支气管连同它的各级分支及肺泡组成一个**肺小叶**(图 4-19)。肺小叶呈大小不等的锥体形,其尖朝向肺门,底朝向肺表面,周围有少量的结缔组织包绕。

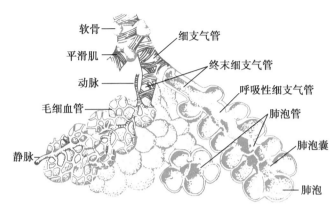

图 4-19 肺小叶立体模式图

肺实质依其功能不同,又可分为**导气部**和**呼吸部**。

1. 导气部

导气部是指主支气管入肺后至终末细支气管之间的各级分支,包括**肺叶支气管**、**肺段支气管**、**小支气管**、**细支气管**以及**终末细支气管**,该部只有传送气体的功能,不能进行气体交换。

导气部各级支气管管壁的微细结构和主支气管基本相似,但是随着管径逐渐变细,管壁也逐渐变薄,管壁的微细结构亦发生相应的变化。其变化规律是:上皮变薄,腺体、杯状细胞及软骨逐渐减少最后消失,而平滑肌纤维则相对增加。到达终末细支气管时,上皮已移行为单层柱状上皮或单层纤毛柱状上皮,腺体、杯状细胞和软骨均消失,平滑肌已形成完整的环形层。因细支气管、终末细支气管的管壁平滑肌纤维相对增多,平滑肌的收缩和舒张可以直接影响其管径的大小。

2. 呼吸部

呼吸部包括**呼吸性细支气管**、**肺泡管**、**肺泡囊**和**肺泡**(图 4-20)。是进行气体交换的部位。

(1)**呼吸性细支气管**:为终末细支气管的分支,因其管壁连有少量肺泡,故管壁不完整。管壁内衬以单层立方上皮,上皮之外含有少量结缔组织及平滑肌。

(2)**肺泡管**:为呼吸性细支气管的分支,其管壁上连有许多大量肺泡,管壁自身的结构较少。

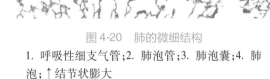

图 4-20 肺的微细结构

1. 呼吸性细支气管;2. 肺泡管;3. 肺泡囊;4. 肺泡;↑结节状膨大

（3）**肺泡囊**：是若干肺泡的共同开口处,囊壁由群集的肺泡围成。相邻肺泡开口处,无平滑肌,因此无结节状膨大。

（4）**肺泡**：是进行气体交换的场所。形态为多面体囊泡状,一侧开口在呼吸性细支气管、肺泡管或肺泡囊,气体可在此进行交换,每侧肺约有 3~4 亿个肺泡。肺泡壁极薄,由一层肺泡上皮构成,周围有丰富的毛细血管网及少量的结缔组织。

肺泡上皮为单层扁平上皮,有两种类型(图 4-21)：一种是 **Ⅰ 型肺泡细胞**,数量多,呈扁平形,为肺泡上皮的主要细胞,构成气体交换的广大面积;另一种是 **Ⅱ 型肺泡细胞**,数量较少,呈圆形或立方形,夹在 Ⅰ 型肺泡细胞之间,它能分泌表面活性物质(磷脂类物质),有降低肺泡表面张力,稳定肺泡容积的功能。

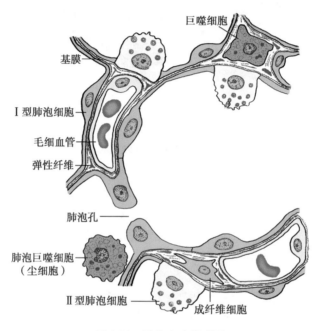

基膜

Ⅰ型肺泡细胞

毛细血管

弹性纤维

巨噬细胞

肺泡孔

肺泡巨噬细胞
（尘细胞）

Ⅱ型肺泡细胞

成纤维细胞

图 4-21 肺泡上皮模式图

（二）肺间质

肺间质是由肺内的结缔组织、血管、淋巴管和神经等构成。相邻肺泡之间的薄层结缔组织为**肺泡隔**其内含丰富的毛细血管网、大量的弹性纤维及肺巨噬细胞。**气-血屏障**是肺泡内气体与毛细血管内血液之间进行气体交换时所通过的结构(图 4-22)。该屏障由 4 层结构组成,即：肺泡上皮、肺泡上皮的基膜、毛细血管基膜和毛细血管内皮细胞。肺泡隔中的弹性纤维可使肺泡具有较好的弹性回缩力,助于吸气后扩张的肺泡在呼气时回缩;肺泡巨噬细胞体积较大,形态不规则,能做变形运动,有吞噬病菌和异物的能力,若吞噬了灰尘颗粒即称**尘细胞**。

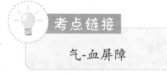

考点链接

气-血屏障

四、肺的血管

肺有两套血管。一套是完成气体交换功能的血管,由**肺动脉**和**肺静脉**组成;另一套是营

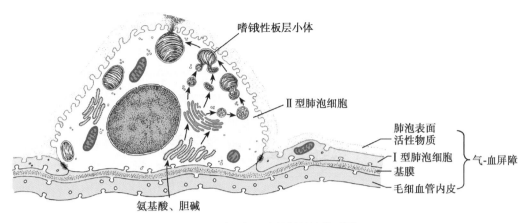

图 4-22　气-血屏障超微结构模式图

养肺和各级支气管的血管,由**支气管动脉**和**支气管静脉**组成。

（一）肺动脉和肺静脉

　　肺动脉是运送血液到肺进行气体交换的功能性动脉,分为**左肺动脉**和**右肺动脉**。每侧肺动脉经肺门进入肺内,反复分支,越分越细,最后形成毛细血管网包绕于肺泡表面。毛细血管汇合成小静脉,愈合愈粗,最终汇集形成肺静脉,经肺门出肺。每侧肺均有两条肺静脉出肺,右肺的称**右上肺静脉**和**右下肺静脉**;左肺的称**左上肺静脉**和**左下肺静脉**。

　　肺动脉在肺内的各级分支与主支气管的各级分支相伴行(图 4-23);而肺静脉及其属支,则主要行于小叶间隔和肺段间隔内,引流相邻肺小叶和肺段的静脉血。

　　1. **右肺动脉**　在右主支气管前方经肺门进入右肺,发支分布于右肺上叶各肺段后,继续沿中间支气管的外侧下行,其末端分支布于中叶及下叶的各肺段。右肺动脉的分支与右肺的肺段支气管伴行,每肺段各有一条,其命名与伴行的肺段支气管相对应。在放射学中的"右下肺动脉"指与中间支气管伴行的一段动脉。

　　2. **左肺动脉**　进入左肺门后,先在左主支气管的前方向上走行,然后从上方绕过左主支气管,至上叶支气管的后方,沿下叶支气管的外侧缘下行。左肺动脉呈弓形绕过左主支气管的这一段,称为**左肺动脉弓**。左肺动脉的分支伴左肺各肺段支气管走行和分布,名称也是相对应的。

　　3. **右肺的静脉**　上肺静脉位居右肺门的前部,很短。它主要接受来自右肺上叶和中叶各肺段回流的静脉血。其中引流上叶后上部和前外侧部的静脉常汇成一干,称为**下后干**,它从外上方行向内下。而从中叶回流的静脉则略斜向内上方。

　　右下肺静脉位于右肺门的下部。它主要引流右肺下叶的静脉血,其属支的走行多数都比较接近水平位。

　　4. **左肺的静脉**　左上肺静脉位居左主支气管的前方,为左肺门最前方的结构。它主要引流左肺上叶回流的静脉血。其上部的属支斜向上方,下部的属支大多以较水平方向内行。

　　左下肺静脉位居左肺门的下部,较短。它收集左肺下叶各肺段回流的静脉血,其属支的走向,多数较水平。

（二）支气管动脉和支气管静脉

　　支气管动脉细小,经肺门入肺后,沿途分支营养肺组织及各级支气管,然后汇集成小静脉,其中一部分汇入肺静脉,另一部分则汇成支气管静脉出肺。

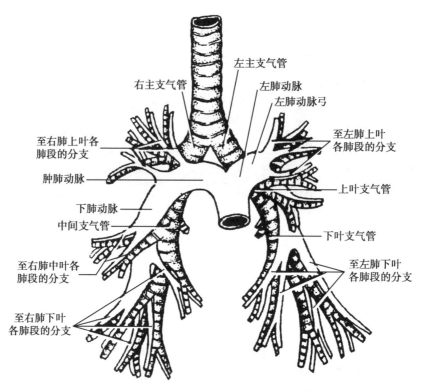

图 4-23　支气管分支和左、右肺动脉的分支

第三节　胸膜与纵隔

 案例

　　老张,男,60 岁。因持续性咳嗽、咯血痰伴右侧胸痛 1 个半月余入院。该患者有 20 年吸烟史,每天吸烟约两包,无结核病接触史。胸部 X 线片显示:右肺下叶有一块状阴影,右侧肋膈隐窝处也有阴影状。支气管镜检查见右肺下叶支气管内有一肿块,阻塞管腔,取材活检,病理诊断为鳞状上皮癌。临床诊断:肺癌,右侧胸膜腔积液。

　　请问:1. 什么是胸膜腔? 胸膜腔有何特点? 胸膜腔的最低点在何处?

　　　　　2. 支气管镜检查时,判断气管分权的重要标志是什么?

　　　　　3. 胸膜下界和肺下界的体表投影分别位于何处?

一、胸膜与胸膜腔

(一)胸膜

　　胸膜属于浆膜,是由间皮和薄层结缔组织构成的,被覆于胸腔内表面和肺表面,可分为**脏胸膜**和**壁胸膜** 2 部分(图 4-24、图 4-25)

　　1. **脏胸膜**　紧贴在肺的表面,并伸入肺的裂隙内。

　　2. **壁胸膜**　壁胸膜衬贴在胸壁的内表面、膈的上面及纵隔的两侧面。按其贴附部位的

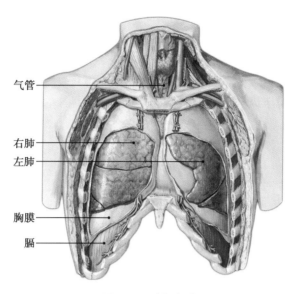

图 4-24　肺与胸膜

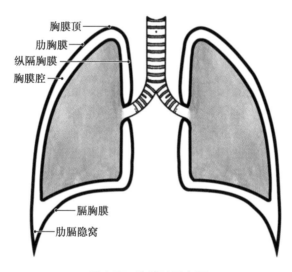

图 4-25　胸膜腔示意图

不同分为 4 部分:**肋胸膜**衬贴于胸壁内面的壁胸膜。**膈胸膜**衬贴于膈上面的壁胸膜,与膈紧密相贴、很难剥离。**纵隔胸膜**衬贴于纵隔两侧面的壁胸膜,其中部包裹肺根并与脏胸膜相移行。**胸膜顶**为肋胸膜和纵隔胸膜向上的延续,突至胸廓上口平面以上,包绕肺尖。

（二）胸膜腔

脏胸膜与壁胸膜在肺根处互相移行,两者之间围成一个潜在的、密闭的腔隙,称**胸膜腔**。胸膜腔左、右各一,互不相通,腔内呈负压,内含少量浆液,可减少呼吸时脏、壁两层胸膜之间的摩擦。因浆液量很少,所以脏、壁胸膜是紧密相贴在一起的,实际的胸膜腔是潜在性的。

不同部位的壁胸膜返折并相互移行处的间隙,即使在深吸气时,肺缘也不能到达其内,故称**胸膜隐窝**,包括肋膈隐窝、肋纵隔隐窝和膈纵隔隐窝等。

1. **肋膈隐窝**　肋胸膜与膈胸膜转折处形成的一个半环形间隙,左、右各一。该隐窝较深,是胸膜腔中位置最低的部位,当胸膜腔有积液时,液体首先积聚于此。临床上进行胸膜

123

腔穿刺术时,常在肩胛线或腋后线第8~9肋间隙沿着肋骨的上缘进针,以抽取胸膜腔内积液进行检查和治疗等。

2. 肋纵隔隐窝 纵隔胸膜与肋胸膜相互移行处,在胸膜腔前方形成的隐窝,肺前缘不能伸入此隐窝。由于左肺前缘有心切迹,故左侧肋纵隔隐窝较大。

3. 膈纵隔隐窝 位于纵隔胸膜与膈胸膜之间,因心尖向左侧突出而形成,故该隐窝仅存在于左侧胸膜腔内。

二、胸膜与肺的体表投影

(一)壁胸膜的体表投影

胸膜顶的体表投影和肺尖的位置相同。**胸膜前界**为肋胸膜与纵隔胸膜之间的反折线,投影同肺的前缘几乎一致(图4-26)。**胸膜下界**为肋胸膜与膈胸膜之间的反折线,在平静呼吸时,该界较肺下缘约低两个肋骨;深呼吸时,因肺下缘向下伸展,故与胸膜下界的距离随之减少。

胸膜下界的体表投影:在锁骨中线处与第8肋相交;在腋中线处与第10肋相交;在肩胛

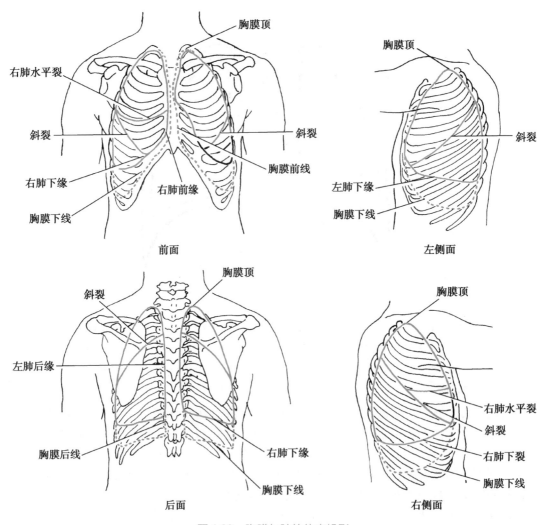

图4-26 胸膜与肺的体表投影

线处与第 11 肋相交;近后正中线处位于第 12 胸椎棘突高度,肺下界的体表投影约高出胸膜下界两个肋。

（二）肺的体表投影

肺的体表投影大致如下:两肺前缘均由肺尖起始,向内下经胸锁关节的后方至第 2 胸肋关节水平,左右相互靠拢,垂直下降,到达第 4 胸肋关节时,左、右肺前缘开始分离,右肺前缘仍继续下行,至第 6 胸肋关节处弯向外下方,移行为肺下缘。左肺前缘因心切迹的存在,故在第 4 胸肋关节处即沿第 4 肋软骨弯向外下,至第 6 肋软骨中点处移行为肺下缘。平静呼吸时,两肺的下缘各沿第 6 肋向外后方走行,在锁骨中线处与第 6 肋相交,在腋中线处与第 8 肋相交,在肩胛线处与第 10 肋相交,继而向内到达第 10 胸椎棘突的外侧。深呼吸时,两肺下缘都可向上、下方各移动 2~3cm。

三、纵隔

（一）纵隔的概念

纵隔是左、右两侧纵隔胸膜之间所有器官和组织的总称。纵隔略偏左,上窄下宽、前短后长呈矢状位,其前界为胸骨,后界为脊柱的胸部,两侧界为纵隔胸膜,上达胸廓上口,下至膈。

（二）纵隔的分部

纵隔的分部方法较多,通常以胸骨角平面为界,分为**上纵隔**和**下纵隔**(图 4-27,图 4-28,图 4-29)。

考点链接

纵隔

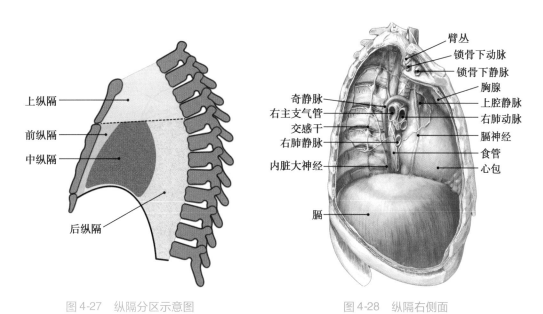

图 4-27　纵隔分区示意图　　　　　　图 4-28　纵隔右侧面

1. **上纵隔**　胸骨角平面以上至胸廓上口之间的部分称**上纵隔**,前界为胸骨柄,后界为第 1~4 胸椎体。其内容物自前向后有胸腺、左、右头臂静脉、上腔静脉、膈神经、迷走神经、喉返神经、主动脉弓及其三大分支和后方的气管、食管和胸导管等(图 4-30)。

2. **下纵隔**　胸骨角平面与膈之间的部分称**下纵隔**,其两侧为纵隔胸膜。下纵隔又可分为 3 部分:胸骨体与心包前壁之间的部分称**前纵隔**,其内含有胸腺、纵隔前淋巴结及疏松结缔组织等；心及大血管所在部位称**中纵隔**，其内容纳心脏及出入心的大血管、心包膈血管、膈神经和淋巴结等；心包后壁与脊柱胸部之间的部分称**后纵隔**，其内容纳气管杈及左、右主支气管、食管、胸主动脉、奇静脉、半奇静脉、胸导管、迷走神经和淋巴结等。

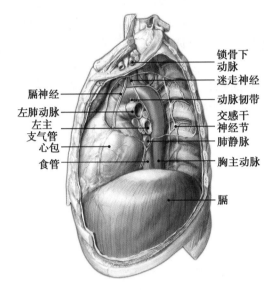

图 4-29 纵隔左侧面

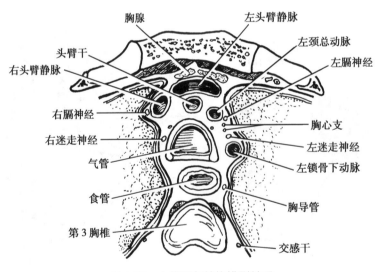

图 4-30 上纵隔各结构排列关系

本章小结

呼吸系统包括呼吸道和肺,主要功能是吸入氧气,呼出体内产生的二氧化碳。呼吸道包括鼻、咽、喉、气管和各级主支气管,是输送气体的管道。临床将鼻、咽、喉称为上呼吸道;将气管和各级支气管称为下呼吸道。肺是进行气体交换的器官。肺有两套血管:一套是完成气体交换功能的血管;另一套是营养肺和各级支气管的血管。

胸膜分为脏胸膜和壁胸膜。脏胸膜与壁胸膜在肺根处互相移行围成一个潜在性的密闭腔隙,称胸膜腔。肋胸膜与膈胸膜相互转折形成肋膈隐窝。纵隔是两侧纵隔胸膜之间所有器官和组织的总称。

(刘殿辉 牛玉英)

 目标测试

A1 型题

1. 窦的开口位置高于窦底,当炎症发生时,脓液不易流出的鼻旁窦是
   - A. 额窦
   - B. 上颌窦
   - C. 蝶窦
   - D. 筛窦
   - E. 鼻旁窦

2. 属于下呼吸道的是
   - A. 肺
   - B. 鼻
   - C. 咽
   - D. 气管
   - E. 喉

3. 喉腔最狭窄的部位是
   - A. 声门裂
   - B. 前庭裂
   - C. 喉室
   - D. 声门下腔
   - E. 喉中间腔

4. 有关气管的描述正确的是
   - A. 位于前纵隔内
   - B. 气管软骨呈环形
   - C. 在胸骨角平面分为左、右主支气管
   - D. 上端平对第 7 颈椎体下缘
   - E. 前面与食管相邻

5. 关于肺的描述,下列哪项是正确的
   - A. 肺尖可达胸廓上口
   - B. 肺表面包有壁胸膜
   - C. 肺位于胸膜腔内,纵隔的两侧
   - D. 肺的内侧面有椭圆形凹陷,称为肺门
   - E. 深吸气时肺下缘可伸入肋膈隐窝

6. 肺的下界在锁骨中线处位于
   - A. 第 6 肋
   - B. 第 7 肋
   - C. 第 8 肋
   - D. 第 9 肋
   - E. 第 10 肋

7. 壁胸膜**不包括**
   - A. 胸膜顶
   - B. 肋胸膜
   - C. 膈胸膜
   - D. 肺胸膜
   - E. 纵隔胸膜

8. 关于胸膜腔的描述哪项是**错误的**
   - A. 位于脏胸膜与壁胸膜之间
   - B. 腔内呈负压

C. 左、右各一

E. 左、右胸膜腔是相通的

D. 腔内含少量浆液

9. 下列**不属于**肺门内结构的是

A. 主支气管

B. 气管

C. 神经

D. 血管

E. 淋巴管

10. 关于肋膈隐窝**错误的**是

A. 是胸膜腔的最低部位

B. 位于肋胸膜与膈胸膜转折处

C. 胸膜腔积液常聚积此处

D. 属于胸膜腔的范围

E. 位于肋胸膜与纵隔胸膜转折处

11. **不属于**纵隔的是

A. 是两侧纵隔胸膜之间器官和组织的总称

B. 以胸骨角为界,分为上纵隔和下纵隔

C. 下纵隔又可分为前、中、后纵隔

D. 前界为胸骨,后界为脊柱颈段

E. 上窄下宽,呈矢状位

12. 临床上常在何处行气管切开术

A. 第 1~2 或第 2~3 气管软骨环

B. 第 2~3 或第 3~4 气管软骨环

C. 第 3~4 或第 4~5 气管软骨环

D. 第 4~5 第 5~6 气管软骨环

E. 第 5~6 或第 6~7 气管软骨环

13. 属于右主支气管特征的是

A. 粗而长

B. 粗而短

C. 细而长

D. 细而短

E. 走行较水平

B1 型题

(14~16 题备用答案)

A. 上鼻道

B. 中鼻道

C. 下鼻道

D. 蝶筛隐窝

E. 咽隐窝

14. 蝶窦开口于

15. 筛窦前群和中群开口于

16. 鼻泪管开口于

第五章　泌尿系统

学习目标

1. 掌握　肾的形态、位置、微细结构;输尿管的3处狭窄;女性尿道的特点。
2. 熟悉　肾的剖面结构;膀胱的位置与毗邻。
3. 了解　肾的被膜;肾的血液循环特点。

　　泌尿系统由肾、输尿管、膀胱和尿道组成(图5-1)。人体在新陈代谢过程中,不断地产生代谢产物,如尿素、尿酸、多余的水分和无机盐等,它们随血液运送到肾,在肾内形成尿液后,经输尿管入膀胱暂时贮存,当尿液在膀胱内储存达到一定量后,再经尿道排出体外。肾是人体最重要的排泄器官,同时也参与调节机体的体液总量、电解质和酸碱平衡,

考点链接

泌尿系统的组成

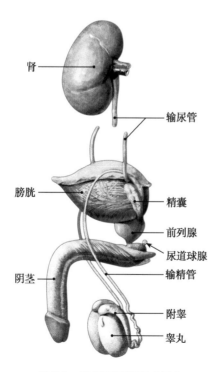

肾
输尿管
膀胱
精囊
前列腺
尿道球腺
输精管
阴茎
附睾
睾丸

图5-1　泌尿系统概观(男)

对保持人体内环境的相对稳定起重要作用。当肾功能发生障碍时,由于代谢产物的蓄积,破坏了机体内环境的相对稳定,从而影响正常新陈代谢的进行,严重时可出现尿毒症,而危及生命。

第一节 肾

 案例

小张,男,26 岁。学校的后勤采购员。突感右侧腰背部持续性疼痛半小时入院就诊。查体:痛苦面容,大汗,右侧"肋脊角"处拒触压。T:37.6℃,R:13 次/分,心、肺听诊正常,余无特殊。辅助检查:血白细胞数目高于正常值 2 倍,B 超示右肾 0.8cm 结石 1 颗,右肾轻度积水。既往有结石病史。初步诊断:右肾结石并轻度积水。

请问:1. 肾位于身体何处?
2. 肾有怎样的形态、结构和功能?

一、肾的形态

肾为实质性器官,形似蚕豆,左右各一。成人的肾表面光滑,呈红褐色,质柔软(图5-2,图5-3)。肾的大小因人而异,男性的肾略大于女性。肾可分上、下端,前、后面和内、外侧缘。肾的上、下端钝圆。肾的前面较凸,朝向前外侧,后面较扁平,紧贴腹后壁。外侧缘隆凸,内侧缘中部凹陷,称**肾门**,是肾盂、肾的血管、神经和淋巴管等出入的部位,这些出入肾门的结构被结缔组织包裹成束,称**肾蒂**。由于下腔静脉邻近右肾,故右侧肾蒂较左侧者短,右肾手术难度较左肾大。肾门向肾实质内凹陷形成一个较大的腔,称**肾窦**(图5-5),容纳肾小盏、肾大盏、肾盂、肾血管和脂肪等。

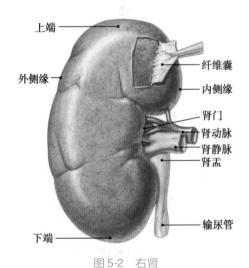

图5-2 右肾

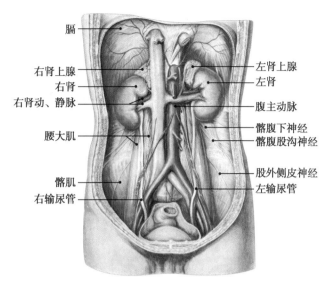

图 5-3　肾与输尿管的位置（前面观）

二、肾的位置与毗邻

肾位于腹腔的后上部，呈"八"字形紧贴腹后壁脊柱的两侧，是腹膜**外位器官**。左肾上端约平第 11 胸椎体上缘，下端约平第 2-3 腰椎间盘之间；第 12 肋斜过左肾后面的中部。右肾由于受肝的影响，比左肾低半个椎体，第 12 肋斜过右肾后面的上部。成人的肾门约平第 1 腰椎体，距后正中线约 5cm。肾门在背部的体表投影，一般在竖脊肌外侧缘与第 12 肋之间所形成的夹角内（图 5-4A），即**肋脊角**，临床上称之为**肾区**。某些肾病患者，叩击或触压此区可引起疼痛。肾的位置有个体差异：一般女性略低于男性，儿童低于成人，新生儿肾的位置相对最低。

> **考点链接**
>
> 肾的位置

右肾的上端有右肾上腺覆盖；中部大部分为肝右叶的压迹，其内侧与十二指肠降部相邻；下部的外侧区与结肠右曲相邻。内侧区与部分小肠相邻。左肾上端覆以左肾上腺；外侧

> **知识链接**
>
> ### 肾的畸形与异常
>
> 肾在发育过程中，可出现畸形或位置与数量异常。
>
> 1. **马蹄肾**　两侧肾的下端互相连接呈马蹄铁形，发生率为 1%～3%。易引起肾盂积水、感染和结石。
>
> 2. **多囊肾**　胚胎时肾小管与集合管不交通，致使肾小管分泌物排出困难，引起肾小管膨大成囊状。随着囊肿的增大，肾组织会逐渐萎缩、坏死，最终导致肾衰竭。
>
> 3. **单肾**　一侧发育不全或缺如，国人以右侧为多。先天性单肾发生率约为 0.5‰。
>
> 4. **低位肾**　一侧者多见，多因胚胎期肾上升受影响所致。因输尿管短而变形，常易引起肾盂积水、感染或结石。

半的上部与脾相邻,中部与胰体和脾血管相接触。两肾后面的毗邻基本一致,上 1/3 与隔相邻;下部自内侧向外侧与腰大肌、腰方肌和腹横肌毗邻(图 5-4)。

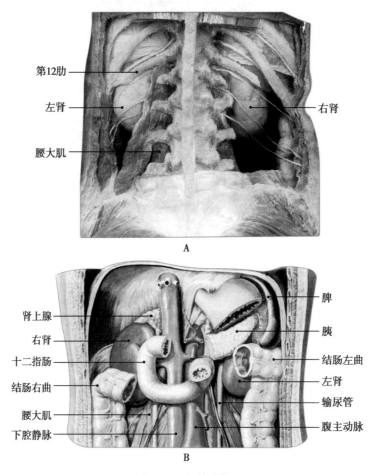

图 5-4　肾的毗邻

（A. 后面观　B. 前面观）

三、肾的剖面结构

肾实质分为**皮质**和**髓质** 2 部分(图 5-5)。

肾皮质 主要位于肾的浅部,富含血管,新鲜标本呈红褐色,肾皮质伸入肾髓质内的部分称肾柱。**肾髓质** 位于肾皮质的深部,血管较少,色泽较浅,主要由 15 ~ 20 个肾锥体组成。肾锥体呈圆锥形,其底朝向皮质,尖端钝圆,朝向肾窦,称**肾乳头**。肾乳头的尖端有许多乳头管的开口,尿液由此流入肾小盏。肾小盏呈漏斗状的膜性管道,包绕肾乳头。2 ~ 3 个肾小盏合成一个肾大盏。2 ~ 3

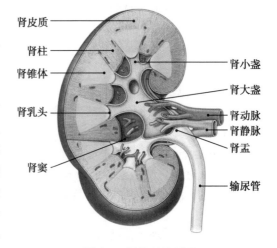

图 5-5　肾的冠状剖面

个肾大盏最后汇合成肾盂。肾盂出肾门后逐渐变细,向下弯行,移行为输尿管。

四、肾的被膜

肾的表面有 3 层被膜,由内向外依次为纤维囊、脂肪囊和肾筋膜(图 5-6)。

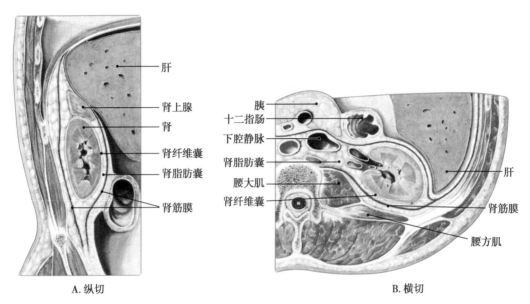

A. 纵切

图 5-6 肾的被膜

(A. 矢状切　B. 横切面)

1. **纤维囊**　为贴附于肾表面的薄层致密结缔组织膜,内含少量弹性纤维。纤维囊与肾连结疏松,易于剥离,但在病理情况下,则与肾实质发生粘连,不易剥离。在肾破裂修复或肾部分切除时,需缝合此膜。

2. **脂肪囊**　为包被在纤维囊外周的囊状脂肪层,并通过肾门与肾窦内的脂肪组织相连续。脂肪囊对肾起弹性垫作用。肾囊封闭时,药物即注入此层。

3. **肾筋膜**　位于脂肪囊的外面,分前、后两层,包被肾及肾上腺,其间有输尿管通过。肾筋膜向深部发出许多结缔组织小束,穿过脂肪囊与纤维囊相连,对肾有固定作用。

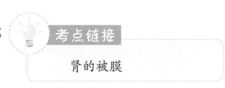

考点链接

肾的被膜

肾的正常位置,依赖于肾的被膜以及肾血管、肾的邻近器官、腹膜和腹内压等多种因素维持。当上述因素异常时,则可以起肾下垂或游走肾。

五、肾的微细结构

肾实质含有大量泌尿小管,其间有少量的结缔组织、血管、淋巴管和神经等构成肾间质(图 5-7)。泌尿小管是形成尿的结构,它包括肾单位和集合小管 2 部分。

(一)肾单位

肾单位由球形的肾小体和细长而弯曲的肾小管组成,是肾结构和功能的基本单位,每个肾约有 100 万 ~ 150 万个肾单位。

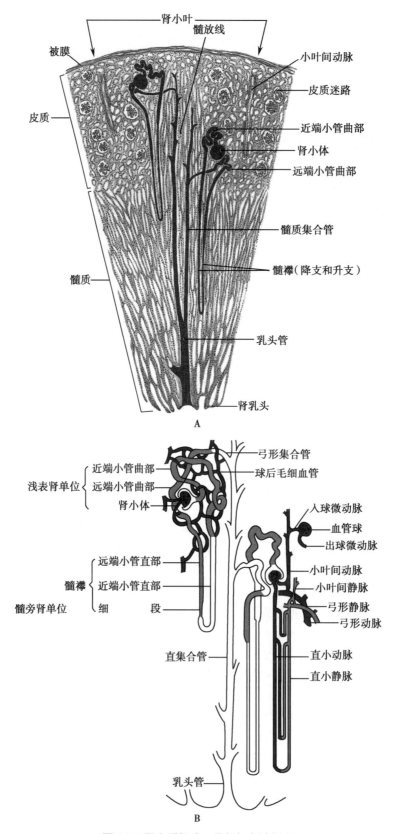

图 5-7 肾实质组成、分部与血液循环

1. **肾小体** 又称**肾小球**,位于肾皮质内,呈球形。由血管球与肾小囊 2 部分组成(图 5-8)。

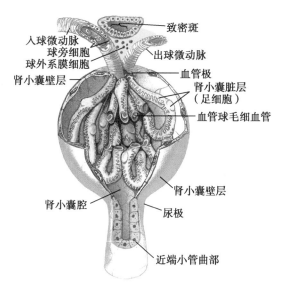

图 5-8 肾小体和球旁复合体立体模式图

(1)**血管球**:肾小体内入球微动脉和出球微动脉之间的一团盘曲成球状的毛细血管,并被肾小囊包裹。电镜下,血管球的毛细血管壁极薄,仅有一层内皮细胞及其外面的基膜构成。内皮细胞有很多小孔,直径 50～100nm。入球微动脉粗短,出球微动脉细长,故血管球的毛细血管内压较高,有利于原尿的生成。

(2)**肾小囊**:是肾小管起始部膨大并凹陷而成的杯状双层囊。两层之间的腔隙为肾小囊腔。壁层是单层扁平上皮;脏层的上皮细胞贴附在毛细血管基膜外面,称为足细胞(图 5-9)。足细胞的胞体较大,从胞体伸出几个较大的初级突起,初级突起再伸出许多指状的次级突起,相邻的次级突起相互镶嵌,形成栅栏状紧包在毛细血管外面,镶嵌的次级突起间有宽约25nm 的裂隙,称为裂孔。孔上覆以薄膜称裂孔膜。

考点链接

滤过屏障

血液流经血管球,滤出形成原尿,必须经过毛细血管内皮、基膜和足细胞裂孔膜,这 3 层结构称**滤过膜**(图 5-10),亦称**滤过屏障**。若滤过屏障受损,则大分子物质,甚至血细胞都可漏入肾小囊腔内,出现蛋白尿或血尿。

2. **肾小管** 是一条细长而弯曲的单层上皮性管道,与肾小囊壁层相续。根据肾小管各段的形态、结构和功能,由近端向远端依次分为近

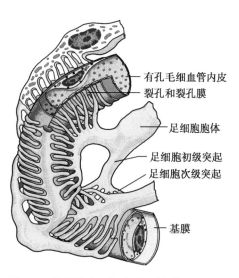

图 5-9 肾血管球毛细血管、基膜和足细胞结构模式图

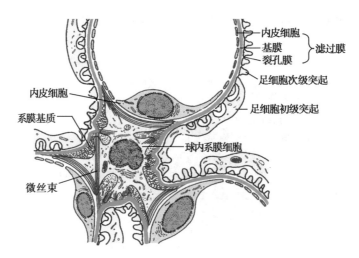

图 5-10 肾小体毛细血管、基膜和球内系膜细胞模式图

端小管、细段和远端小管 3 部(图 5-11)。

（1）**近端小管**:分为曲部和直部。

1）近端小管曲部（近曲小管）:是肾小管的起始部,与肾小囊腔相连。也是肾小管各段中最粗最长的一段,管腔小而不规则。管壁由单层立方形或锥体状细胞构成,细胞界限不清晰,其游离面的刷状缘为密集排列的微绒毛。

2）近端小管直部:近侧端与曲部相续,远侧端管径突然变细移行为细段。其结构与曲部相似。

近端小管是原尿重吸收的重要场所,对水、营养物质和部分无机盐有重吸收作用。

（2）**细段**:细段管径是肾小管三部中最小的部分,由单层扁平上皮围成。

（3）**远端小管**:连接于细段和集合管之间,按其行程可分为直部和曲部,两者都由单层立方上皮构成。

1）远端小管直部:近侧端与细段相续,远侧端与曲部相连,其管壁上皮的结构与近端小管直部相似。由近端小管直部、细段和远端小管直部共同构成的 U 形结构称**肾单位祥（髓祥）**。肾单位祥的主要功能是减缓原尿在肾小管内的流速,吸收原尿中的水分和部分无机盐）。

2）远端小管曲部（远曲小管）:远端小管的曲部比近端小管的曲部短,盘曲于肾小体的附近,管壁上皮细胞的游离面,微绒毛短而少。其功能有重吸收水、钠和排出钾等。

（二）**集合小管**

集合小管续接远端小管曲部,自肾皮质行向肾髓质,当到达髓质深部后,先后与其他集合小管汇合,最后形成管径较粗的乳头管,开口于肾乳头。其管壁的上皮细胞由单层立方上皮逐渐变为单层柱状上皮。集合小管有重吸收原尿中的水和无机盐的功能。

（三）**球旁复合体**

球旁复合体由**球旁细胞**和**致密斑**等组成(图 5-8)。

1. **球旁细胞** 它是入球微动脉接近血管球处,由入球微动脉管壁的平滑肌变形而成。细胞呈立方形或多边形,细胞核呈圆形。球旁细胞能分泌肾素。肾素在血液内经过复杂的生化反应后,能**使血压升高**。某些肾病伴有高血压,与肾素分泌有关。

2. **致密斑** 位于远曲小管与球旁细胞邻接处,是远曲小管管壁上皮细胞变形所形成的

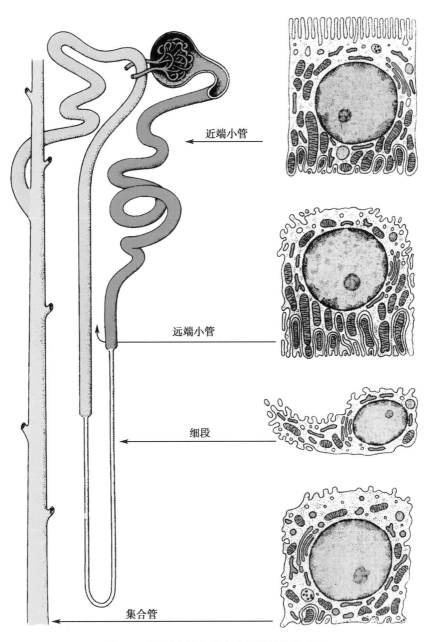

近端小管

远端小管

细段

集合管

图 5-11　泌尿小管各段上皮超微结构模式图

椭圆形结构。此处细胞变高变窄,排列紧密,细胞核多位于细胞的顶部。它有调节球旁细胞**分泌肾素**的作用。

知识链接

肾 移 植

肾移植是将有功能的肾脏由活着的亲属身上或脑死亡病人的身体取出,并移植入接受者的右侧或左侧的下腹部髂窝处,以代替失去功能的肾脏的一种器官移植手术。肾移植是目前公认的治疗慢性肾功能不全最佳的治疗手段,而且已列入常规的治疗范畴。

2005 年 5 月我国肾移植累计已达 2.53 余万例次,我国每年实施肾移植 4000 余例次,居亚洲之首,最长健康存活达 23 年。目前我国已有 91 家医院能够开展肾移植手术。

第二节 输 尿 管 道

周某,女,新婚。小便次数多、急、痛 9 天来院就诊。查体:意识清醒,精神欠佳,心、肺、腹正常,会阴部近唇前联合处稍红肿,并有少许分泌物,味腥。余无特殊。辅助检查:血白细胞数目较正常升高 1.5 倍,尿菌检查阳性。初步诊断:尿路感染。

请问:1. 尿路指的是由哪些脏器连接的通路?

2. 上、下尿路分别指的是什么?

3. 女性为何易发"尿路感染"?

一、输尿管

输尿管为一对细长的肌性管道,长约 20 ~ 30cm,直径 0.5 ~ 1.0cm。输尿管上端与肾盂相续,在腹膜后方,沿腰大肌的前面下行,于小骨盆上口处跨越髂总动脉分叉处的前方入盆腔至膀胱底的外上角,斜穿膀胱壁,开口于膀胱。输尿管全长粗细不均,据其所在部位分为**腹段**、**盆段**、**壁内段** 3 段。一般有三处较明显的狭窄:①输尿管起始处;②小骨盆上口处;③斜穿膀胱壁处。当尿路结石下降时,易嵌顿于狭窄处,引起剧烈绞痛(图 5-3)。

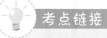

考点链接

输尿管

二、膀胱

膀胱是一个肌性囊状的贮尿器官,其形状、大小、位置及壁的厚度均随尿液的充盈程度、年龄、性别不同而异。正常成人膀胱的容量一般为 350 ~ 500ml,最大容量可达 800ml。新生儿膀胱的容量约为 50ml。老年人由于膀胱肌的紧张力降低,容量增大。女性膀胱容量较男性为小。

（一）形态和位置

1. **形态** 膀胱充盈时,略呈卵圆形,膀胱空虚时呈三棱锥形,可分为**尖**、**底**、**体**、**颈** 4 部。其尖朝向前上方,称膀胱尖;底近似三角形,朝向后下方,称膀胱底;膀胱底与膀胱尖之间的部分称膀胱体;膀胱的最下部称膀胱颈。颈的下端有尿道内口与尿道相接(图 5-12)。

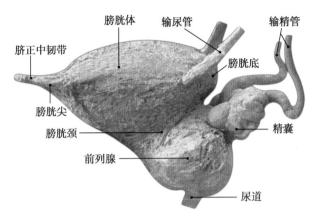

图 5-12 膀胱侧面观（男）

2. **位置** 成人的膀胱位于盆腔的前部,耻骨联合的后方。膀胱空虚时,其尖一般不超过耻骨联合上缘;充盈时,膀胱尖上升至耻骨联合以上,这时由于腹前壁返折向膀胱的腹膜也随之上移,使膀胱的前下壁直接与腹前壁相贴。因此当膀胱充盈时在耻骨联合上缘进行膀胱穿刺,穿刺针可不经腹膜腔直接进入膀胱,以免损伤腹膜(图 5-13,图 5-14)。

新生儿膀胱位置比成人的高,大部分位于腹腔内。随着年龄的增长和盆腔的发育逐渐入盆腔,至青春期达成人位置。老年人因盆底肌肉松弛,膀胱位置则更低。

（二）膀胱壁的结构

膀胱壁的结构分 3 层,由内向外依次为黏膜、肌层和外膜。

1. **黏膜** 黏膜的上皮是变移上皮,空虚时黏膜由于肌层的收缩而形成许多皱襞,当膀

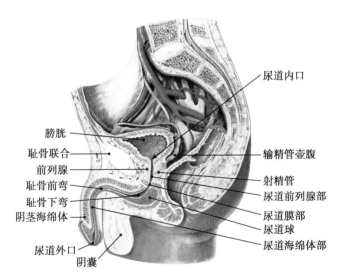

图 5-13 膀胱的位置（男性盆腔正中矢状切面）

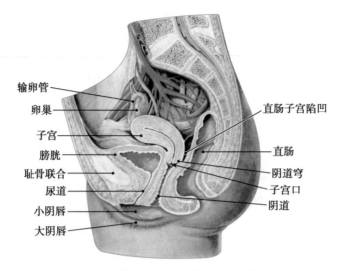

图 5-14 膀胱的位置（女性盆腔正中矢状切面）

胱充盈时皱襞则消失。膀胱底的内面,位于两输尿管口与尿道内口之间的三角形区域,黏膜光滑无皱襞,称**膀胱三角**(图5-15)。由于此区缺少黏膜下层,黏膜与肌层紧密相连无论膀胱处于空虚或充盈时,黏膜均保持平滑状态,永不形成皱襞,是肿瘤好发部位。两输尿管口之间的横行皱襞,称**输尿管间襞**,呈苍白色。膀胱镜检时,是寻找输尿管口的标志。

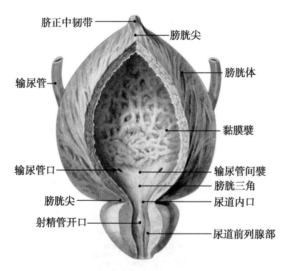

图 5-15 膀胱内面观（男）

2. **肌层** 肌层由平滑肌构成,可分为内纵、中环、外纵,这3层肌束相互交错,共同构成逼尿肌。通常认为在尿道内口处,还有环形的膀胱括约肌。

3. **外膜** 膀胱的前下部为纤维膜,其他部分为浆膜。

（三）毗邻

膀胱底在**男性**与精囊腺、输精管末端和直肠相邻,在**女性**则与子宫颈和阴道相邻。男性

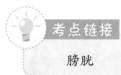

考点链接

膀胱

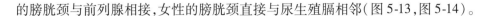

的膀胱颈与前列腺相接,女性的膀胱颈直接与尿生殖膈相邻(图5-13,图5-14)。

三、尿道

男性尿道除有排尿功能外,兼有排精功能,见男性生殖系统。女性尿道**短、宽、直**,易于扩张,长3~5cm,仅有排尿功能。起于膀胱的尿道内口,经耻骨联合与阴道之间下行,穿过尿生殖膈以尿道外口开口于阴道前庭。穿过尿生殖膈时,周围有尿道阴道括约肌环绕,可控制排尿。由于女性尿道短、宽而直,故易引起逆行尿路感染。

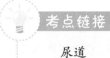

考点链接

尿道

 知识链接

尿 路 结 石

尿路结石,是肾结石、输尿管结石、膀胱结石和尿道结石的总称,其中肾和输尿管结石称上尿路结石,膀胱和尿道结石称下尿路结石。尿路结石是很常见的泌尿外科疾病之一。

当尿路结石下降时,常停留或嵌顿于生理狭窄处,即输尿管起始处、小骨盆上口处、斜穿膀胱壁处以及男性尿道的狭窄处,引起剧烈绞痛。

结石病人一般男性比女性多,比例为(2~3):1。近年来我国的有关统计表明,上尿路结石男女比例相近,下尿路结石男性明显多于女性,达到(3.7~5.3):1。这可能与男性尿液中代谢产物的浓度高于女性,雄激素有增加草酸形成的作用,雌激素有增加枸橼酸排出量的作用有关。

本章小结

泌尿系统由肾、输尿管、膀胱和尿道组成。

肾:左右各一,位于脊椎的两侧,腹膜的后方。左肾在T11下缘至2~3腰椎间盘之间;右肾在T12上缘至L3上缘之间。形似蚕豆。具有上、下两端、前、后两面、内、外侧两缘(肾门,肾蒂)。肾实质分为浅层的肾皮质(主要是肾单位)和深层的肾髓质(主要是集合小管),外包有三层肾被膜(由外向内依次为:肾筋膜、脂肪囊、纤维囊)。其功能为泌尿。

输尿管:为粗细不等的肌性管道,位于腹膜后方,沿腰大肌的前面下行。全程分为三部(腹部、盆部、壁内部)和三狭窄(起始处、小骨盆上口处、壁内部)。其功能为输送尿液至膀胱。

膀胱:男性位于耻骨联合与直肠之间;女性位于耻骨联合与自贡之间。空虚时呈"三棱锥"形,具备尖、底、体、颈四部;充盈时呈"椭圆"形。壁由外向内依次为外膜、肌层、黏膜层。内面结构主要有膀胱三角、输尿管间襞。其功能为储存尿液。

尿道:男性细、长、弯曲,详见男性生殖系统;女性宽、短、直,易发生尿路感染。

(魏成超 冷攀菊)

目标测试

A1 型题

1. 以下选项中,属于肾皮质结构的是
   A. 肾小盏　　　　　　　　　　B. 肾大盏　　　　　　　　　　C. 肾盂
   D. 肾乳头　　　　　　　　　　E. 肾柱

2. 以下选项中,**不属于**肾小管结构的是
   A. 肾小囊　　　　　　　　　　B. 近端小管曲部　　　　　　　C. 细段
   D. 近端小管曲部　　　　　　　E. 髓袢

3. 女性尿道长约
   A. 3～5cm　　　　　　　　　　B. 6～8cm　　　　　　　　　　C. 1～2cm
   D. 9～10cm　　　　　　　　　 E. 4～7cm

4. 成人肾门平第(　　)腰椎体,距中线约(　　)cm
   A. 1　3　　　　　　　　　　　B. 2　4　　　　　　　　　　　C. 1　5
   D. 1　4　　　　　　　　　　　E. 3　5

5. 肾脏属于
   A. 腹膜外位器官　　　　　　　B. 腹膜间位器官
   C. 腹膜内位器官　　　　　　　D. 胸腔器官
   E. 盆腔器官

6. 肾门在背部的体表投影,一般在
   A. 听诊三角内　　　　　　　　B. 肋脊角内　　　　　　　　　C. 髂窝内
   D. 剑肋角内　　　　　　　　　E. 胸骨下角内

7. 输尿管的第二狭窄位于
   A. 输尿管起始处　　　　　　　B. 小骨盆上口处
   C. 斜穿膀胱壁处　　　　　　　D. 尿道膜部
   E. 与左主支气管交叉处

8. 关于肾的位置,正确的是
   A. 位于腹膜后面　　　　　　　B. 第 12 肋斜过右肾下部
   C. 右肾比左肾高　　　　　　　D. 女性的肾较男性的高
   E. 肾门平第 12 胸椎

9. 输尿管
   A. 起始于肾盂　　　　　　　　B. 属于腹膜内位器官
   C. 分为腹、盆 2 部分　　　　　D. 开口于膀胱体
   E. 有泌尿功能

10. 膀胱
    A. 紧贴直肠的前方　　　　　　B. 为腹膜内位器官
    C. 最下部为膀胱底　　　　　　D. 底的内面有膀胱三角
    E. 膀胱三角有许多黏膜皱襞

11. 肾单位的组成是

    A. 肾小体和集合小管   B. 肾小体和肾小管

    C. 肾小体和肾单位袢   D. 肾小体和近端小管

    E. 肾小体和远端小管

12. 滤过膜的组成是

    A. 血管系膜、内皮、基膜、足细胞裂孔膜

    B. 有孔毛细血管内皮、基膜、足细胞裂孔膜

    C. 有孔毛细血管内皮、基膜、血管系膜

    D. 内皮、基膜

    E. 足细胞裂孔、基膜、血管系膜

13. 下列关于肾小囊的描述中,哪一项是错误的

    A. 肾小囊与肾小管相连的一端为肾小体的尿极

    B. 在血管极处肾小囊脏层返折与壁层细胞相连

    C. 肾小囊脏层细胞多突起

    D. 肾小囊壁层细胞为单层立方上皮

    E. 血管球滤过形成的原尿首先进入肾小囊腔

第六章　生殖系统

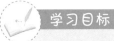 学习目标

1. 掌握　男性尿道的形态、位置;子宫的形态、位置;乳房的形态、结构。
2. 熟悉　睾丸的形态、位置;输卵管道的形态、位置。
3. 了解　睾丸的结构;男性生殖管道、附属腺和外生殖器;女性外阴;男、女性的生殖细胞及女性月经。

生殖系统分为男性生殖系统和女性生殖系统,其功能是产生生殖细胞、繁殖新个体及分泌性激素。该系统的组成器官按所在的部位不同,分**内生殖器**和**外生殖器**。内生殖器多位于盆腔内,包括生殖腺、生殖管道及附属腺;外生殖器则显露于体表。

第一节　男性生殖系统

男性生殖系统的内生殖器由睾丸、附睾、输精管、射精管、尿道、精囊、前列腺、尿道球腺组成。外生殖器包括阴囊和阴茎(图6-1)。

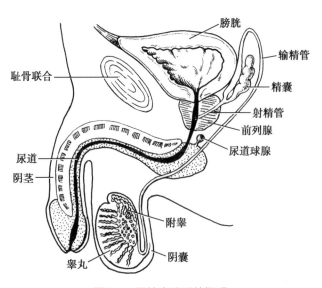

图6-1　男性生殖系统概观

案例

　　王先生,44 岁。因左侧睾丸痛伴有乏力,消瘦,恶心呕吐等到医院就诊,查体发现患者乳房发育,左侧睾丸明显增大,质硬,表面光滑,正常弹性消失,边界清楚,透光试验阴性,实验室检查示尿中绒膜促性激素增多,胸片检查无异常,B 超示左侧睾丸均匀性增大,回声增强而不均,血流信号强。自述半年前已发现左侧睾丸比右侧大些,且不断增大,伴触痛不适,到附近诊所就医,告知为附睾炎,给予打针服药治疗有好转。最近一个月,发觉还在增大,遂就医。诊断为睾丸癌,住院接受生物免疫疗法治疗两个疗程后,明显好转。

　　请问:1. 正常男性睾丸的形态?
　　　　　2. 王先生的乳房发育与睾丸的哪项功能有关?

一、睾丸

　　睾丸是男性生殖腺,具有产生精子和分泌雄激素的功能。

(一)睾丸的位置和形态

　　睾丸位于阴囊内,左右各一。呈扁椭圆形,分为上、下两端,前、后两缘,内、外两侧面。前缘和下端游离,后缘与附睾、输精管起始部相连,有血管、神经和淋巴管出入,上端被附睾头遮盖。睾丸除后缘外都被覆有鞘膜。鞘膜为浆膜,分脏、壁两层,脏层紧贴睾丸表面,壁层贴附于阴囊内面,脏、壁两层在睾丸后缘相互移行,围成一个密闭的腔隙,称**鞘膜腔**。鞘膜腔内含少量浆液,起润滑作用(图6-2)。

(二)睾丸的结构

　　睾丸表面包被有一层由致密结缔组织构成的白膜,白膜在睾丸后缘增厚并发出许多小隔进入睾丸,形成**睾丸纵隔**。纵隔的结缔组织呈放射状伸入睾丸实质,将其分隔成许多锥形的**睾丸小叶**。每个睾丸小叶内含1~4 条精曲小管和位于小管之间的睾丸间质。

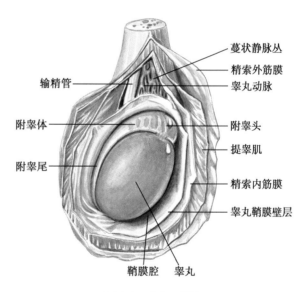

图6-2　睾丸与附睾

　　1. 精曲小管　是产生精子的场所,主要由含大量支持细胞和生精细胞的生精上皮构成。(图 6-3)。精曲小管在近睾丸纵隔处变为短而直的直精小管,而后进入睾丸纵隔并相互吻合形成睾丸网,由睾丸网发出 12~15 条睾丸输出小管,经睾丸后缘进入附睾。(图 6-4)。

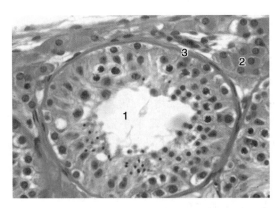

图6-3 生精小管及睾丸间质
1. 生精小管;2. 睾丸间质细胞;3. 基膜

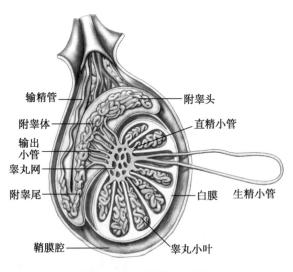

图6-4 睾丸和附睾的结构

知识链接

　　生精细胞包括精原细胞、初级精母细胞、次级精母细胞、精子细胞和精子。精原细胞紧贴基膜,细胞较小而圆,核大染色深。初级精母细胞位于精原细胞近腔侧,体积较大。次级精母细胞靠近管腔。精子细胞位于管腔侧,核小而圆,最后经形态变化发育成精子。

　　精子形似蝌蚪,分头、尾两部,全长约 $60\mu m$。头部主要为一个高度浓缩的细胞核,核的前端有顶体覆盖,顶体内含顶体酶,用于受精时溶解卵细胞外周的结构。尾部细长,是精子的运动装置。

　　支持细胞为呈不规则的高柱状或长锥形细胞,相邻支持细胞间镶嵌着各级生精细胞(图6-4)。支持细胞的生理功能:①对生精细胞起支持、营养作用;②吞噬精子形成过程中脱落的残余胞质;③合成和分泌雄激素结合蛋白,与雄激素结合后,可保持精曲小管内雄激素的水平,促进精子的发生和成熟。

2. 睾丸间质 为精曲小管之间的疏松结缔组织,含丰富的淋巴管、血管及成群分布的**间质细胞**。间质细胞体积较大,呈圆形或多边形,核圆居中,胞质呈嗜酸性(图6-4)。间质细胞分泌雄激素,以促进精子发生、促进男性生殖器官的发育、维持第二性征等。

二、生殖管道

(一)附睾

附睾紧贴睾丸的上端和后缘,由上而下分为头、体、尾3部(图6-4)。附睾尾的末端向内上返折续于输精管。附睾为暂时贮存精子的器官,同时其分泌的液体也为精子提供营养,促进精子继续发育成熟。

(二)输精管和射精管

1. 输精管 起于附睾尾,长约50cm,管壁较厚,活体触摸时呈细的圆索状。输精管行程较长,全程可分为**睾丸部**、**精索部**、**腹股沟管部**和**盆部**。其中精索部位于睾丸上端与腹股沟管皮下环之间,此段位置表浅,容易触及,是临床上行输精管结扎术常用的部位。输精管盆部经腹股沟管内口入盆腔,在精囊的内侧膨大形成输精管壶腹。壶腹末端变细,并与精囊的排泄管合成**射精管**。

2. 射精管 由输精管末端和精囊的排泄管汇合而成,穿前列腺实质,开口于尿道前列腺部。

精索为一对柔软的圆索状结构,从腹股沟管深环穿经腹股沟管,出皮下环后延至睾丸上端。它主要由输精管、睾丸动脉、神经、蔓状静脉丛和淋巴管等结构外包三层被膜构成。蔓状静脉丛的扩张、迂曲可影响精子的产生和精液的质量,是男性不育症的因素之一。

 知识链接

男性绝育术—输精管结扎术

输精管结扎术是男性绝育术的一种。输精管精索部比较表浅,通过皮肤可将其固定。在阴囊两侧,血管稀疏的部位作浸润麻醉;切开皮肤,提出并游离输精管,在稍远离附睾处剪断,切除约0.8cm,分别结扎两断端,并包埋;检查无出血,再缝合皮肤。该手术简便、安全,只要严格遵照无菌操作技术及手术规程,仔细认真地进行,并发症极少发生;一旦发生,若能及时发现,给予适当处理也能得到妥善解决。常见的并发症有出血、感染、痛性结节及附睾郁积症等。

三、附属腺

(一)前列腺

前列腺是不成对的实质性器官,位于膀胱颈和尿生殖膈之间,中央有尿道穿过(图6-5)。前列腺呈栗子形,上端宽大称底,下端尖细称尖,两者之间称为体。体后面有一纵形浅沟为前列腺沟,活体直肠指诊可触及此沟。

前列腺由腺组织、平滑肌和结缔组织等构成,表面包有坚韧的前列腺囊。小儿的前列腺甚小,腺组织不发育。青春期腺组织迅速生长。老年期腺组织退化萎缩,如腺内结缔组织增生,则形成前列腺肥大,可压迫尿道,引起排尿困难。

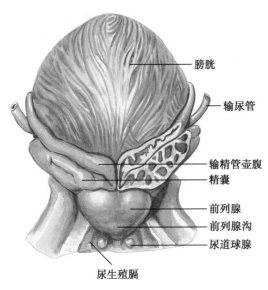

图 6-5　前列腺与精囊（后面观）

膀胱
输尿管
输精管壶腹
精囊
前列腺
前列腺沟
尿道球腺
尿生殖膈

（二）精囊和尿道球腺

1. 精囊　位于膀胱底后方，输精管壶腹的外侧，左右各一，为扁椭圆形囊状器官，其排泄管与输精管末端合成射精管。

2. 尿道球腺　是一对豌豆大的球形腺体，埋藏在尿生殖膈内，以细长的排泄管开口于尿道球部。

3. 精液　主要由附属腺体的分泌物与精子混合而成。精液呈乳白色，弱碱性，适于精子的生存和活动。正常成年男性一次射精约 2～5ml，含精子 3 亿～5 亿个。输精管结扎后，阻断了精子的排出路径，但附属腺体的分泌物排出和雄激素的释放不受影响，射精时仍可有不含精子的精液排出。

四、外生殖器

（一）阴囊

阴囊是位于阴茎后下方的皮肤囊袋。阴囊壁由皮肤、肉膜、精索外筋膜、提睾肌和精索

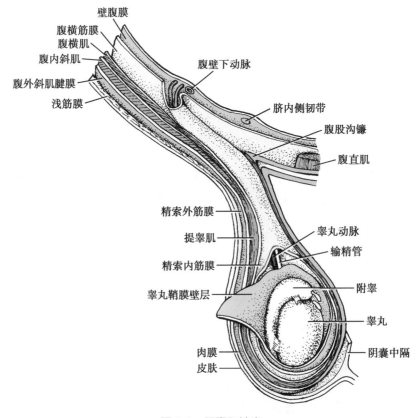

壁腹膜
腹横筋膜
腹横肌
腹内斜肌
腹外斜肌腱膜
浅筋膜
腹壁下动脉
脐内侧韧带
腹股沟镰
腹直肌
精索外筋膜
提睾肌
精索内筋膜
睾丸鞘膜壁层
睾丸动脉
输精管
附睾
睾丸
阴囊中隔
肉膜
皮肤

图 6-6　阴囊和精索

内筋膜组成。皮肤薄而柔软,颜色深暗。**肉膜**是阴囊的浅筋膜,含平滑肌纤维,随外界温度变化而舒缩,以调节阴囊内的温度,有利于精子的发育和生存(图6-6)。肉膜在正中线上形成阴囊中隔将阴囊腔分为两半,各容纳一侧的睾丸和附睾。

（二）阴茎

阴茎可分为头、体、根3部分(图6-7)。后端为阴茎根,固定于耻骨下支和坐骨支。中部为阴茎体,呈圆柱形,悬于耻骨联合的前下方。前端膨大为阴茎头,末端有矢状位的**尿道外口**。

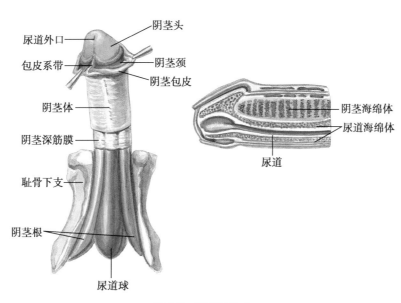

图 6-7　阴茎的构造

阴茎由两条阴茎海绵体和一条尿道海绵体组成,外包筋膜和皮肤。**阴茎海绵体**位于阴茎的背侧,左右各一。前端左右两侧紧密结合,变细嵌入阴茎头后面的凹陷内。后端两侧分开,分别附着于两侧的耻骨下支和坐骨支。**尿道海绵体**位于阴茎海绵体的腹侧,有尿道贯穿其全长,前端膨大即阴茎头,后端膨大形成尿道球。

阴茎三个海绵体外面共同包有阴茎深、浅筋膜和皮肤。阴茎的皮肤薄而柔软,富有伸展性。皮肤在阴茎头处返折形成双层的皮肤皱襞,包绕阴茎头称**阴茎包皮**。在阴茎头腹侧中线上,包皮与尿道外口下端相连的皮肤皱襞,称**包皮系带**。在作包皮环切手术时,注意勿伤及包皮系带。幼儿包皮较长,包绕整个阴茎头,随年龄增长,包皮逐渐退缩。若成年后包皮过长,包皮与阴茎头之间易积存包皮垢,可引起炎症或诱发阴茎癌。

五、男性尿道

男性尿道起于膀胱的尿道内口,止于阴茎头的尿道外口,成人长约 16～22cm,管径平均为 5～7mm。全程分为**前列腺部**、**膜部**和**海绵体部**。临床上将前列腺部和膜部称为**后尿道**,海绵体部称为**前尿道**(图6-8,图6-9)。

考点链接

男性尿道的分部

（一）前列腺部

前列腺部为尿道穿过前列腺的部分,长约 3cm,

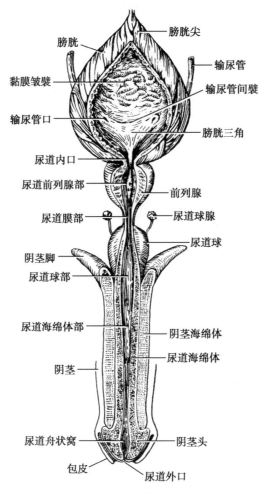

膀胱尖

膀胱

输尿管

黏膜皱襞

输尿管间襞

输尿管口

膀胱三角

尿道内口

尿道前列腺部

前列腺

尿道膜部

尿道球腺

阴茎脚

尿道球

尿道球部

尿道海绵体部

阴茎海绵体

尿道海绵体

阴茎

尿道舟状窝

阴茎头

包皮

尿道外口

图 6-8　膀胱和男性尿道（前面）

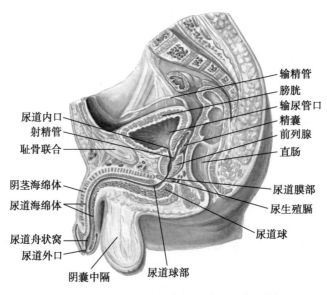

输精管

膀胱

输尿管口

尿道内口

精囊

射精管

前列腺

耻骨联合

直肠

阴茎海绵体

尿道海绵体

尿道膜部

尿生殖膈

尿道舟状窝

尿道外口

尿道球

阴囊中隔

尿道球部

图 6-9　男性盆腔正中矢状切面（示男性尿道）

150

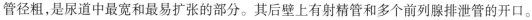

管径粗,是尿道中最宽和最易扩张的部分。其后壁上有射精管和多个前列腺排泄管的开口。

（二）膜部

膜部为尿道穿过尿生殖膈的部分,短而窄,长约1.5cm,其周围有尿道膜部括约肌环绕,此肌的随意收缩可控制排尿。此部位置较固定,外伤性尿道断裂易发生于膜部。

（三）海绵体部

海绵体部为尿道穿过尿道海绵体的部分,长约12~17cm。其起始部较膨大,称尿道球部,有尿道球腺开口。

男性尿道有**三处狭窄**和**两个弯曲**。三处狭窄分别位于**尿道内口**、**尿道膜部**和**尿道外口**。其中以尿道外口最狭窄,尿道结石易滞留于狭窄处。阴茎自然悬垂时,尿道有两个弯曲。一个位于耻骨联合下方2cm处,凹向前上,由前列腺部、膜部和海绵体部的起始段围成,称**耻骨下弯**。此弯曲恒定,不可改变。另一个弯曲在耻骨联合前下方,凹向后下,在阴茎根与阴茎体之间,称**耻骨前弯**。此弯在阴茎上提时可减小或消失。

> **考点链接**
>
> 男性尿道的三处狭窄和两个弯曲的位置及意义

第二节　女性生殖系统

女性生殖系统包括内生殖器和外生殖器两部分。内生殖器包括卵巢、输卵管、子宫、阴道等;外生殖器即女阴(图6-10)。

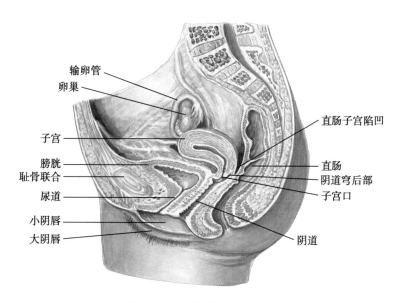

图6-10　女性盆腔正中矢状切面

一、卵巢

卵巢是女性生殖腺,其功能是产生卵细胞和分泌雌激素。

（一）卵巢的形态、位置

卵巢左右各一,位于盆腔侧壁、髂总动脉分叉处的下方。卵巢呈灰红色,扁卵圆形。卵巢的大小、形态随年龄而变化:性成熟前较小,表面光滑;性成熟期卵巢最大,由于多次排卵,卵巢表面凹凸不平;35~40 岁开始缩小,50 岁以后随月经停止而逐渐萎缩(图 6-11)。

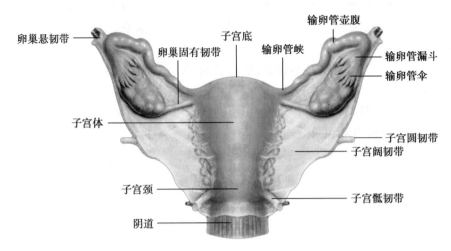

图 6-11 女性内生殖器(后面)

(二)卵巢的微细结构

卵巢表面覆盖有单层立方或单层扁平上皮,上皮深面有一薄层致密结缔组织,称白膜。卵巢内部结构可分为两部分:周围部为卵巢皮质,由不同发育阶段的卵泡和结缔组织构成;中央部为卵巢髓质(图 6-12)。

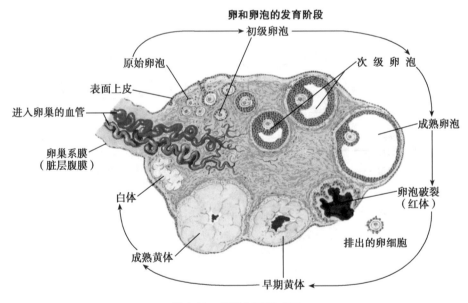

图 6-12 卵巢切面模式图

1. **卵泡及其发育过程** 卵泡在生长发育过程中,其结构发生一系列变化,一般可分为 3 个阶段:

(1)原始卵泡:位于皮质的浅层,体积小、数量多。原始卵泡中央是一个较大的初级卵母细胞,周围是一层小而扁平的卵泡细胞。卵泡细胞对卵母细胞起支持和营养作用。

（2）生长卵泡：从青春期开始,原始卵泡开始生长发育。卵泡细胞由扁平变为立方形或柱状,并逐渐分裂增生,由单层变为多层;初级卵母细胞不断增大,在初级卵母细胞和卵泡细胞之间出现一层**透明带**。随着卵泡细胞的不断增殖,卵泡细胞间出现一些含有液体的腔隙,以后逐渐扩大融合成一个大腔,称**卵泡腔**,腔内的液体称卵泡液。随着卵泡的不断增长,卵泡腔增大,卵泡液增多,初级卵母细胞及其周围的卵泡细胞被推向一侧,突入卵泡腔中,形成**卵丘**。靠近透明带的一层卵泡细胞增大变为柱状,呈放射状排列,称**放射冠**。位于卵泡腔外周的卵泡细胞构成卵泡壁,当卵泡继续生长时,其周围的结缔组织形成卵泡膜包围卵泡,卵泡膜富含细胞和血管。

（3）成熟卵泡：生长卵泡发育到最后阶段即为成熟卵泡。此时,卵泡细胞停止增殖,但卵泡液继续增多,卵泡壁越来越薄,并凸向卵巢表面,排卵前初级卵母细胞完成第一次成熟分裂,产生一个**次级卵母细胞**,待受精时完成第二次成熟分裂。从原始卵泡发育至成熟卵泡需 14 天左右。

生长卵泡和成熟卵泡具有内分泌功能,可分泌雌激素。

 知识链接

　　女性出生时两侧卵巢内约有 30 万～40 万个原始卵泡。进入青春期,在垂体促性腺激素的作用下,一般每月有 15～20 个卵泡开始生长发育,但通常只有一个卵泡发育成熟。绝大部分女子一生中两侧卵巢仅有约 400～500 个卵泡最终发育成熟,其余均在不同年龄先后退化为闭锁卵泡。

2. **排卵**　由于卵泡液剧增,卵泡腔内压力增高,卵泡向卵巢表面突出,卵泡壁破裂,次级卵母细胞与周围的透明带、放射冠随同卵泡液一起,脱离卵巢,排入腹膜腔,这一过程称为**排卵**。

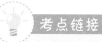
考点链接

排卵的概念

生育年龄期,一般每隔 28 天排卵一次,通常是左右卵巢交替排卵。排卵后的卵巢表面裂口 2～4 天即可修复。

3. **黄体的形成和退化**　排卵后,残留在卵巢内的卵泡壁塌陷,卵泡膜和血管也随之陷入。在黄体生成素作用下,发育成一个体积较大、富含毛细血管的内分泌细胞团,新鲜时呈黄色,称**黄体**。黄体可分泌雌激素和孕激素。黄体存在时间的长短,取决于排出的卵是否受精。如果没有受精,黄体发育到两周左右即萎缩退化,称**月经黄体**。如果排出的卵受精,黄体继续发育增大,直到妊娠 6 个月才逐渐开始退化,称**妊娠黄体**。黄体退化后被结缔组织代替,称**白体**。

考点链接

妊娠黄体和月经黄体的区别及意义

 知识链接

卵巢—女性健康美丽的"生命之源"

　　身为女人,无不希望自己肌肤光洁、腰身窈窕;无不憧憬自己风姿绰约、魅力逼人。但是随着年龄的增长,当皱纹与色斑在脸上悄然浮现,容颜即将老去,事业上精力大不如以前,当青春娇艳都成为过去,那是怎样的一种无奈?

卵巢,是女性的"抗衰老中心",将雌激素、孕激素、表皮生长因子等,源源不断地如营养一样供给女性,让女人如花般娇媚、月般动人。因此,在医学上,卵巢也称为女性健康美丽的"生命之源"。卵巢一旦出现问题,女性的身体将失去滋润的源泉,各种相关病症也随之而来。

二、输卵管道

输卵管道包括输卵管、子宫、阴道。

(一)输卵管

输卵管是一对弯曲的肌性管道。长约 10～14cm,位于子宫底的两侧,内侧端与子宫腔相通,外侧端到达卵巢的上方,开口于腹膜腔。输卵管由内侧向外侧可分为 4 部分:①**子宫部**,是输卵管穿行子宫壁的一段,以输卵管子宫口开口于子宫腔。②**输卵管峡**,是输卵管子宫部向外侧延伸的部分,此部短直而狭细,是输卵管结扎术的常选部位。③**输卵管壶腹**,约占输卵管全长的 2/3,管径粗而弯曲,卵细胞在此受精。④**输卵管漏斗**,为输卵管外侧端的膨大部分,呈漏斗状;漏斗的底有输卵管腹腔口,开口于腹膜腔,卵细胞经此口进入输卵管。漏斗的周缘有许多放射状不规则的突起,称为**输卵管伞**,是临床上识别输卵管的标志(图 6-11)。输卵管常因阴道、子宫的上行感染或腹膜腔的炎症而受累,可导致输卵管狭窄、阻塞,造成不孕或宫外孕。

 知识链接

输卵管因素宫外孕

输卵管不仅是卵子运行的管道,其壶腹部又是成熟卵子与精子相遇受精的部位。因此输卵管如有病变,则直接影响女子受孕妊娠,其中慢性输卵管炎引起的不孕占 1/3～1/2,其原因是输卵管本身变形、堵塞以及与周围组织粘连,甚至形成瘢痕,使输卵管管壁僵硬,影响其蠕动。同时,内膜因炎症破坏,影响纤毛蠕动,以致妨碍精子的通过。从而造成输卵管对卵子的摄取及输送障碍,使两性生殖细胞不能相遇结合,或者能结合而无法着床于子宫内膜造成宫外孕。

(二)子宫

从青春期到更年期,子宫内膜受卵巢激素的影响,呈周期性改变并出现月经。受孕时,子宫是精子到达输卵管的通道;受孕后,子宫为孕育胎儿的场所;分娩时,通过子宫收缩,将胎儿及其附属物娩出。

1. **子宫的形态和分部** 子宫为壁厚腔小的肌性器官,呈倒置的梨形,前后略扁,两侧与输卵管相连,向下连于阴道。可分为子宫底、子宫体、子宫颈 3 部分。位于两侧输卵管上方钝圆隆起的部分为子宫底;下段窄细呈圆柱状的部分为**子宫颈**,子宫颈的下段深入阴道内称子宫颈阴道部,是炎症和癌肿的多发部位,子宫颈位于阴道上方的部分称子宫颈阴道上部;子宫颈与子宫底之间的部分称

考点链接

子宫颈的位置及临床意义

子宫体。子宫颈与子宫体交界处缩窄称为**子宫峡**,长约 1cm,未妊娠的子宫,此部不甚明显,在妊娠晚期可逐渐伸展变长达 7～11cm,至妊娠末期,峡壁变薄,故产科常在此行剖腹取胎术(图 6-13,图 6-14)。

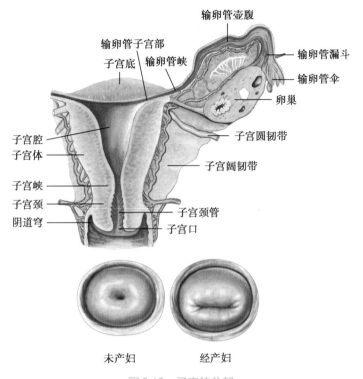

图 6-13　子宫的分部

子宫内腔分**子宫腔**和**子宫颈管**。子宫腔呈倒三角形,两侧与输卵管相通,向下通子宫颈管。子宫颈管呈梭形,下口通阴道,称子宫口。正常分娩后,产妇的子宫口由产前的圆形变为横裂状(图 6-13)。

2. 子宫的位置及固定装置

(1)位置:子宫位于盆腔中央部,膀胱与直肠之间。成年女子的正常子宫呈**前倾前屈位**。前倾是指子宫的长轴与阴道长轴之间形成一个向前开放的钝角;前屈为子宫体与子宫颈构成的凹向前的角。子宫位置可随膀胱与直肠的充盈程度或体位改变而变化(图 6-15)。

(2)固定装置

1)**子宫阔韧带**:自子宫两侧缘延伸至盆侧壁的双层腹膜皱襞,此韧带可限制子宫向两侧移动。

2)**子宫圆韧带**:呈圆索状,由结缔组织和平滑肌构成。起于输卵管与子宫

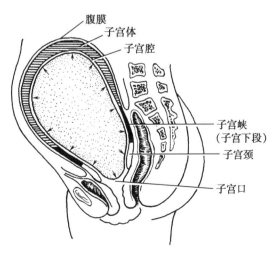

图 6-14　妊娠和分娩期的子宫

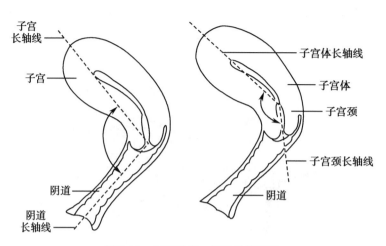

图 6-15　子宫前倾、前屈位示意图

连接处前面的下方,向前向外延续,通过腹股沟管止于大阴唇的皮下,是维持子宫前倾的重要结构。

3）**子宫主韧带**:位于子宫阔韧带下部,由子宫颈连于骨盆侧壁,有固定子宫颈、防止子宫下垂的作用。

4）**骶子宫韧带**:由结缔组织和平滑肌构成。起于子宫颈的后面,绕过直肠两侧,附于骶骨前面,是维持子宫前屈的重要韧带。

子宫正常位置主要依赖于盆底肌的承托和韧带的牵引与固定。如果这些结构损伤或松弛,可导致子宫位置异常(图 6-16)。

3. **子宫壁的结构**　子宫壁很厚,从内向外可分为子宫内膜、子宫肌层和子宫外膜 3 层。

> **考点链接**
>
> 各子宫固定装置的名称及意义

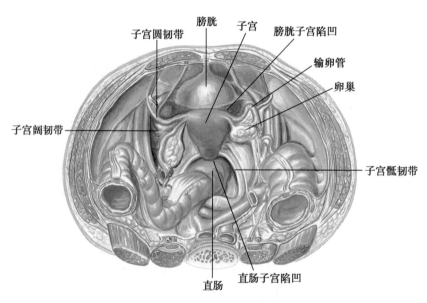

图 6-16　子宫的固定装置

（1）**内膜**：即子宫黏膜，由上皮和固有层构成。上皮为单层柱状上皮。固有层较厚，含有管状子宫腺和丰富的血管。其动脉呈螺旋状，称**螺旋动脉**。子宫**内膜的浅层（功能层）**，自青春期开始，在卵巢分泌激素的作用下，发生周期性脱落形成月经；子宫内膜的深层（基底层）不发生周期性脱落，有增生并修复功能层的作用。

（2）**肌层**：由分层排列的平滑肌构成。

（3）**外膜**：大部分为浆膜，小部分为结缔组织膜（图6-17）。

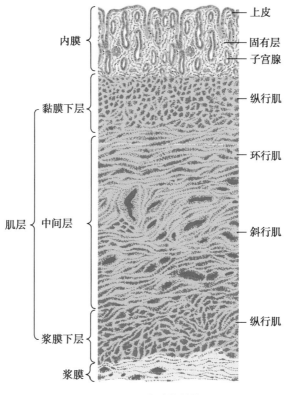

图 6-17 子宫壁的结构

 知识链接

女性何时怀孕好

女性在出生时左右卵巢充满原始卵泡，出生后逐渐变性退化减少，青春期有16万~35万个，但一生平仅能排出卵子500个左右，其余在更年期后慢慢消失了。

由此可见，女性卵子数量固定，不像男性随时能够制造精子。随年龄的增长，卵细胞老化，同时还受到病毒感染，理化因素刺激、激素变化的影响，导致质量下降，受孕后畸形几率高。

科学证实女性24~29岁是生育最佳年龄阶段。这时期女性身体发育成熟，卵子质量高，若怀胎生育，胎儿生长发育好，早产、畸形儿和痴呆儿的发生率低、妊娠并发症少，分娩危险性小。

4. **子宫内膜的周期性变化及其与卵巢周期性变化的关系** 自青春期到绝经期,在卵巢分泌的雌激素和孕激素的周期性作用下,子宫内膜呈现周期性变化,每28天左右发生一次内膜脱落与出血及修复和增生,这种周期性变化,称**月经周期**。在月经周期中,子宫内膜的变化分为**增生期**、**分泌期**和**月经期**。子宫内膜与卵巢的周期性变化关系如下(图6-18,表6-1)。

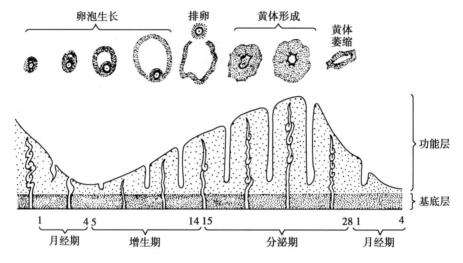

图6-18 子宫内膜周期性变化与卵巢周期性变化的关系示意图

表6-1 子宫内膜与卵巢的周期性变化关系

	增生期（5 ~14 天）	分泌期（15 ~28 天）	月经期（1 ~4 天）
卵巢的变化	卵泡处于生长发育阶段,雌激素分泌增多,增生末期卵泡趋于成熟排卵	已经排卵,黄体渐渐形成	黄体退化,雌激素和孕激素急剧下降
子宫内膜	子宫内膜功能层修复、增厚,子宫腺增多,螺旋动脉增长并弯曲	子宫内膜继续增厚,子宫腺弯曲,腔内充满分泌物,螺旋动脉迂曲、充血,适于胚泡的植入与发育。若妊娠,内膜继续增厚,否则黄体退化,内膜于第28天开始脱落,进入月经期	螺旋动脉持续收缩,内膜功能层缺血坏死,子宫动脉出血,与坏死的功能层经阴道排出,即月经

（三）阴道

阴道为连接子宫和外生殖器的肌性管道,是导入精液、排出月经和娩出胎儿的通道。

1. **阴道的位置和形态** 阴道位于盆腔中央,前面与膀胱和尿道相邻,后面贴近直肠。阴道壁薄富于伸展性,其前壁较短,后壁较长,前后壁经常处于相贴状态。阴道的上端较宽,呈穹隆状包绕子宫颈阴道部,在子宫颈周围形成环状间隙,称**阴道穹**。阴道穹后部最深,与直肠子宫陷凹仅隔有阴道壁和腹膜,临床上,可从阴道穹后部进行穿刺或引流。阴道下端较狭窄,以阴道口开口于阴道前庭。处女的阴道口周围有处女膜附着,处女膜破裂后,阴道口周围留有处女膜痕(图6-19)。

2. 阴道黏膜的结构特点 阴道黏膜形成许多横行皱襞,阴道下部的皱襞密而高,少女更为明显,黏膜上皮为非角化的复层扁平上皮。阴道上皮与子宫内膜一样,受雌激素影响,发生周期性改变。雌激素分泌量增高时,阴道上皮角化细胞增多。因此,将脱落的阴道上皮细胞作涂片染色检查,是了解卵巢功能的方法之一。

三、女性外阴

女性的外阴又称女阴。包括阴阜、大阴唇、小阴唇、阴蒂和阴道前庭等结构(图6-19)。

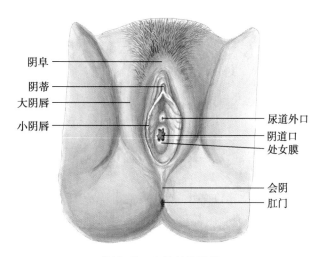

图6-19 女性外生殖器

阴阜为耻骨联合前方的隆起,皮下富含脂肪,性成熟期生有阴毛。**大阴唇**为一对纵行隆起的皮肤皱襞。**小阴唇**位于大阴唇内侧的一对较薄的皮肤皱襞,两侧小阴唇之间的裂隙称**阴道前庭**。阴道前庭前方为尿道外口,后方为阴道口。在处女的阴道口有处女膜。个别人处女膜厚而无孔称处女膜闭锁或无孔处女膜,需手术治疗。阴蒂位于两侧小阴唇前端,有丰富的神经末梢,感觉灵敏。前庭大腺为女性附属腺体,左右各一,形如豌豆,位于阴道口后外侧的深面。借导管开口于阴道前庭,能分泌黏液,润滑阴道口。

第三节 乳房和会阴

一、乳房

男性乳房不发育;女性乳房是授乳器官。

(一)乳房的位置形态

乳房位于胸大肌的前面。成年女性乳房呈半球形,紧张而有弹性。乳房的中央有**乳头**,乳头顶端有输乳管开口。乳头周围的环形色素沉着区,称**乳晕**。乳头和乳晕的皮肤薄弱,容易损伤而造成感染(图6-20)。

(二)乳房的内部构造

乳房的表面覆盖皮肤,内部主要有乳腺和脂肪组

> **考点链接**
> 乳房的位置、外形及结构

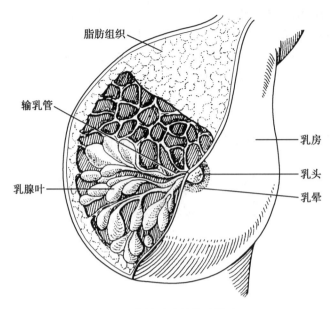

图 6-20 女性乳房的构造模式图

织构成。脂肪组织向乳腺深部发出许多小隔,将乳腺分隔成 15～20 个**乳腺叶**。乳腺叶以乳头为中心呈放射状排列,每个乳腺叶内都借一条输乳管排泄乳汁,输乳管开口于乳头。乳房手术时,应尽量采用放射状切口,以减少对输乳管及乳腺叶的损伤(图 6-21)。

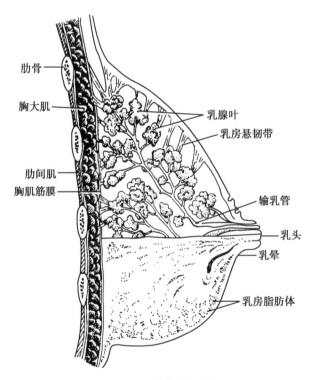

图 6-21 女性乳房的矢状切面

　　乳腺位于胸肌筋膜和皮肤之间,乳房表面的皮肤与胸肌筋膜、乳腺之间连有许多结缔组织小束称**乳房悬韧带(Cooper 韧带)**,对乳腺有支持作用。患乳腺癌时,乳房表面的皮肤形成许多小凹陷,形如"橘皮"样,是诊断乳腺癌的体征之一。

二、会阴

　　会阴有广义和狭义之分。广义会阴是指封闭小骨盆下口的所有软组织。此区呈菱形,前方男性有尿道通过,女性有尿道、阴道通过;后方有肛管通过(图 6-22)。

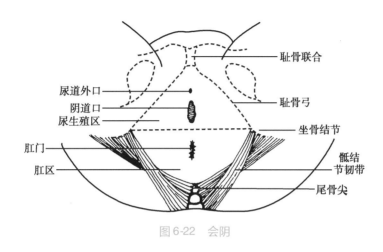

图 6-22　会阴

　　狭义会阴(产科会阴) 是指肛门与外生殖器之间狭小区域的软组织。狭义会阴在产科分娩时,伸展、扩张较大,结构变薄,助产时要注意保护,避免撕裂。

本章小结

　　男性内生殖器由睾丸、附睾、输精管、射精管、男性尿道及精囊腺、前列腺、尿道球腺等构成,外生殖器包括阴囊和阴茎。其中,睾丸是男性的生殖腺,能产生精子和分泌雄性激素。附睾贮存精子并帮助其发育成熟,然后经输精管、射精管及男性尿道排出体外。精囊、前列腺及尿道球腺分泌的分泌物参与形成精液。男性尿道既有排尿的功能,又有排精的作用,它的三处狭窄和两个弯曲是临床上尿路结石嵌顿的好发部位。

　　女性内生殖器由卵巢、输卵管、子宫、阴道和前庭大腺等构成,外生殖器即女阴。卵巢是女性的生殖腺,能产生卵子和分泌雌、孕激素。输卵管峡是结扎部位,输卵管壶腹为受精部位,输卵管漏斗周边的输卵管伞是识别输卵管的标志。子宫是产生月经、孕育胎儿的肌性器官,位于盆腔中央,膀胱和直肠之间,呈前倾前屈位,分为底、体、颈三部分。子宫阔韧带限制子宫向两侧移动,子宫圆韧带维持子宫前倾位,子宫主韧带防止子宫下垂,骶子宫韧带维持子宫前屈位。子宫内膜的周期性变化可分为增生期、分泌期、月经期。阴道是排出月经和娩出胎儿的管道。

（曾礼蓉　陈明玉）

目标测试

A1 型题

1. 保持子宫前倾位置的主要韧带是
   A. 子宫圆韧带　　　　　　　　B. 子宫阔韧带　　　　　　　　C. 骶子宫韧带
   D. 子宫主韧带　　　　　　　　E. 骨盆漏斗韧带

2. 有射精管穿过的结构是
   A. 尿道球腺　　　　　　　　　B. 精囊　　　　　　　　　　　C. 前列腺
   D. 睾丸　　　　　　　　　　　E. 附睾

3. 男性尿道
   A. 全长约 12cm　　　　　　　　　　　B. 分为前列腺部、膜部和海绵体部
   C. 全程有 2 个狭窄和 3 个弯曲　　　　D. 临床常称尿道海绵体部和膜部为前尿道
   E. 导尿时应注意矫正耻骨下弯

4. 输卵管结扎术常选用的部位是
   A. 输卵管壶腹　　　　　　　　B. 输卵管伞　　　　　　　　　C. 输卵管漏斗
   D. 输卵管子宫部　　　　　　　E. 输卵管峡

5. 子宫内膜处于月经期时,卵巢正处于
   A. 黄体生成期　　　　　　　　B. 排卵期　　　　　　　　　　C. 黄体退化期
   D. 成熟卵泡期　　　　　　　　E. 生长卵泡期

6. 穿过前列腺,开口于尿道前列腺部的结构是
   A. 输精管　　　　　　　　　　B. 射精管　　　　　　　　　　C. 前列腺
   D. 精索　　　　　　　　　　　E. 精囊

7. 可限制子宫向两侧活动的结构是
   A. 子宫圆韧带　　　　　　　　B. 子宫阔韧带　　　　　　　　C. 骶子宫韧带
   D. 子宫主韧带　　　　　　　　E. 骨盆漏斗韧带

8. 关于子宫的描述,**错误**的是
   A. 子宫颈为癌肿好发部位　　　　B. 子宫颈下端伸入阴道内
   C. 成人子宫呈倒置梨形　　　　　D. 可分为子宫底、体和颈 3 部分
   E. 内腔狭窄,可分为上、中、下 3 部分

9. 男性尿道最狭窄的部位在
   A. 尿道前列腺部　　　　　　　B. 尿道海绵体部
   C. 尿道外口　　　　　　　　　D. 尿道膜部
   E. 尿道内口

10. 位于腹股沟管内的柔软的圆索状结构是
    A. 输精管　　　　　　　　　　B. 射精管　　　　　　　　　　C. 前列腺
    D. 精索　　　　　　　　　　　E. 精囊

11. 睾丸间质分泌

A. 雌激素   B. 孕酮   C. 雄激素

D. 肾素   E. 前列腺素

12. 精子产生于

A. 睾丸间质   B. 精直小管   C. 精囊腺

D. 精曲小管   E. 附睾管

第七章 脉管系统

学习目标

1. 掌握 脉管系统的组成及功能;血液循环、体循环和肺循环的概念及其循环途径和意义;心的位置、外形和毗邻,心腔结构,心壁结构与传导系统,心的体表投影;心包。
2. 熟悉 血管的分类和结构特点;肺循环的血管;心的血管;体循环的动脉;体循环的静脉;淋巴器官。
3. 了解 淋巴管道。

第一节 概　述

　　脉管系统是一系列连续而封闭的管道系统,分心血管系统和淋巴系统。**心血管系统**由心、动脉、毛细血管和静脉组成,**淋巴系统**由淋巴管道、淋巴组织和淋巴器官组成。

　　心　主要由心肌构成,是连接动静脉的枢纽和心血管系统的"动力泵"。心内部被心间隔分为互不相通左、右两半,每半心又分为后上部的心房和前下部的心室,故心有 4 个腔:左心房、左心室、右心房、右心室。同侧的心房和心室借房室口相通。心房接纳静脉,心室发出动脉。在房室口和动脉口处均有瓣膜,它们颇似泵的阀门,可顺流而开启,逆流而关闭,保证血液的定向流动。

　　动脉　是输送血液离心的血管,根据管径的粗细,动脉可分为大、中、小 3 级,在行程中不断分支,愈分愈细,最后移行为毛细血管。

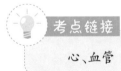

考点链接

心、血管

　　毛细血管　是连于动脉和静脉之间呈网状的微细血管,是血液与组织液进行物质交换的场所。

　　静脉　是引导血液回心的血管,根据管径的粗细,静脉可分为大、中、小 3 级。小静脉由毛细血管汇合而成,在向心回流的过程中不断接受属支,逐渐汇合成中、大静脉,最后注入心房。

　　血液循环　血液由心室泵出,流经动脉、毛细血管、静脉、再返回心房,这种周而复始、循环往复的流动即称为血液循环。根据途径和功能的不同,血液循环可分为体循环和肺循环(图 7-1)。两个循环同时进行,彼此相通。

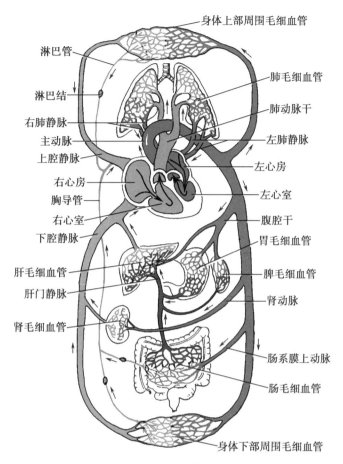

图 7-1　血液循环示意图

体循环　又称**大循环**,血液由左心室泵入主动脉,经各级动脉分支流向毛细血管,在此与组织细胞进行物质交换,再经各级静脉回流,最后由上、下腔静脉和心的静脉返回右心房。

肺循环　又称**小循环**,血液由右心室泵入肺动脉,经肺动脉干及其分支至肺泡毛细血管,与肺泡进行气体交换,由静脉血变成动脉血,再经左、右肺静脉返回左心房。

淋巴循环　淋巴经淋巴管道不断汇入血液的过程,称淋巴循环。

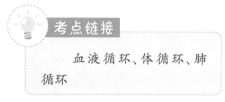

考点链接

血液循环、体循环、肺循环

第二节　心

 案例

　　张先生,43 岁。半年来剧烈运动时诱发胸骨后疼痛,休息数分钟可缓解。近三天来发作频繁,且上楼或步行时均可诱发,夜间也有发作。血压 130/80mmHg,心率 60 次/分。入院后经冠脉造影显示,前室间支Ⅱ度狭窄。诊断结果:冠心病。

　　请问:1. 心的位置和外形如何?
　　　　　2. 心脏冠状动脉的起始、走行、分支及分布如何?

一、心位置、毗邻和外形

　　心是一个中空的肌性纤维性器官,形似倒置的、前后稍扁的圆锥体,相当于本人的拳头大小,周围裹以心包,斜位于胸腔中纵隔内,约 2/3 位于身体前正中线的左侧,1/3 位于前正中线的右侧。前方对向胸骨体和第 2~6 软骨;后方平对第 5~8 胸椎;两侧借纵隔胸膜和肺相邻;上方与出入心的大血管相连(图 7-2);下方与膈相贴。

　　心可分为一尖、一底、两面、三缘和四沟(图 7-3,图 7-4)。

　　心尖　钝圆,朝向左前下方,由左心室构成,与左胸前壁相贴近。其体表投影在左侧第 5 肋间隙锁骨中线内侧 1~2cm 处,或左侧第 5 肋间隙距前正中线 7~9cm 处,此处可触及心尖搏动,所以又称心尖搏动点。

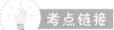 **考点链接**

　　心的位置、心尖、心底

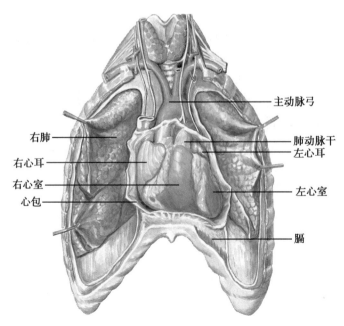

图 7-2　心的位置

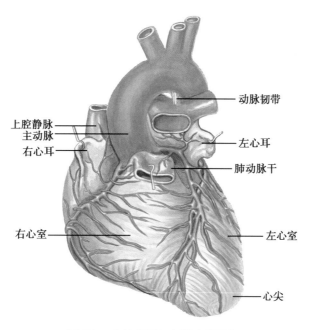

动脉韧带

上腔静脉
主动脉
右心耳

左心耳

肺动脉干

右心室

左心室

心尖

图 7-3　心的外形与血管（前面）

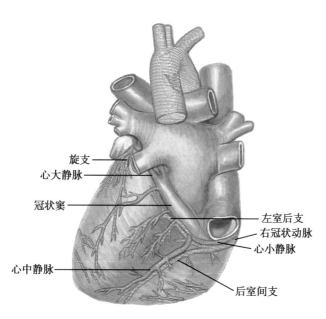

旋支
心大静脉

冠状窦

左室后支
右冠状动脉
心小静脉

心中静脉

后室间支

图 7-4　心的外形与血管（后下面观）

心底　朝向右后上方,主要由左心房和部分右心房构成。上、下腔静脉分别从上、下注入右心房;左、右肺静脉分别从两侧注入左心房。心底与食管、迷走神经和胸主动脉相邻。

前面又称**胸肋面**,朝前上方,大部分由右心房和右心室构成,小部分由左心室和左心耳构成。该面大部分隔心包被胸膜和肺遮盖,小部分隔心包与胸骨体下部和左侧第 4 ~ 6 肋软骨邻近,故在左侧第 4 肋间隙胸骨左侧缘旁处进行心内注射(多注入右心室),一般不会伤及胸膜和肺。下面较平坦,与膈相对,又称**膈面**,大部分由左心室,小部分由右心室构成。

167

心**右缘**钝圆垂直,主要由右心房构成。**左缘**钝圆,主要由左心室构成。**下缘**较锐利,主要由右心室和心尖构成。

心的表面有 4 条沟,可作为 4 个心腔表面的分界。**冠状沟**是靠近心底处一条不完整的环形沟,前方被肺动脉干所中断,是心房和心室在心表面的分界标志。在胸肋面和膈面各有一条自冠状沟至心尖稍右侧走行的沟,称**前室间沟与后室间沟**,是左、右心室在心表面的分界标志。前、后室间沟在心尖右侧的会合处稍凹陷,称**心间切迹**。在心底,右心房与右侧上、下肺静脉交界处的浅沟称**后房间沟**,是左、右心房在心表面的分界标志。冠状沟,前、后室间沟内均有血管和脂肪充填(图7-3,图7-4)。

二、心腔

心被心间隔分为左、右两半心,左、右半心又分成左、右心房和左、右心室四个腔,同侧的心房和心室借房室口相通。心在发育过程中出现沿心纵轴的轻度向左旋转,故左半心位于

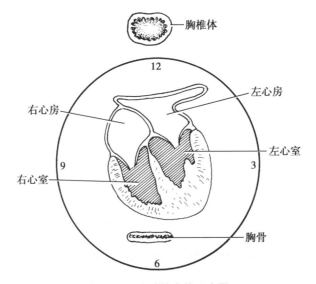

图 7-5a 心腔的方位示意图

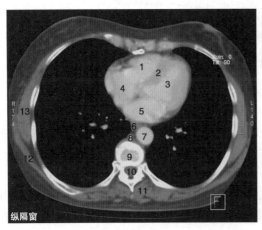
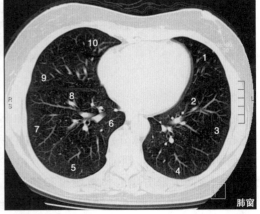

图 7-5b 经四腔心的横断层扫描及 CT 图像

168

右半心的左后方。若平第4肋间隙上部,通过心作一水平切面并标以钟面数字(图7-5),有助于对心腔位置关系的了解:右心室在5~8点之间;右心房在8~11点;左心房在11~1点;左心室相当于2~5点;房间隔和室间隔大致在10点半和4点半位上,与身体正中面约呈45度角。由上可知,右心房、右心室位于房、室间隔平面的右前方,右心室是最前方的心腔,右心房是靠右侧的心腔,构成右心缘;左心房和左心室位于房、室间隔平面的左后方,左心房是最后方的心腔,左心室是最靠左侧的心腔,构成心左缘。

(一)右心房

位于右后上部,壁薄而腔大,内面有平行排列的肌隆起称梳状肌,突向左前方的三角形部分称**右心耳**,内面梳状肌发达,似海绵状,当心功能障碍,血流缓慢时,在此处易形成血栓。右心房有3个入口和1个出口。后上部的**上腔静脉口**,后下部的**下腔静脉**,在下腔静脉口与右房室口之间为**冠状窦口**。出口即**右房室口**,位于右心房的前下部,通向右心室。在右心房后内侧壁的房间隔下部有一卵圆形浅窝称**卵圆窝**,为胚胎时期卵圆孔闭锁后的遗迹,此处薄弱,是**房间隔缺损**的好发部位(图7-6)。

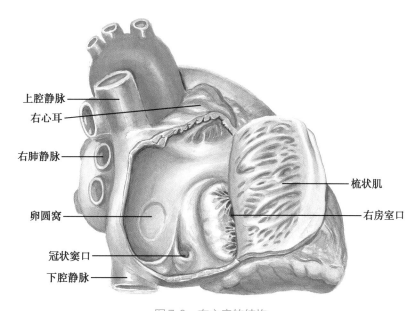

图 7-6　右心房的结构

(二)右心室

右心室位于右心房左前下方,构成心胸肋面的大部分,是心最靠前的腔。右心室腔有1个入口和1个出口。入口即**右房室口**,口周缘有由致密结缔组织构成的纤维环,纤维环上附有三片三角形的瓣膜称**三尖瓣**(右房室瓣),瓣膜的游离缘借**腱索**与**乳头肌**相连。乳头肌是从室壁突入室腔的锥体形肌隆起。在功能上纤维环、三尖瓣、腱索和乳头肌是一个整体,称**三尖瓣复合体**。当右心室收缩时,由于有乳头肌收缩牵拉腱索,使瓣膜恰好关闭,不至于翻向心房,从而防止血液逆流回右心房(图7-7)。出口为**肺动脉**,位于室腔的左上部,通肺动脉。该口周缘附有3个袋口向上的半月形瓣膜,称**肺动脉瓣**,当心室舒张时,肺动脉瓣被回冲血液充满后,可相互贴紧而封闭肺动脉口,防止血流返回右心室图7-8。

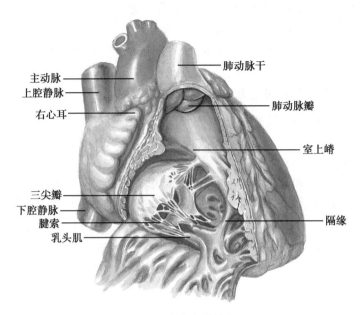

图7-7 右心室的结构

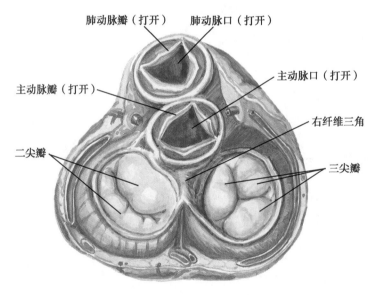

图7-8 纤维环和心瓣膜

（三）左心房

位于右心房的左后方,构成心底的大部分(图7-9),是最靠后的心腔,左心房向右前方的突出部分称**左心耳**,左心耳内面有梳状肌,有4个入口和1个出口。入口为其后壁的两侧的上下两个**肺静脉口**,出口为**左房室口**,通向左心室。

 考点链接

心腔的内部结构

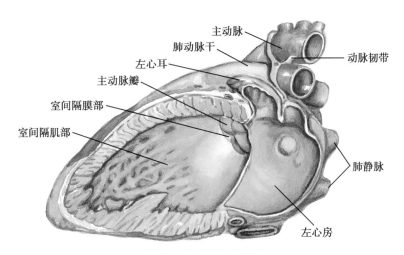

图7-9 左心房与左心室

（四）左心室

位于右心室的左后方，是心最靠左侧的心腔，构成心尖及心的左缘，有1个入口和1个出口（图7-9）。入口即**左房室口**，周缘有致密结缔组织构成的纤维环，纤维环上附有两片三角形的瓣膜，称**二尖瓣**（图7-8），瓣膜的游离缘也借腱索和乳头肌相连。纤维环、二尖瓣、腱索和乳头肌在功能上与三尖瓣复合体相同，称二尖瓣复合体。出口为**主动脉口**，通主动脉。主动脉口周缘的纤维环上附有3个袋口向上的半月形瓣，称**主动脉瓣**。

心脏像一个"血泵"，瓣膜就是泵的闸门，保证了心脏内部血液的定向流动。两侧的心室和心房的收缩与舒张是同步的，心室收缩时，二尖瓣和三尖瓣关闭，主动脉瓣和肺动脉瓣开放，血液进入动脉；心室舒张时，二尖瓣和三尖瓣开放，主动脉瓣和肺动脉瓣关闭，血液由心房进入心室。

三、心壁结构与传导系统

（一）心壁的结构

心壁由心内膜，心肌层和心外膜组成（图7-10）。心肌层是构成心壁的主要部分。

1. **心内膜**　是衬于心腔内表面的一层光滑的薄膜，由内皮和内皮下层构成。内皮与大血管的内皮相延续。内皮下层位于基膜外，又称心内膜下层，含有血管、神经和心传导系统的分支。心脏瓣膜就是由心内膜折叠构成的。

2. **心肌层**　是构成心壁的主体，包括心房肌和心室肌。心房肌较薄，心室肌较厚，左心室肌最厚。心室肌一般包括三层，外层斜行，中层环行，内层纵行。特化的心肌纤维构成心的传导系统。结缔组织在左、右房室口、肺动脉口和主动脉口周缘分别形成4个纤维环，它们共同组成心纤维骨骼。心房肌和心室肌不相连续，分别附于心纤维骨骼上，故心房肌和心室肌不会同时收缩。

室间隔的大部分由心肌构成，称肌部；其上部靠近心房处，有一缺乏心肌的卵圆形区域，称为膜部，是室间隔缺损好发的部位（图7-11）。

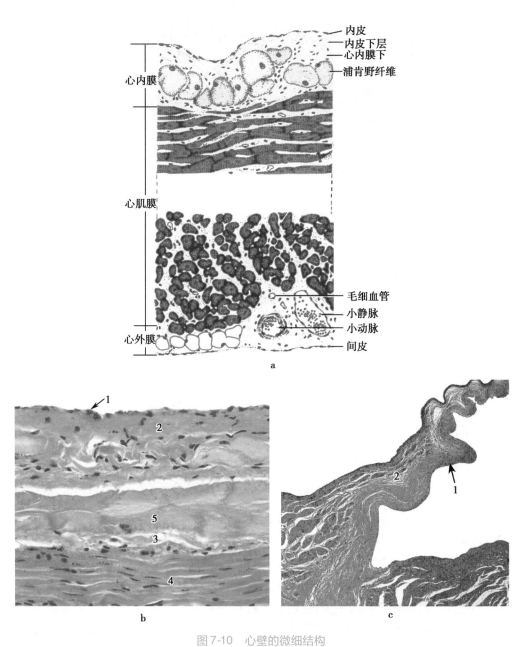

图 7-10 心壁的微细结构

1. 内皮 2. 内皮下层 3. 心内膜下层 4. 心肌纤维 5. 普肯耶纤维

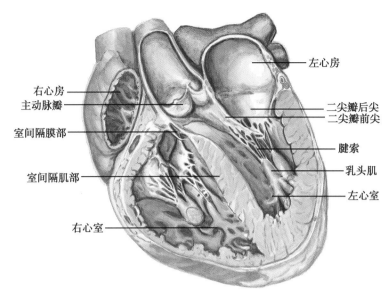

图 7-11　室间隔

3. **心外膜**　是心壁外面的一层浆膜,也是浆膜性心包的脏层,内有血管和神经,心外膜与大血管根部的外膜相续。

（二）心的传导系统

心的传导系统由特殊分化的心肌纤维构成。其主要功能是产生和传导兴奋,维持心的正常节律性搏动。包括窦房结、房室结、房室束、左、右束支及浦肯野纤维(图 7-12)。

1. **窦房结**　心的正常起搏点,呈长椭圆形,位于上腔静脉与右心房交界处心外膜的深面,能有节律地产生兴奋,自律性最高。

2. **房室结**　位于冠状窦口与右房室口之间房间心内膜深面,呈扁椭圆形。其主要功能是将窦房结传来的兴奋传向心室。

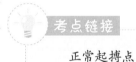

考点链接

正常起搏点

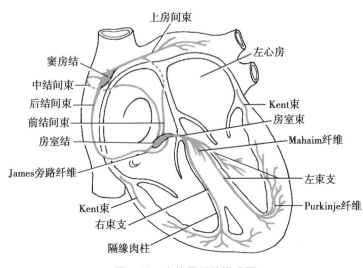

图 7-12　心传导系统模式图

3. **房室束及左右束支** 房室束又称 His 束,是连接心房和心室的唯一重要通路。房室束由房室结前端发出,经室间隔膜部,至肌部上缘分为左、右束支。左、右束支沿室间隔肌部两侧心内膜深面下行至乳头肌根部,再分成许多细小的**浦肯野氏纤维**网,分布于左、右心室肌。

四、心的血管

心的血供来自左、右冠状动脉,心的静脉大部分经冠状窦注入右心房,小部分直接注入右心房。心本身的血液循环称冠状循环。

(一)动脉

营养心的动脉有左、右冠状动脉(图7-3),均起自升主动脉的根部,经冠状沟分布到心的各部。右冠状动脉主要分布于窦房结、房室结、右心房、右心室、室间隔后下部和左室后壁一部分。**左冠状动脉**主要分布左心房、左心室、右心室前壁和室间隔前上部。

(二)静脉

心的静脉大多与动脉伴行,大多注入右心房,亦有小静脉直接注入心各腔。冠状窦位于心膈面,左心房与左心室之间的冠状沟内,其主要属支有心大、中、小静脉(图7-4)。

五、心包

心包是包在心和出入心的大血管根部的纤维膜性囊,分纤维心包和浆膜心包两层。

1. **纤维心包** 为坚韧的结缔组织囊,上方与大血管外膜相延续,下方与膈的中心腱相附着。纤维心包能防止心过度扩大,以保持循环血量的相对稳定。

2. **浆膜心包** 是纤维心包内的一个密闭膜性囊,分壁层和脏层,壁层衬于纤维心包内面,脏层即心外膜,覆于心肌层表面。脏层与壁层在大血管根部互相移行,形成潜在性腔隙称**心包腔**,内含少量浆液,起润滑作用,可减少心搏动时的摩擦(图7-13)。

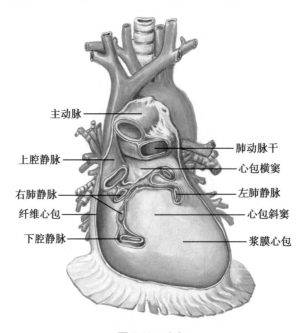

图7-13 心包

六、心的体表投影

心的体表投影可分为心外形的体表投影和瓣膜位置的体表投影。

（一）心外形在胸前壁的体表投影

在成人，可用以下四点及其连线来表示（图7-14）。

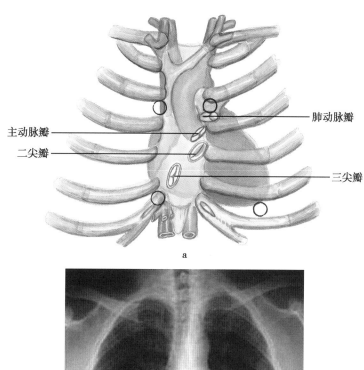

主动脉瓣
二尖瓣
肺动脉瓣
三尖瓣

a

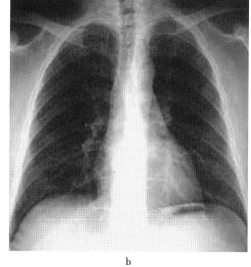

b

图7-14
a. 心的体表投影；b. 心的X线正常投影

1. **左上点** 在左侧第二肋软骨的下缘，距胸骨左缘1.2cm处。

2. **右上点** 在右侧第三肋软骨的上缘，距胸骨右缘约1cm处。

3. **左下点** 在左侧第五肋间隙，左锁骨中线内侧1~2cm处（或距前正中线7~9cm处）。

4. **右下点** 在右侧第6胸肋关节处。

左、右上点间的连线为心的上界,左、右下点间的连线为心的下界,左侧上、下点之间稍凸向左侧的连线为心的左界,右侧上、下点之间稍凸向右侧的连线为心的右界。

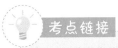

考点链接

体表投影点

(二)心各瓣膜的体表投影

1. **二尖瓣** 左侧第 4 胸肋关节处及胸骨左半的后方。
2. **三尖瓣** 在胸骨正中线的后方平对第 4 肋间隙。
3. **主动脉瓣** 在胸骨左缘第 3 肋间隙。
4. **肺动脉瓣** 在左侧第 3 胸肋关节稍上方。

了解心外形和瓣膜的体表投影,对诊断心脏疾病有重要的临床意义。

第三节 血 管

案例

老吴,男,63 岁。20 年前患过急性肝炎,近几年来,胃口差,饭后腹部有饱胀感。近 1 个月来有呕血,有时出现便血。体格检查:脾大,腹水,腹壁静脉怒张,皮肤有出血点,血细胞减少。诊断结果:肝硬化,肝门静脉高压症。

请问:老吴为什么会呕血、便血,并且出现腹壁静脉怒张?

一、血管的分类及结构特点

(一)血管的分类

血管分动脉、静脉和毛细血管 3 类。根据管径的粗细,动脉和静脉都可分为大、中、小 3 级。

大动脉为心室发出的动脉主干,管径大、管壁厚,如主动脉和肺动脉等;管径小于 1mm 的动脉称小动脉,而接近毛细血管的部分称微动脉;介于大、小动脉之间的动脉均属中动脉,如肱动脉、桡动脉和尺动脉等。

大静脉是注入心房的静脉主干,如上腔静脉、下腔静脉和头臂静脉等;管径小于 2mm 的称小静脉,其中与毛细血管相连的部分又称微静脉;介于大、小静脉之间的静脉均属于中静脉,如大隐静脉和肘正中静脉等。

人体内的血管吻合现象十分普遍。动脉之间有动脉弓,交通支、动脉网等吻合形式;静脉之间有静脉网、静脉丛等吻合形式;在小动脉与小静脉之间还动-静脉吻合等。血管吻合对缩短血液循环、增加局部血液流量、调节体温等都起着重要的作用。

此外,有些较大的血管,在其主干的近端发出与其平行的侧支,与主干远端发出的返支或其他血管的侧支形成吻合,称**侧支吻合**。在正常情况下,侧支的管径都较细。当主干阻塞时,侧支血流量加大而增粗,以保证主干阻塞以后远端的血液供应,这种通过侧支吻合而建立的血液循环称**侧支循环**。侧支循环的建立对保证病理状态下器官的血液供应有重要意义(图 7-15)。

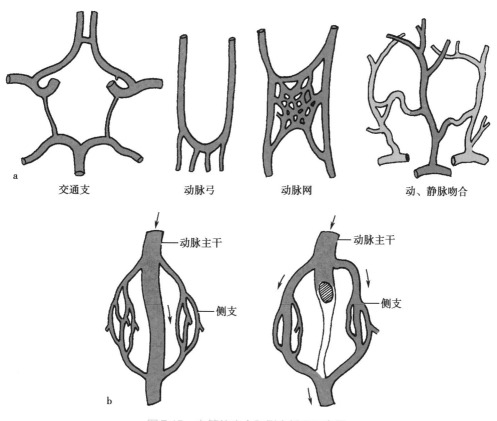

图 7-15 血管的吻合和侧支循环示意图
a. 血管的吻合形式；b. 侧支吻合和侧支循环

（二）血管壁的结构

1. **动脉** 动脉管壁由内向外分为内膜、中膜和外膜 3 层（图 7-16，图 7-17 图 7-18）。

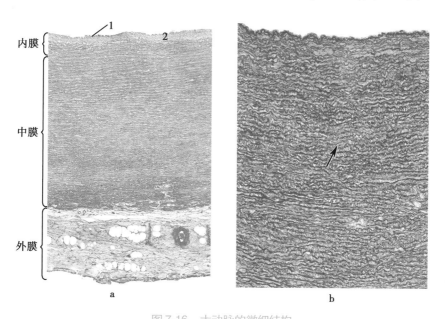

图 7-16 大动脉的微细结构
1. 内皮 2. 内皮下层 ↑示弹性膜

177

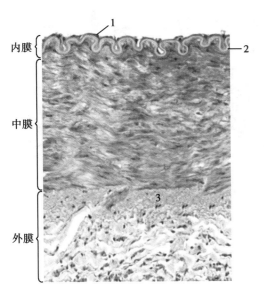

图 7-17　中动脉的微细结构
1. 内皮　2. 内弹性膜　3. 外弹性膜

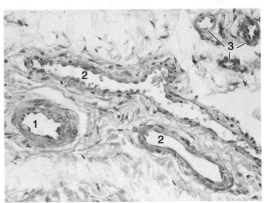

图 7-18　小动脉小静脉的微细结构
1. 小动脉　2. 小静脉　3. 微动脉

（1）**内膜**　最薄,由内皮及其外面少量的结缔组织构成。内皮衬于血管腔面,光滑,有利于血液的流动。内皮下层是位于内皮和内弹性膜之间的薄层结缔组织。内弹性膜为弹性纤维组成的膜,在切片上呈波浪状,可作为内膜与中膜的分界。中动脉的内弹性膜最明显,其余动脉则不明显。

（2）**中膜**　中膜最厚,由平滑肌、弹性膜和弹性纤维构成。

大动脉的中膜以弹性纤维为主,因其有较大的弹性而被称弹性动脉。中、小动脉的中膜主要由平滑肌构成,又称肌性动脉。小动脉的平滑肌舒缩,不但可改变其口径,影响器官组织的血流量;还可改变血流的外周阻力,影响血压。

（3）**外膜**　较薄,由疏松结缔组织构成,含有小血管、神经和淋巴管等。

2. **静脉**　静脉管壁较薄,也由内膜、中膜和外膜 3 层构成（图 7-19）,但三层界线不明显。静脉壁的平滑肌和弹性纤维均不及动脉丰富,结缔组织成份较多。

（1）**内膜**　最薄,由内皮和少量结缔组织构成。内膜常向静脉管腔折叠突出,形成静脉瓣,有防止血液逆流的作用（图 7-19）。

（2）**中膜**　较薄,由数层稀疏的平滑肌构成。

（3）**外膜**　最厚,由结缔组织构成,内含血管、神经、淋巴管。大静脉的外膜含有较多的纵形平滑肌。

3. **毛细血管**

毛细血管分布广泛,管径细,管壁薄,仅由一层内皮及外周的基膜构成（图 7-20）,可分为连续毛细血管、有孔毛细血管和血窦 3 类。

4. **微循环的血管**　**微循环**是指微动脉到微静脉之间的血液循环。它具有调节局部血流的功能,对组织和细胞的新陈代谢有很大影响。微循环的血管由**微动脉**、**后微动脉**、**真毛细血管**、**直捷通路**、**动静脉吻合**、**微静脉**组成（图 7-21）。

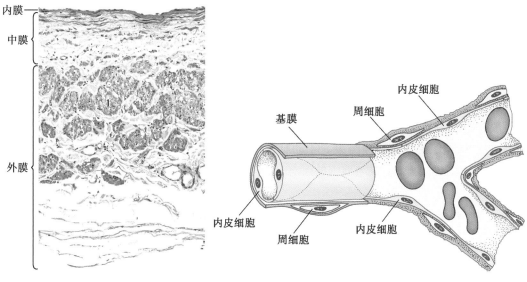

图 7-19　大静脉的微细结构　　　　　图 7-20　毛细血管结构模式图

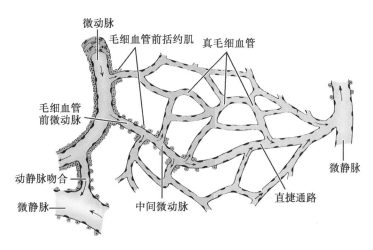

图 7-21　微循环模式图

二、肺循环的血管

（一）肺循环的动脉

肺动脉干（图 7-3）起于右心室，在升主动脉的前方向左后上方斜行，至主动脉弓的下方分为左、右肺动脉。**左肺动脉**较短，水平向左行至左肺门处，分两支进入左肺上、下叶。**右肺动脉**较长，水平向右行至右肺门处，分 3 支进入右肺上、中、下叶。

在肺动脉干分叉处与主动脉弓下缘之间有一结缔组织索，称**动脉韧带**（图 7-3），是胚胎时期动脉导管闭锁后的遗迹。如动脉导管在出生后 6 个月仍未闭锁，则称动脉导管未闭，是常见的先天性心脏病之一。

（二）肺循环的静脉

肺静脉起自肺泡周围的毛细血管网，在肺内逐级汇合，至左、右肺门处分别形成左、右肺上、下静脉出肺,注入左心房。

三、体循环的主要血管

(一)体循环的动脉

体循环的动脉是从心运送血液到全身各部的血管(图7-22),主要的分布特点:①头颈、四肢和躯干一般都有动脉主干分布,左、右基本对称。②躯干的动脉有壁支和脏支之分,壁支一般有明显的节段性。③动脉多居身体的屈侧、深部或安全隐蔽处,常与静脉、神经等伴行,外包结缔组织形成血管神经束。④动脉往往以最短的距离到达所营养的器官。⑤动脉的粗细、支数多少、配布形式与器官的形态、大小和功能密切相关。

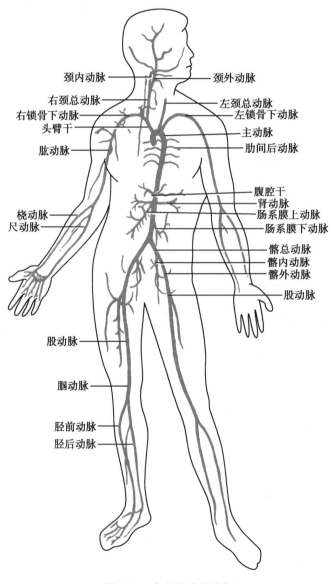

图7-22 全身的动脉分布

体循环的动脉主干主动脉，**主动脉**是全身最粗大的动脉，由左心室发出，向右上方斜行至第 2 胸肋关节后方，再弯向左后，至第 4 胸椎体下缘处转折向下，沿脊柱左前方下行，穿膈的主动脉裂孔入腹腔，至第 4 腰椎下缘处分为左、右髂总动脉。以胸骨角至第 4 胸椎体下缘平面为界，将主动脉分为**升主动脉**、**主动脉弓**和**降主动脉**。

升主动脉 自左心室起始后，在肺动脉干与上腔静脉之间行向右前上方，至右侧第 2 胸肋关节后方移行为主动脉弓。升主动脉根部发出左、右冠状动脉。

主动脉弓 主动脉弓是升主动脉的延续，呈弓形弯向左后方，至第 4 胸椎体下缘移行为降主动脉。主动脉弓壁内有压力感受器，具有调节血压的作用。主动脉弓下方近动脉韧带处有 2~3 个栗粒状小体，称**主动脉小球**，是化学感受器，参与调节呼吸。主动脉弓的凸侧向上发出三个分支，自右前向左后依次是**头臂干**、**左颈总动脉**和**左锁骨下动脉**。头臂干向右上方行至右胸锁关节后方分为右颈总动脉和右锁骨下动脉。左、右颈总动脉是头颈部的动脉主干，左、右锁骨下动脉则主要是上肢的动脉主干（图 7-23）。

降主动脉 降主动脉又以主动脉裂孔为界分为胸主动脉和腹主动脉。

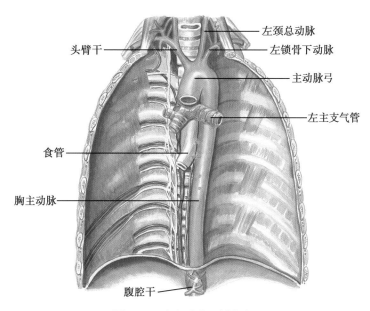

图 7-23 胸主动脉及其分支

1. **头颈部动脉** **颈总动脉**是头颈部的动脉主干。右侧起自头臂干，左侧起自主动脉弓。两侧均在胸锁关节的后方沿气管、喉和食管的外侧上行，至甲状软骨上缘分为颈内动脉和颈外动脉（图 7-24）。在颈总动脉分叉处有颈动脉窦和颈动脉小球。

颈动脉窦是颈总动脉末端和颈内动脉起始部的膨大部分，壁内有压力感受器。当血压升高时，可反射性的引起心跳减慢、血管扩张，血压下降。

颈动脉小球是位于颈内、外动脉分叉处后方的扁椭圆形小体，属化学感受器。能感受血液中氧和二氧化碳浓度的变化。当二氧化碳浓度升高时，可反射性的促使呼吸加快，以排出过多的二氧化碳。

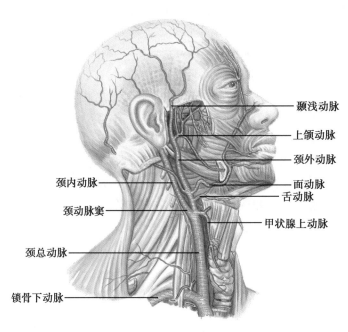

图7-24 颈外动脉及其分支

（1）**颈外动脉** 上行穿腮腺实质达下颌颈高度分为上颌动脉和颞浅动脉两个终支。其主要分支有：

1）**甲状腺上动脉**：起自颈外动脉的起始处，行向前下方，分布于甲状腺上部和喉。

2）**舌动脉**：在甲状腺上动脉的稍上方，平舌骨大角处发自颈外动脉，分布于舌、舌下腺和腭扁桃体。

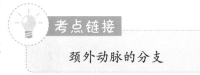

考点链接

颈外动脉的分支

3）**面动脉**：在舌动脉稍上方发出，经下颌下腺深面，在咬肌前缘绕过下颌骨下缘至面部，经口角和鼻翼的外侧上行至眼内眦，改称为内眦动脉。面动脉沿途分布于面部软组织、下颌下腺和腭扁桃体等处。在下颌骨下缘和咬肌前缘交界处，可摸到面动脉的搏动。面部出血时，可在该处压迫止血。

4）**颞浅动脉**：经外耳门前方上行，越过颧弓根上行至颅顶。分布于腮腺和颞、顶、额部软组织。在外耳门前方、颧弓根部可摸到颞浅动脉的搏动，当头前外侧部出血时，可在该处压迫止血。

5）**上颌动脉**：起始后经下颌支的深面进入颞下窝，分支分布于外耳道、中耳、牙及牙龈、咀嚼肌、颊、腭、鼻腔和硬脑膜等处。其中分布于硬脑膜的分支，称脑膜中动脉，穿棘孔入颅腔，紧贴翼点内面走行。当翼点骨折时，易损伤该血管，引起硬膜外血肿。

（2）**颈内动脉** 由颈总动脉发出后，垂直上升到颅底，经颈动脉管入颅腔，分支分布于脑和视器。

2. 锁骨下动脉及上肢动脉

（1）**锁骨下动脉** 右侧起自头臂干，左侧起自主动脉弓，两侧均向外呈弓形经胸膜顶前方，出胸廓上口至颈根部，穿斜角肌间隙，至第1肋外缘延续为腋动脉（图7-25）。当上肢出血时，可在锁骨中点上方将锁骨下动脉压向第1肋进行止血。锁骨下动脉的主要分支有：

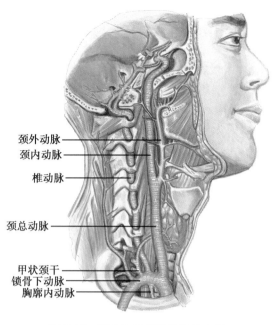

图 7-25　颈内动脉与椎动脉的走行

1）**椎动脉**：由锁骨下动脉上壁发出，向上依次穿第 6~1 颈椎横突孔，经枕骨大孔入颅腔，分布于脑和脊髓。

2）**胸廓内动脉**：起于锁骨下动脉下壁，向下经第 1~7 肋软骨后面，约距胸骨外侧缘 1.5cm 垂直下降，穿膈后进入腹直肌鞘，移行为腹壁上动脉。沿途分布于胸前壁、乳房、心包和腹直肌等处。

3）**甲状颈干**：为一短干，起自锁骨下动脉，分为数支至颈部和肩部。其主要分支为甲状腺下动脉，分布于甲状腺下部和喉等处。

分布于甲状腺的动脉有甲状腺上动脉和甲状腺下动脉，它们分别来自颈外动脉和锁骨下动脉的甲状颈干。气管切开时要注意此动脉的出现，以免损伤。

（2）**上肢的动脉**

1）**腋动脉**：是上肢的动脉主干，行于腋窝深部，出腋窝移行为肱动脉。其主要分支有：胸肩峰动脉、胸外侧动脉、肩胛下动脉和旋肱后动脉等（图 7-26），主要分布于肩部、胸前外侧壁和乳房等处。

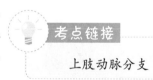

考点链接

上肢动脉分支

2）**肱动脉**：为腋动脉的直接延续，沿肱二头肌内侧缘下行至肘窝分为桡动脉和尺动脉。在肘窝内上方，可触到肱动脉的搏动，是测量血压时听诊的部位（图 7-27）。当前臂和手部大出血时，可在臂中部将肱动脉压向肱骨进行止血（图 7-28）。肱动脉的主要分支是肱深动脉，与桡神经伴行，分支布于肱三头肌和肱骨。

3）**桡动脉**：由肱动脉分出后，在前臂肌前群的桡侧下行，经腕部到达手掌（图 7-27）。桡动脉下端在桡骨茎突的前内侧位置表浅，可触到其搏动，是诊脉的常用部位。桡动脉的主要分支有拇主要动脉和掌浅支。桡动脉沿途分支分布于前臂桡侧肌和手，并参与肘、腕关节网的组成。

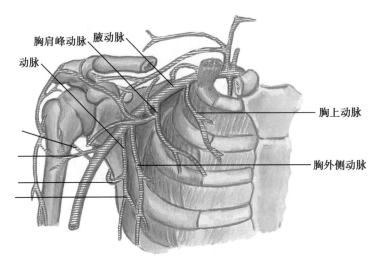

图 7-26 腋动脉及分支

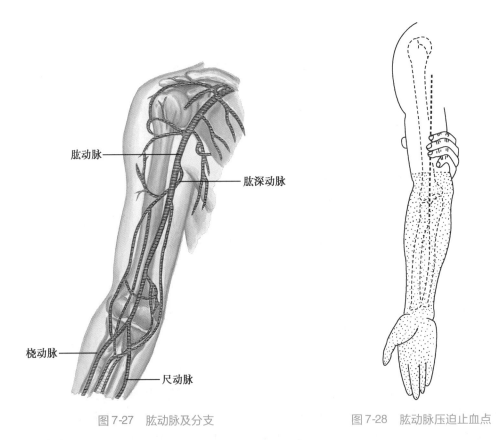

图 7-27 肱动脉及分支

图 7-28 肱动脉压迫止血点

4)**尺动脉**：由肱动脉分出后，在前臂肌前群的尺侧下行，经腕部到达手掌（图 7-27）。尺动脉的主要分支有骨间总动脉和掌深支。尺动脉沿途分支分布于前臂肌、前臂骨，并参与肘、腕关节网的组成。

5）**掌浅弓和掌深弓**

掌浅弓：由尺动脉末端和桡动脉的掌浅支吻合而成（图 7-29），位于掌腱膜和指屈肌腱之间。其最凸处相当于自然握拳时中指所指的位置，在处理手外伤时，应注意保护。掌浅弓发出小指尺掌侧动脉和 3 条指掌侧总动脉，其分支指掌侧固有动脉，沿手指掌面的两侧行向指尖，分布于手掌和第 2～5 指相对缘，手指出血时可在手指两侧压迫止血（图 7-30）。**掌深弓**：由桡动脉末端和尺动脉的掌深支吻合而成（图 7-29），位于指屈肌腱的深面。由弓发出 3 条掌心动脉，分别与相应的指掌侧总动脉吻合。

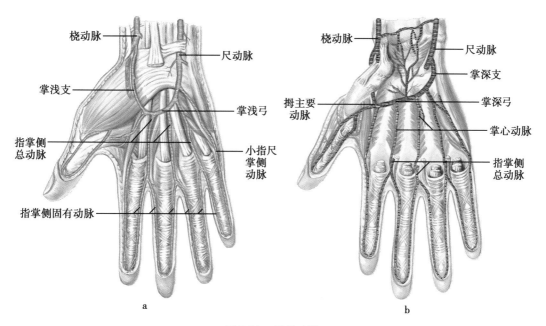

图 7-29 手的动脉

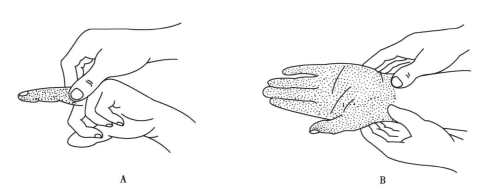

图 7-30 手的动脉压迫止血点

3. **胸部的动脉** 胸主动脉是胸部的动脉主干，发出壁支和脏支（图 7-23）。

壁支有第 3～11 对肋间后动脉（第 1、2 肋间后动脉来自锁骨下动脉）、1 对肋下动脉和膈上动脉，分布于脊髓、背部、胸壁和腹壁的上部等处。**脏支**细小，主要有支气管支、食管支和心包支，分布于气管、支气管、食管和心包。

4. **腹部的动脉** 腹主动脉是腹部的动脉主干，分支亦有脏支和壁支之分（图 7-31）。

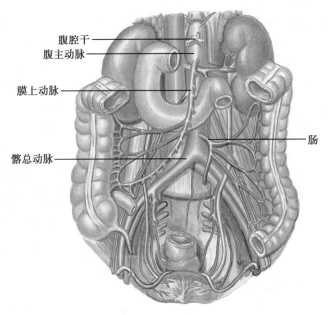

图 7-31 腹主动脉及其分支

壁支 有 4 对腰动脉和 1 对膈下动脉,分布于脊髓、腹后壁和腹前外侧壁、膈的下面。膈下动脉发出肾上腺上动脉到肾上腺。脏支分成对脏支和不成对脏支两种。成对脏支有肾上腺中动脉、肾动脉和睾丸动脉(女性为卵巢动脉),不成对脏支有腹腔干、肠系膜上动脉和肠系膜下动脉。

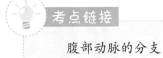

考点链接

腹部动脉的分支

(1) **腹腔干**:为一粗短动脉干,在主动脉裂孔稍下方由腹主动脉前壁发出,立即分为胃左动脉、脾动脉和肝总动脉(图 7-32,图 7-33)。它们分支分布于肝、胆囊、胰、脾、胃、十二指肠和食管腹段。

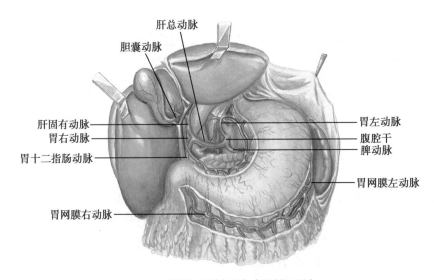

图 7-32 腹腔干及其分支(胃前面观)

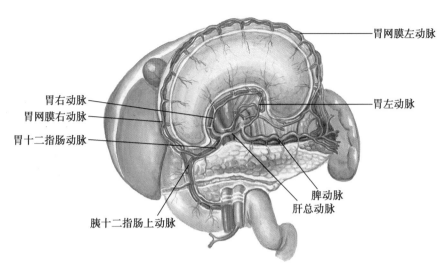

图 7-33　腹腔干及其分支（胃后面观）

1）**胃左动脉**：行向左上方至胃的贲门部，在小网膜两层之间沿胃小弯向右行，与胃右动脉吻合，分支布于食管腹段及胃小弯附近的胃壁。

2）**脾动脉**：沿胰上缘左行达脾门，分数支入脾。沿途发出胰支，分布于胰体和胰尾；发出胃短动脉，分布于胃底；发出胃网膜左动脉，沿胃大弯自左向右行，与胃网膜右动脉吻合，布于胃大弯附近的胃壁和大网膜。

3）**肝总动脉**：向右前行，至十二指肠上部上缘分为肝固有动脉和胃十二指肠动脉。①**肝固有动脉**，在肝十二指肠韧带内上行达肝门，分为左、右支进入肝。右支在入肝前发出胆囊动脉，布于胆囊。肝固有动脉起始处还发出胃右动脉，沿胃小弯向左与胃左动脉吻合，布于胃小弯附近的胃壁。②**胃十二指肠动脉**，在幽门后下缘分为**胃网膜右动脉**和胰十二指肠上动脉。胃网膜右动脉沿胃大弯左行，与胃网膜左动脉吻合，分布于胃大弯附近的胃壁和大网膜。胰十二指肠上动脉，分布于胰头和十二指肠。

（2）**肠系膜上动脉**：在腹腔干的稍下方（相当于第一腰椎水平）由腹主动脉前壁发出，在胰头后方下行，向前越过十二指肠水平部入肠系膜根（图 7-34），呈弓状向右髂窝下行。发出分支分布于小肠以及结肠左曲以前的大肠。其主要分支有：**空肠动脉和回肠动脉**：分布于空肠和回肠；**回结肠动脉**：分布于回肠末端、盲肠和升结肠，回结肠动脉发出阑尾动脉，分布于阑尾；**右结肠动脉**：分布于升结肠；**中结肠动脉**：布于横结肠。

（3）**肠系膜下动脉**：平第 3 腰椎高度发自腹主动脉前壁，沿腹后壁行向左下方，主要分支有：**左结肠动脉**、**乙状结肠动脉**、**直肠上动脉**，分布于降结肠、乙状结肠和直肠上部（图 7-35）。

（4）**肾上腺中动脉**：在平对第 1 腰椎处起自腹主动脉侧壁，横行向外分布于肾上腺中部。

（5）**肾动脉**：在平对第 1、2 腰椎体之间起自腹主动脉侧壁，横行向外经肾门入肾。

（6）**睾丸动脉**：细长，在肾动脉稍下方由腹主动脉前壁发出，沿腰大肌前面斜向外下，经腹股沟管入阴囊，分布于睾丸。在女性为卵巢动脉，分布于卵巢和输卵管。

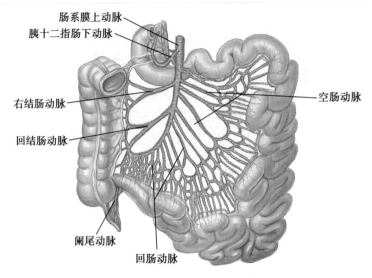

图 7-34 肠系膜上动脉及其分支

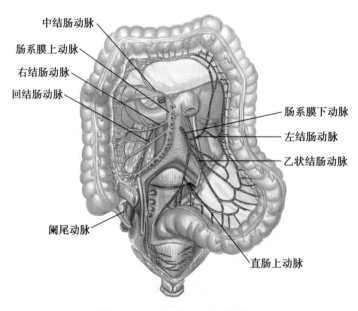

图 7-35 肠系膜下动脉及其分支

5. **髂总动脉及盆部动脉** 髂总动脉在第 4 腰椎体下缘水平由腹主动脉分出，斜向外下方走行，至骶髂关节前方分为髂内动脉和髂外动脉。**髂内动脉**为一短干，沿盆腔侧壁下行，发出壁支和脏支（图 7-36，图 7-37），分布于盆壁和盆腔脏器。

（1）**壁支**

1）**闭孔动脉**：沿骨盆侧壁下行，穿闭孔出盆腔，

考点链接

盆部动脉

分布于大腿内侧部及髋关节。

2）**臀上动脉**和**臀下动脉**：分别经梨状肌上、下缘穿出至臀部,分支营养臀肌和髋关节。

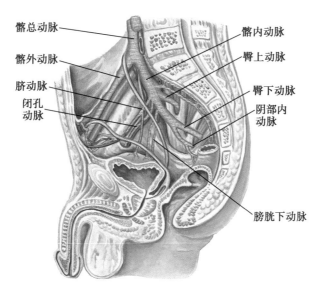

图 7-36 （男性）盆腔的动脉

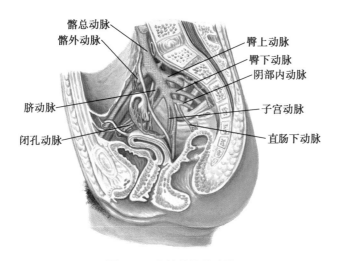

图 7-37 女性盆腔的动脉

（2）**脏支**

1）**膀胱下动脉**：沿盆腔侧壁下行,分布于膀胱底、精囊腺和前列腺。女性分布于膀胱和阴道。

2）**直肠下动脉**：分布于直肠下部,并与直肠上动脉和肛动脉吻合。

3）**子宫动脉**：走行于子宫阔韧带内,在子宫颈外侧2cm处越过输尿管的前方,沿子宫颈上行,分布于阴道、子宫、输卵管和卵巢等处(图7-37)。在子宫切除术结扎子宫动脉时,应尽量靠近子宫,以免损伤输尿管。

4）**阴部内动脉**：自梨状肌下缘出盆腔,进入会阴深部,分支布于肛区和外生殖器。

6. 髂外动脉及下肢动脉

（1）**髂外动脉**：沿腰大肌内侧缘下行，经腹股沟韧带中点深面至股前部，移行为股动脉（图7-38）。其主要分支为腹壁下动脉，经腹股沟管深环内侧上行入腹直肌鞘，分布于腹直肌，并与腹壁上动脉吻合。

（2）**下肢动脉**

1）**股动脉**：为髂外动脉的延续，在股三角内下行，穿过收肌管至腘窝，移行为腘动脉。在腹股沟韧带中点下方可触及股动脉的搏动，当下肢出血时，可在此处向后压向耻骨止血。股动脉（图7-38）的主要分支是股深动脉。其在腹股沟韧带下方2～5cm处由股动脉发出，向后内下行，沿途发出旋股内侧动脉、旋股外侧动脉和3～4支穿动脉，分布于大腿肌和髋关节。

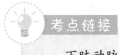

考点链接

下肢动脉的分支

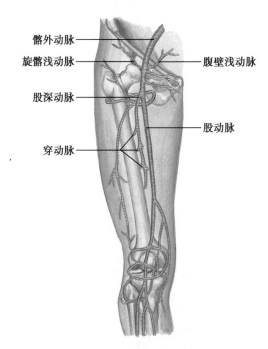

图7-38　股动脉及分支

2）**腘动脉**：行于腘窝深部（图7-40），至腘窝下缘处分为胫前动脉（图7-39）和胫后动脉。腘动脉的分支分布于膝关节和邻近诸肌。

3）**胫后动脉**：自腘动脉发出后，沿小腿后面浅、深肌之间下行，经内踝后方至足底分为足底内侧动脉和足底外侧动脉。胫后动脉分支营养小腿后群肌和外侧群肌，足底内、外侧动脉分布于足底和足趾。

4）**胫前动脉**：自腘动脉发出后，向前穿小腿骨间膜至小腿前面，在小腿前群肌之间下行至踝关节前方移行为足背动脉。胫前动脉分支布于小腿前群肌。

5）**足背动脉**：位置表浅，在踝关节前方，内、外踝连线中点可触及其搏动。足背动脉分支布于足背和足趾。足背部出血时可在该处向深部压迫足背动脉进行止血。

体循环动脉主要分支归纳如下（表 7-1）。

表 7-1 体循环主要动脉

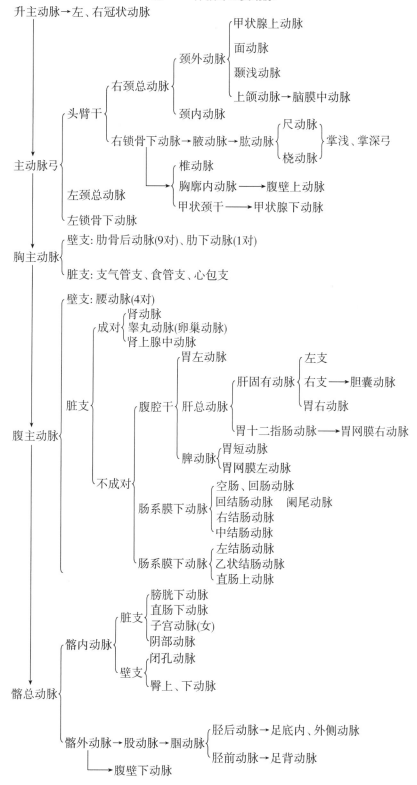

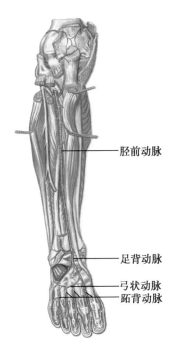

图 7-39 小腿的动脉（前面）

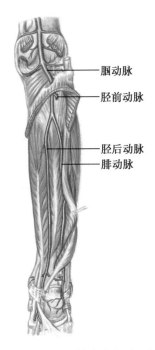

图 7-40 小腿的动脉（后面）

（二）体循环的静脉

体循环的静脉数量多，行程长，分布广，与动脉相比，静脉具有以下特点：①体循环的静脉分浅、深两类。浅静脉又称皮下静脉，位于浅筋膜内，数目较多，不与动脉伴行，最终注入深静脉。临床常经浅静脉注射、输液或采血。深静脉又称伴行静脉，位于深筋膜的深面或体腔内，多与同名动脉伴行。其导血范围与伴行动脉的分布范围大体一致。②静脉的吻合比较丰富。浅静脉多吻合成静脉网（弓），深静脉在某些器官周围吻合成静脉丛，如食管静脉丛、直肠静脉丛、手背静脉网等。③常有静脉瓣（图 7-41）静脉瓣由内膜凸入管腔折叠形成，有防止血液逆流的作用。四肢静脉瓣较多，躯干较大的静脉较少或无。④静脉管壁薄，弹性小，管腔大，压力较低，血流缓慢。静脉不仅比相应动脉的管腔大，而且数量也较多。血液总容量是动脉的两倍以上，从而使回心的血量得以与心的输出量保持平衡。

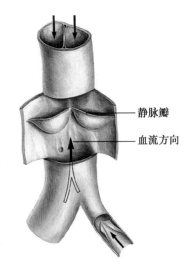

图 7-41 静脉瓣

体循环的静脉包括上腔静脉系、下腔静脉系（包括肝门静脉系）（图 7-42）和心静脉系。

1. **上腔静脉系** 上腔静脉系包括上腔静脉及其属支，主干是**上腔静脉**，主要收集头颈部、上肢、胸壁和部分胸腔器官的静脉血。

上腔静脉是一条短而粗的静脉干，由左、右头臂静脉在右侧第一胸肋关节后方汇合而成，沿升主动脉右侧垂直下行，注入右心房。

头臂静脉又称无名静脉，左、右各一，由同侧的颈内静脉和锁骨下静脉在胸锁关节后方汇合而成，汇合处的夹角称**静脉角**，为淋巴导管注入部位。

（1）**头颈部的静脉**

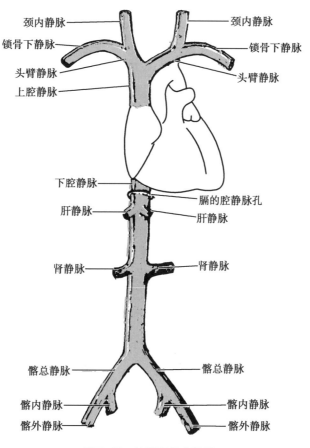

图 7-42　体循环的大静脉

1）**颈内静脉**：为颈部最大的静脉干（图 7-43）。于颈静脉孔处与颅内的乙状窦相延续，伴颈内动脉、颈总动脉下行至胸锁关节后方，与锁骨下静脉汇合成头臂静脉。颈内静脉与颈总动脉、迷走神经一起被周围结缔组织形成的颈动脉鞘包绕，由于颈动脉鞘与颈内静脉管壁连接紧密，使静脉管腔经常处于开放状态，有利于头颈部静脉血液的回流。但当颈内静脉损伤破裂时，管腔不易回缩、塌陷，有导致空气进入形成栓塞的危险。

颈内静脉的属支有颅内支和颅外支。颅内支收集了脑、脑膜、视器、前庭蜗器及颅骨的静脉血。颅外支汇集了面部、颈部的静脉血，主要属支有面静脉和下颌后静脉。

面静脉：起自内眦静脉，与面动脉伴行，至下颌角下方与下颌后静脉的前支汇合后注入颈内静脉。面静脉收集面前部软组织的静脉血。面静脉在口角平面以上没有静脉瓣，且可通过内眦静脉经眶内的眼静脉与颅内海绵窦交通（图 7-44），因此，当口角以上面部感染时，若处理不当如挤压时，细菌和脓栓可经以上交通途径进入颅内海绵窦，造成颅内感染。临床上常将鼻根至两侧口角之间的三角区称为**"危险三角"**。

下颌后静脉：主要起自颅顶的颞浅静脉，在腮腺下端分为前、后两支，前支注入面静脉，后支注入颈外静脉。下颌后静脉收集颅顶和面部深面区域的静脉血。

2）**颈外静脉**：是颈部最大的浅静脉，在耳下方由下颌后静脉的后支、耳后静脉及枕静脉汇合而成。颈外静脉沿胸锁乳突肌表面下行至锁骨上方穿深筋膜注入锁骨下静脉。主要收集耳廓、枕部及颈前区浅层的静脉血。颈外静脉位置表浅而恒定，管径较大，临床上儿科常在此作静脉穿刺。

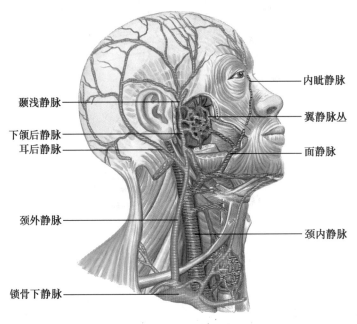

图7-43 头颈部的静脉

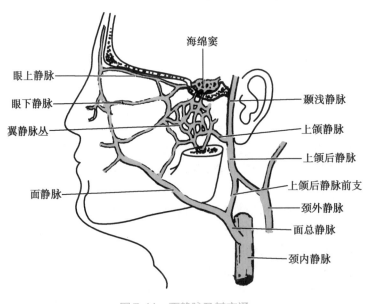

图7-44 面静脉及其交通

（2）**锁骨下静脉及上肢的静脉**

1）**锁骨下静**：是腋静脉的直接延续，位于颈根部，在胸锁关节的后方与颈内静脉汇合成头臂静脉。由于该静脉管腔大、位置恒定，临床上常作为静脉穿刺、心血管造影及长期留置导管的穿刺部位。

2）**上肢的深静脉**：与同名动脉伴行，收集同名动脉分布区域的静脉血，经腋静脉续于锁骨下静脉。

3）**上肢的浅静脉**：主要有头静脉、贵要静脉和肘正中静脉（图7-45），是临床上采血和输液的常选部位。

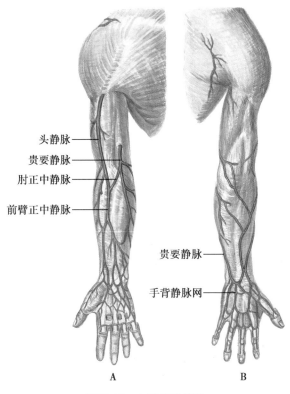

图 7-45　上肢的浅静脉

头静脉：起于手背静脉网的桡侧，转至前臂前面，沿肱二头肌外侧上行至肩部，穿深筋膜注入腋静脉。

贵要静脉：起于手背静脉网的尺侧，转至前臂尺侧，沿肱二头肌内侧上行至臂中部，穿深筋膜注入肱静脉。

肘正中静脉：为一短粗的静脉干，在肘窝处连接头静脉和贵要静脉。

（3）**胸部的静脉**

奇静脉：起自右腰升静脉，穿膈后沿脊柱右侧上行至第4胸椎高度，绕右肺根上方呈弓形向前注入上腔静脉。奇静脉沿途收集右侧肋间后静脉、食管静脉、支气管静脉及半奇静脉的血液。**半奇静脉**：起自左腰升静脉，穿膈后沿脊柱左侧上行至第8～9胸椎高度越过脊柱前方注入奇静脉。**副半奇静脉**：沿脊柱左侧下行注入半奇静脉。半奇静脉和副半奇静脉主要收集左侧肋间后静脉血液。

椎静脉丛：包括椎管内、外，静脉丛是沟通上、下腔静脉系和颅内、外静脉的重要通道之一（图7-46）。

2. **下腔静脉系**　由下腔静脉及其属支组成，收集下肢、盆部和腹部的静脉血，其主干是下腔静脉。

下腔静脉（图7-47）是全身最大的静脉干，在第5腰椎的右前方由左、右髂总静脉汇合而成，沿腹主动脉右侧上行，穿膈的腔静脉孔入胸腔，注入右心房。

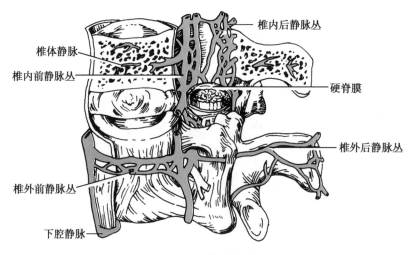

图 7-46 椎静脉丛

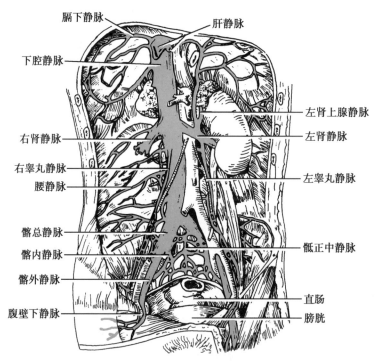

图 7-47 下腔静脉及其属支

（1）**下肢的静脉**

下肢的深静脉：与同名动脉伴行，收集同名动脉分布区域的静脉血。

下肢的浅静脉：主要有大隐静脉和小隐静脉（图 7-48），由于行程长、静脉瓣多，因此易发生静脉曲张。

1）**大隐静脉**：是全身最长的浅静脉，起自足背静脉弓的内侧，经内踝前方沿小腿、大腿前内侧上行至耻骨结节外下方向深面注入股静脉。大隐静脉在内踝前方位置恒定且表浅，是临床上静脉穿刺的常选部位。大隐静脉也是下肢静脉曲张好发的血管。

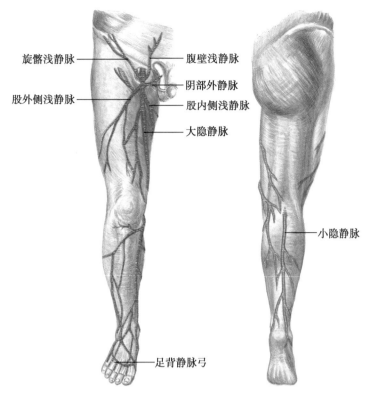

旋髂浅静脉 —— —— 腹壁浅静脉

股外侧浅静脉 —— —— 阴部外静脉

—— 股内侧浅静脉

—— 大隐静脉

小隐静脉

足背静脉弓

图 7-48 大、小隐静脉及属支

2）**小隐静脉**：起自足背静脉弓的外侧，经外踝后方沿小腿后面上行至腘窝，穿深筋膜注入腘静脉。

（2）**盆部的静脉**

1）**髂内静脉**：短而粗，与髂内动脉伴行，在骶髂关节前方与髂外静脉汇合成髂总静脉。髂内静脉的属支有臀上静脉、臀下静脉、闭孔静脉等壁支，以及膀胱下静脉、直肠下静脉、阴部内静脉、子宫静脉等脏支，它们收集同名动脉分布区的静脉血。其中脏支是由膀胱静脉丛、直肠静脉丛、子宫静脉丛等汇合而成。直肠静脉丛（图 7-49）的上部、中部、下部分别汇入直肠上静脉、直肠下静脉和肛静脉。

2）**髂外静脉**：是股静脉的延续，收集同名动脉分布区的静脉血。

3）**髂总静脉**：由髂内静脉和髂外静脉在骶髂关节的前方汇合而成。

（3）**腹部的静脉**：腹部的静脉直接或间接地注入下腔静脉，分壁支和脏支。

壁支包括 1 对膈下静脉和 4 对腰静脉，收集膈下面及腹后壁的静脉血。左、右腰静脉之间分别有腰升静脉纵行串连，向上分别移行为半奇静脉和奇静脉，向下连于同侧的髂总静脉。

脏支比较复杂，腹腔内成对器官的脏支几乎都直接注入下腔静脉，而不成对器官的脏支则先经肝门静脉入肝，在肝内代谢后再经肝静脉注入下腔静脉。

1）**肾上腺静脉**：左、右各一，左侧注入左肾静脉，右侧注入下腔静脉。

2）**肾静脉**：在肾门处由 3~5 条静脉汇合而成，在肾动脉前方行向内侧注入下腔静脉。

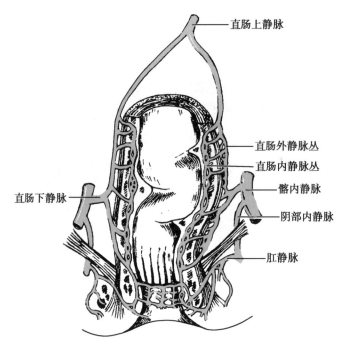

图 7-49　直肠静脉丛

　　3）**睾丸静脉**：起自睾丸和附睾,在精索内形成蔓状静脉丛,逐渐汇合成睾丸静脉。左睾丸静脉以直角汇入左肾静脉,右睾丸静脉直接汇入下腔静脉。故睾丸静脉曲张多见于左侧。该静脉在女性为卵巢静脉,起自卵巢,汇入部位与男性相同。

　　4）**肝静脉**：位于肝内,2~3 条,收集肝血窦回流的静脉血,在肝的后缘处注入下腔静脉。

　　5）**肝门静脉系**：由肝门静脉(图 7-50)及其属支组成。

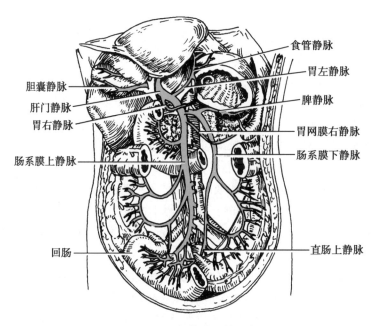

图 7-50　肝门静脉及其属支

肝门静脉 在胰头后方由脾静脉和肠系膜上静脉汇合而成,为唯一一条进入脏器的静脉,向右上行达肝门处分左、右两支进入肝,在肝内反复分支最后汇入肝血窦,与来自肝固有动脉的血液混合后逐级汇入肝静脉,最后注入下腔静脉。肝门静脉的结构特点为:①为一粗短的主干,长约 6~8cm。②起止两端均为毛细血管。③主干及其属支内均无瓣膜,故在肝门静脉高压时,血液可逆流。肝门静脉的主要功能是:将消化管道吸收的物质运输至肝,在肝内进行合成、分解、解毒、贮存,为肝的功能性血管。

肝门静脉的主要属支有:脾静脉、肠系膜上静脉、肠系膜下静脉、胃左静脉、附脐静脉、胃右静脉和胆囊静脉。肝门静脉通过属支收集腹腔内除肝以外不成对器官的静脉血。

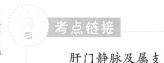

考点链接

肝门静脉及属支

肝门静脉系与上、下腔静脉系之间有丰富的吻合主要有三处(图7-51)。

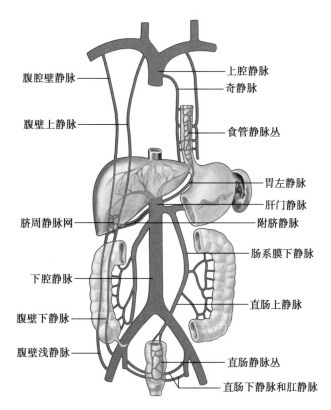

图7-51 肝门静脉与上、下腔静脉系间吻合模式图

①**食管静脉丛**,食管静脉丛向下与肝门静脉的属支胃左静脉交通,向上与上腔静脉的属支奇静脉相交通,构成了肝门静脉系与上腔静脉系之间的吻合。②**直肠静脉丛**,直肠静脉丛向上与肠系膜下静脉的属支直肠上静脉交通,向下与髂内静脉的属支直肠下静脉和肛静脉交通,构成了肝门静脉系与下腔静脉系之间的吻合。③**脐周静脉网**,肝门静脉的属支附脐静脉通过脐周静脉网向上与上腔静脉系的腹壁上静脉、胸腹壁静脉交

通,向下与下腔静脉系的腹壁下静脉、腹壁浅静脉交通,构成了肝门静脉系与上、下腔静脉系之间的吻合。

门静脉侧支循环归纳如下(表7-2)。

表7-2 门静脉侧支循环示意表

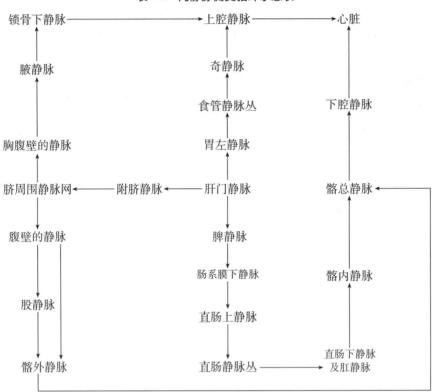

知识链接

门脉高压症

通过肝脏的门静脉血流受阻,血流淤滞或肝血流量增加,引起门脉系压力增高,临床表现为脾肿大和脾功能亢进、食道胃底静脉曲张、呕血或黑便、腹水等症状,门静脉压力超过2.45kPa时称为门脉高压症。临床上常采用输血、药物、三腔管气囊压迫、内镜下食管曲张静脉套扎(EVL)、放射介入或手术的方式来治疗。

体循环静脉回流归纳如下（表7-3）。

表7-3　体循环主要静脉回流简表

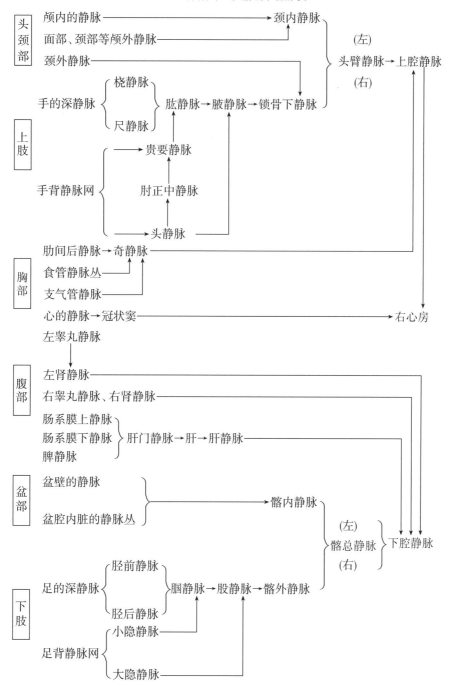

第四节 淋巴系统

案例

　　王先生,39岁。因上腹部疼痛5个月,持续全腹胀痛3个月,加重20天入院。入院前5个月饭后发生心前区针刺样痛。此后食欲下降,全身无力。3个月前腹痛转至全腹,食欲更差。20多天前自觉腹胀,不能进食,近来明显消瘦,无特殊病史。体格检查时发现左锁骨上扪及淋巴结,约黄豆大,中等硬,无压痛,活动,腹部膨隆。诊断结果:溃疡型胃癌伴淋巴道、血道转移。

　　请问:胃癌的癌细胞通过哪些淋巴管道进行转移,转移到何处?

　　淋巴系统由**淋巴管道**、**淋巴组织**和**淋巴器官**组成。淋巴系统内流动着无色透明液体,称淋巴(液)(图7-52)。自小肠绒毛中的中央乳糜池至胸导管的淋巴管道中,淋巴因含乳糜微粒呈乳白色。

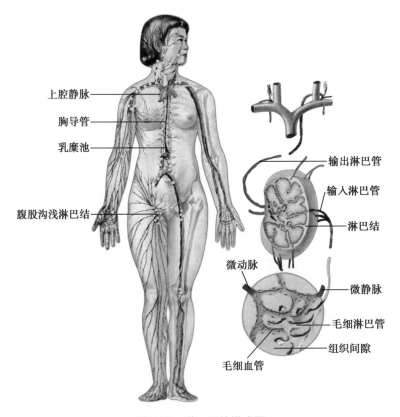

上腔静脉
胸导管
乳糜池

腹股沟浅淋巴结

输出淋巴管
输入淋巴管
淋巴结

微动脉
微静脉
毛细淋巴管
组织间隙
毛细血管

图7-52　淋巴系统模式图

　　血液流经毛细血管动脉端时,部分液体成分经毛细血管壁滤出到组织间隙,形成组织液。组织液与细胞进行物质交换后,大部分从毛细血管静脉端被吸收回静脉,小部分水分和大分子物质则进入毛细淋巴管成为淋巴液。淋巴液沿各级淋巴管道和淋巴结的淋巴窦向心流动,最终汇入静脉。淋巴系统是心血管系统的辅助部分,协助静脉引导组织液回流。此外,淋巴组织和淋巴器官还具有产生淋巴细胞、过滤淋巴液和参与免疫应答的功能。

一、淋巴管道

淋巴管道分为毛细淋巴管、淋巴管、淋巴干和淋巴导管。

(一)毛细淋巴管

毛细淋巴管是淋巴管道的起始部分,以膨大的盲端起始于组织间隙,彼此吻合成毛细淋巴管网。通透性大,大分子物质、癌细胞、细菌易进入。除上皮、脑、脊髓、晶状体、角膜、牙釉质等处外,毛细淋巴管遍布全身。

(二)淋巴管

淋巴管由毛细淋巴管汇合而成,管壁的结构和静脉相似,也有丰富的瓣膜,具有防止淋巴液逆流的作用。淋巴管在向心走行的过程中,通常要经过一个或多个淋巴结。

(三)淋巴干

全身各部的浅、深淋巴管经过一系列淋巴结群后汇合而把成。淋巴干共有9条,即左、**右颈干**,左、**右锁骨下干**,左、**右支气管纵隔干**和1条**肠干**(图7-53)。

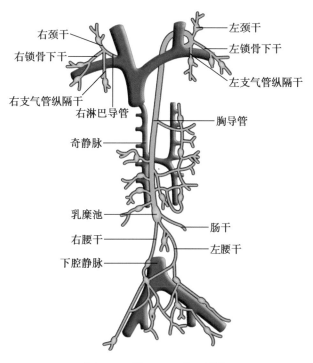

图 7-53 淋巴干及淋巴导管

(四)淋巴导管

淋巴导管由全身9条淋巴干最后汇合而成,共有2条,即胸导管和右淋巴导管,分别注入左、右静脉角。

1. **胸导管** 是全身最粗大最长的淋巴导管,长30~40cm,在第1腰椎体前方的起自**乳糜池**(为胸导管起始处的膨大,由左、右腰干和肠干汇合而成),经膈肌的主动脉裂孔进入胸腔,在食管后方沿脊柱右前方上行,至第5胸椎高度向左侧斜行,然后沿脊柱左前方上行,至颈根部呈弓状注入左静脉角。在注入左静脉角之前,有左颈干、左锁骨下干和左支气管纵隔干汇入。胸导管收集两下肢、盆部、腹部、左胸部、左上肢和左头颈部的淋巴,即全身 3/4 的淋巴回流。

2. 右淋巴导管 为一短干,长约 1 ~ 1.5cm,由右颈干、右锁骨下干和右支气管纵隔干汇合而成,注入右静脉角。右淋巴导管收集右头颈部、右上肢、右胸部的淋巴,即全身 1/4 的淋巴回流。

二、淋巴器官

包括淋巴结、脾、胸腺和扁桃体等。

(一)淋巴结

淋巴结为大小不等的圆形或椭圆形灰红色小体,直径 2 ~ 20mm,质软。一侧隆凸,有数条输入淋巴管进入;一侧凹陷称**淋巴结门**,有 1 ~ 2 条输出淋巴管及血管、神经出入。淋巴管在向心过程中要穿过数个淋巴结,因此一个淋巴结的输出淋巴管可成为下一淋巴结的输入淋巴管,淋巴结内的淋巴窦是淋巴液流经淋巴结的通路。淋巴结常成群分布,按其位置不同可分为浅淋巴结和深淋巴结。浅淋巴结位于浅筋膜内;深淋巴结位于深筋膜深面。四肢的淋巴结多位于关节的屈侧,如腋窝、肘窝、腹股沟等处;内脏的淋巴结多位于器官的门附近或血管的周围。

知识链接

淋巴结与肿瘤转移

淋巴管道是恶性肿瘤最常见的转移途径之一,由于毛细淋巴管的通透性大,恶性肿瘤细胞易侵入淋巴管,到达局部淋巴结,使淋巴结肿大。如肺癌首先转移到肺门淋巴结;面部肿瘤,首先转移到下颌下淋巴结;鼻咽癌先转移到咽后淋巴结;食管癌或胃癌先转移到在锁骨下淋巴结,使局部淋巴结肿大,局部淋巴可继续转移下站其它淋巴结,最后经淋巴管进入血液再继发血道转移。

(二)脾

脾是人体最大的淋巴器官(图 7-54),重约 110 ~ 200g。脾位于左季肋区,胃底与膈之间,第 9 ~ 11 肋的深面,其长轴与第 10 肋一致,正常时在左肋弓下不能触及。

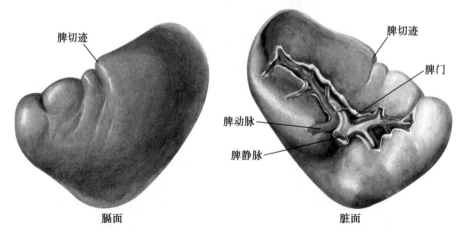

脾切迹 脾切迹 脾门 脾动脉 脾静脉

膈面 脏面

图 7-54 脾的形态

活体脾为暗红色实质性器官,扁椭圆形,质软而脆,受暴力打击时,易导致脾破裂。脾分为内、外侧面,上、下两缘和前、后两端。内侧面凹陷,与胃底、左肾、左肾上腺、结肠左曲和胰尾相邻,又称脏面,近中央处有脾门,是血管、神经出入的部位。外侧面平滑隆凸,与膈相对,又称膈面。前端较宽,朝向前外,后端钝圆,朝向后内方。上缘较薄,前部有 2~3 个**脾切迹**,是临床触诊脾的标志。下缘钝圆,朝向后下方。

脾是人体重要的淋巴器官,其主要功能是参与机体免疫应答、造血、储血、滤血。

(三)胸腺

胸腺位于胸骨柄后方,上纵隔前部,上窄下宽,一般分为大小不对称的左、右两叶,色灰红,质柔软。新生儿及幼儿时期的胸腺相对较大,随着年龄的增长,胸腺继续发育,至青春期可达 25~40g,后逐渐萎缩,成人胸腺腺组织常被脂肪组织所代替(图 7-55)。胸腺对人体免疫功能的建立有重要意义。

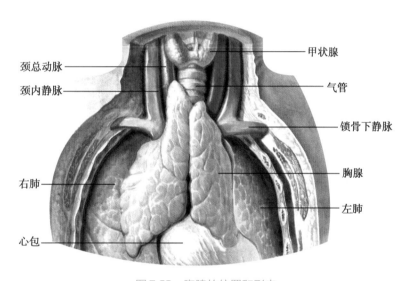

图 7-55　胸腺的位置和形态

本章小结

脉管系统由心血管系统和淋巴系统组成,心血管系统由心和血管(动脉、毛细血管、静脉)的组成。血液循环指血液在心血管里周而复始的流动,分体循环和肺循环。心位于胸腔中纵隔内,分心尖、心底、胸肋面、膈面、左缘、右缘、下缘、冠状沟、前室间沟、后室间沟、后房间沟,心有右心房、右心室、左心房、左心室四个腔。心壁由心内膜、心肌层、心外膜组成,心壁上有特殊心肌细胞构成的传导系统,在体表可用左右上下四点连线确定心脏的位置。血管分动脉、毛细血管和静脉,从心室出发主动脉,不断走行分支,分布到器官,静脉起于毛细血管,逐级形成属支汇入上下腔静脉及冠状窦注入右心房。淋巴系统由淋巴管道和淋巴器官,淋巴器官包括:淋巴结、脾和胸腺。

(冷攀菊　魏成超)

目标测试

A1 型选择题

1. 动脉是
    A. 运送动脉血(即氧饱和血液)的血管
    B. 具有明显搏动的血管
    C. 由心室发出的血管
    D. 压力高、管壁厚、容量大的血管
    E. 与左半心相连的血管

2. 体循环起于
    A. 左心房
    B. 左心室
    C. 右心房
    D. 右心室
    E. 全身的毛细血管网

3. 心位于
    A. 前纵隔内
    B. 约2/3位于纵隔的右侧
    C. 胸膜腔内
    D. 大部分位于体正中线左侧
    E. 以上都不对

4. 位于右房室口的是
    A. 二尖瓣
    B. 主动脉瓣
    C. 肺动脉瓣
    D. 三尖瓣
    E. 二尖瓣和三尖瓣

5. 心室收缩时关闭的是
    A. 主动脉瓣和肺动脉瓣
    B. 二尖瓣和三尖瓣
    C. 三尖瓣和主动脉瓣
    D. 二尖瓣和主动脉瓣
    E. 二尖瓣和肺动脉瓣

6. 心脏正常的起搏点是
    A. 房室结
    B. 窦房结
    C. 结间束
    D. 左右束支
    E. 浦肯野氏纤维

7. 有关冠状动脉的正确描述是
    A. 营养心的血管
    B. 起自肺动脉的起始部
    C. 前室间支来自右冠状动脉
    D. 左冠状动脉发出后室间支
    E. 旋支营养左室前壁

8. 关于心包的叙述,**错误的**是
    A. 分纤维性心包和浆膜性心包
    B. 纤维性心包与出入心的大血管外膜相延续
    C. 浆膜性心包分脏壁两层
    D. 纤维性心包与浆膜性心包之间的腔隙称心包腔
    E. 浆膜性心包的脏层即心外膜

9. 关于心的体表投影,**错误的**说法为
    A. 左上点为左侧第2肋软骨下缘,距胸骨左缘1.2cm处
    B. 右上点为右侧第3肋软骨下缘,距胸骨右缘1cm处
    C. 右下点为右侧第6胸肋关节处
    D. 左下点为心尖处
    E. 心的体表投影对诊断心界是否扩大有实用意义

10. 主动脉弓的分支由右向左依次为
    A. 头臂干、右颈总动脉、右锁骨下动脉
    B. 右锁骨下动脉、右颈总动脉、头臂干
    C. 头臂干、左颈总动脉、左锁骨下动脉
    D. 左颈总动脉、左锁骨下动脉、头臂干
    E. 头臂干、右锁骨下静脉、左颈总动脉

11. 测量血压常用
    A. 锁骨下动脉　　　　　　B. 肱动脉　　　　　　　　C. 尺动脉
    D. 桡动脉　　　　　　　　E. 以上都不对

12. 有关面静脉的正确描述是
    A. 在下颌角下方与下颌后静脉汇合　　　B. 下行至舌骨大角处注入颈外静脉
    C. 无静脉瓣,心衰时可出现静脉怒张　　　D. 与海绵窦相交通
    E. 有丰富的静脉瓣

13. 容易发生静脉曲张的是
    A. 股静脉　　　　　　　　B. 大隐静脉　　　　　　　C. 头静脉
    D. 贵要静脉　　　　　　　E. 颈外静脉

14. 胸导管常注入
    A. 右静脉角　　　　　　　B. 左静脉角　　　　　　　C. 上腔静脉
    D. 右颈内静脉　　　　　　E. 锁骨下静脉

15. 有关脾的正确描述是
    A. 位于右季肋区　　　　　　　　　　B. 与左第 9~11 肋相对
    C. 其长轴与肋弓一致　　　　　　　　D. 下缘有 2~3 个脾切迹
    E. 属腹膜外位器官

第八章 感 觉 器

学习目标

1. 熟悉　眼球壁的层次及各层分部的形态结构；眼球屈光系统的组成及房水的循环途径；外耳、中耳的组成及分部；鼓室的构造及各壁的毗邻。
2. 了解　眼睑、结膜、泪器的位置和形态结构；眼外肌的名称和作用；骨迷路和膜迷路的组成及形态结构。

感觉器由感受器和附属器构成。

感受器是感受机体内、外环境变化的装置，其功能是能够接受各种刺激，并能将刺激转变为神经冲动，通过周围神经传入中枢，最后在大脑皮质一定部位，产生相应的感觉。

感受器的种类繁多，可分为一般感受器和特殊感受器。一般感受器结构简单，主要由感觉神经末梢形成，位于内脏、皮肤和血管等处；特殊感受器结构复杂，具有特殊的感觉细胞，如视觉、听觉、味觉和嗅觉等感受器。

第一节 视 器

案例

王阿姨，42 岁。右眼视力下降，剧烈眼痛伴同侧头痛半天而入院。检查发现右眼角膜水肿，房水混浊，眼前房变浅，瞳孔散大，右眼压升高，眼底：右眼窥不清。诊断为右眼急性闭角型青光眼。

请问：1. 眼压升高继发青光眼的解剖学基础是什么？

2. 房水与泪液两种体液的不同。

视器即眼，由眼球及眼副器 2 部分组成。

一、眼球

眼球位于眶的前部，后方由视神经连于间脑。眼球包括眼球壁及眼球内容物 2 部分（图 8-1）。

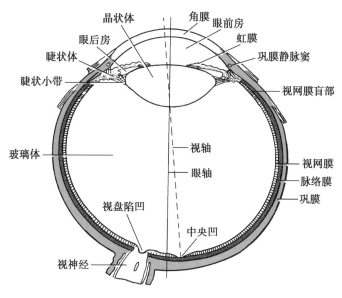

图 8-1　右眼球水平切面

（一）眼球壁

从外至内,由眼外膜、中膜和内膜 3 层构成。

1. **外膜**　由坚韧的致密结缔组织构成,又称**纤维膜**,分为角膜和巩膜 2 部分。

（1）**角膜**:占眼外膜的前 1/6,无色透明,前面微凸,后面凹陷,有屈光作用。角膜内无血管,但含有丰富的感觉神经末梢,故感觉敏锐。

（2）**巩膜**:占眼外膜的后 5/6,为白色坚韧不透明的膜,有维持眼球形态和保护眼球内容物的作用。巩膜后方有视神经穿过。巩膜与角膜交界处有一环形的**巩膜静脉窦**（图8-2）。

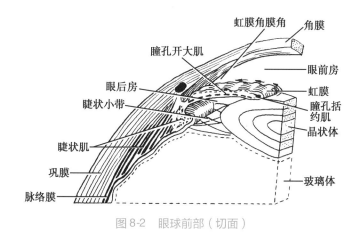

图 8-2　眼球前部（切面）

知识链接

重留光明在人间——角膜移植

我国目前大约有 400 万人因角膜病致残,但每年能做的角膜移植手术只有 2000 余例,不及美国十分之一。我们缺乏的不是技术,而是角膜。

角膜移植是用健康人捐献的角膜代替患者病变角膜的一种重要的眼科成形、复明手术。手术中,医生切掉角膜的病变部分甚至整个角膜,然后缝合上健康的角膜组织,使许多患者重见光明。不少人认为角膜移植是整个眼球都被移植,其实并非如此。就眼球而言,目前只是角膜可以移植,眼睛的其他活组织移植还处于研究和探索之中。

2. **中膜** 薄而柔软,含有丰富的血管和色素细胞,形成眼的暗箱,又称**血管膜**。中膜由前向后可分为虹膜、睫状体和脉络膜 3 部分。

(1) **虹膜**:位于角膜后方,国人多为棕色。其中央有一圆形的孔称**瞳孔**,为光线入眼的通路,在活体上通过角膜可看见虹膜和瞳孔。虹膜内有两种排列不同方向的平滑肌:一为环绕瞳孔周围的称为**瞳孔括约肌**,收缩时瞳孔缩小;另一种为放射状排列的称为**瞳孔开大肌**,收缩时瞳孔开大。

(2) **睫状体**:是眼球血管膜的环形增厚部分,在虹膜的后方,由睫状体发出睫状小带与晶状体相连。睫状体内有平滑肌,称**睫状肌**。该肌收缩和舒张,可松弛和拉紧睫状小带,以调节晶状体的曲度。

(3) **脉络膜**:占眼球中膜后方的大部分,贴于巩膜的内面。前方连于睫状体,后方有视神经穿过。此膜有营养眼内组织并吸收眼内分散光线等作用。

3. **内膜** 又称**视网膜**。由前向后可分为 3 部,即虹膜部、睫状体部和视部,其中前两部分合称盲部,无感光作用,视部的面积最大,贴在脉络膜的内面,有感光作用。视网膜后部称眼底,偏鼻侧有一白色圆形隆起,称为**视神经盘**(视神经乳头或视乳头),是视神经起始和视网膜中央动、静脉出入处。此处不能感光,故生理上称盲点。在视神经盘的颞侧约 3.5mm处,有一黄色区域,称为**黄斑**。黄斑中央处凹陷,称中央凹,是感光最敏锐的地方(图 8-3)。

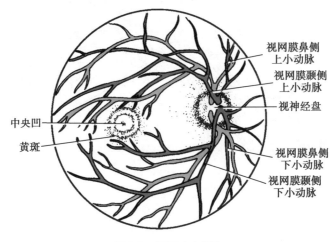

图 8-3 眼底(右侧)

视网膜的微细结构,可简略地分为内、外两层。外层为单层色素上皮,内层由三层神经细胞组成:最外层为**视锥细胞**和**视杆细胞**,是紧靠色素上皮的感光细胞;中间层为双极细胞;最内层为神经节细胞(图8-4)。

（二）眼球内容物

眼球的内容物包括房水、晶状体和玻璃体(图8-5)。

1. **房水** 眼房为角膜与晶状体之间的空隙,被虹膜分隔为眼球前房和眼球后房,借虹膜中间的瞳孔相通(图8-2)。房水是无色透明循环流动的液体,充满于眼房。

房水由睫状体产生,自眼球后房经瞳孔到达眼球前房,然后经角膜与虹膜之间的虹膜角膜角(前房角)入巩膜静脉窦,最后汇入眼静脉,此过程为**房水循环**。房水有营养角膜和晶状体以及维持眼内压的作用。

2. **晶状体** 位于虹膜和玻璃体之间,呈双凸透镜状,富有弹性,无血管和神经。晶状体借睫状小带与睫状体相连。曲度可随视物远、近不同而改变。视近物时,睫状肌收缩,睫状小带松弛,晶状体因本身的弹性回缩而变厚,屈光能力增强,使进入眼球的物像能聚焦于视网膜上。视远物时,睫状肌松弛,睫状小带被拉紧,使晶状体变薄,屈光能力减弱,物像仍聚焦于视网膜上。

3. **玻璃体** 是无色透明的胶状物质,填充于晶状体和视网膜之间,除具有屈光作用外,还有支撑视网膜的作用。若玻璃体发生混浊,可影响视力。

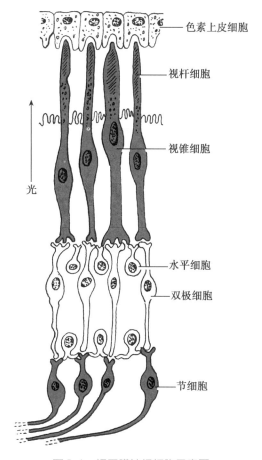

色素上皮细胞

视杆细胞

视锥细胞

水平细胞

双极细胞

节细胞

光

图8-4 视网膜神经细胞示意图

角膜、房水、晶状体和玻璃体这些结构都是无色透明的,具有屈光作用,组成**眼的屈光系统**。

知识链接

青光眼·白内障

正常情况下房水不停地进行循环、更新,维持眼内压的正常。若房水在循环过程中任何部位受阻,均引起眼内压增高,导致视神经盘凹陷、视神经萎缩和视野缺损,使视力受损,甚至失明,临床上称为青光眼,患者常出现头痛、眼痛、呕吐、视力障碍等症状。

正常人体的晶状体透明无血管,它的主要营养来自房水。各种原因导致晶状体混浊而影响视力,称为白内障。白内障患者通过手术,摘除混浊的晶状体并植入人造晶状体,可以恢复视力。

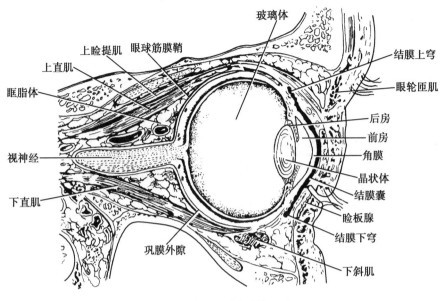

图 8-5 右眼眶（矢状切面）

二、眼副器

眼副器包括眼睑、结膜、泪器和眼球外肌等，对眼球具有保护、运动和支持等功能。

（一）眼睑

眼睑俗称**眼皮**，可分为上睑和下睑，上、下睑之间的裂隙，称为睑裂。睑裂的内侧端和外侧端，分别称为内眦、外眦。上、下睑缘生有睫毛。眼睑由外向内由皮肤、皮下组织、肌层、睑板和结膜构成。皮下组织疏松，易发生水肿。睑板由致密结缔组织构成，内有睑板腺，其分泌物有润滑睑缘的作用，也可防止泪液外溢（图8-6）。

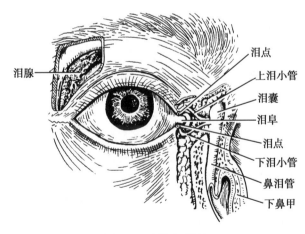

图 8-6 眼睑和泪器

（二）结膜

结膜是薄而透明并富含血管的黏膜，可分为**睑结膜**、**球结膜**和**结膜穹隆**3部分。睑结膜贴在眼睑内面;球结膜贴在巩膜前面的表面;结膜穹隆为睑结膜与球结膜之间的移行部分,分别形成结膜上穹和结膜下穹。当闭眼时结膜围成囊状,称为**结膜囊**。

（三）泪器

泪器由**泪腺**和**泪道**两部分组成。泪腺位于眶上壁前外侧的泪腺窝内,其排泄管开口于结膜上穹。泪腺分泌的泪液有冲洗结膜囊异物、湿润角膜及抑制细菌生长等作用。泪道由泪点、泪小管、泪囊和鼻泪管组成(图 8-6)。泪点分上泪点和下泪点,分别位于内眦的内面,为泪小管的入口。泪小管为连接泪点和泪囊的小管,分为上泪小管和下泪小管,共同开口于泪囊。泪囊为一膜性囊,位于眶内侧壁前方的泪囊窝内,上端为一盲端,下续鼻泪管。鼻泪管为连接鼻腔与泪囊的膜性管,开口于下鼻道。

（四）眼球外肌

眼球外肌有 7 块:**上直肌**收缩使眼球转向内上方;**下直肌**收缩使眼球转向内下方;**内直肌**、**外直肌**收缩分别使眼球转向内侧和外侧;**上斜肌**收缩时使眼球转向外下方;**下斜肌**收缩时使眼球转向外上方;**上睑提肌**收缩时提起上睑,开大睑裂(图 8-7,图 8-8)。

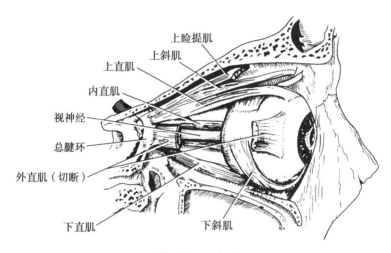

图 8-7 眼外肌

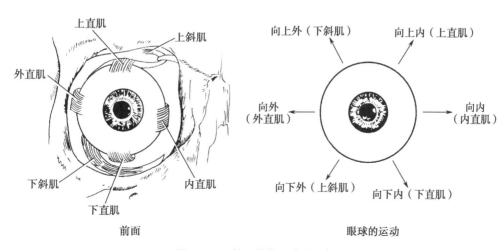

图 8-8 眼外肌的作用（右眼）

三、眼的血管

眼动脉,发自颈内动脉,分布于眼球和眼副器,其中到眼球的分支称**视网膜中央动脉**,经视乳头进入眼球后分为 4 支,分别是视网膜鼻侧上、下小动脉和视网膜颞侧上、下小动脉,分布于视网膜(图 8-3)。

临床上常用眼底镜来观察这些小动脉的形态,对动脉硬化等疾病进行辅助诊断。

眼的静脉与同名动脉伴行。

第二节 前 庭 蜗 器

案例

小刚,男,17 岁。挖耳数天后出现右耳剧痛,张口受限。检查:右侧外耳道前下壁充血肿胀,外耳道狭窄,牵拉耳廓或压迫耳屏时疼痛加剧。诊断为右外耳道疖。

请问:1. 外耳道疖为什么会出现剧痛?

2. 为什么在牵拉耳廓或压迫耳屏时疼痛加剧?

3. 为什么会出现张口受限?

前庭蜗器又称**耳**,分为外耳、中耳和内耳 3 部分。外耳和中耳是收集和传导声波的装置,内耳有接受声波和位置觉刺激的感受器(图 8-9)。

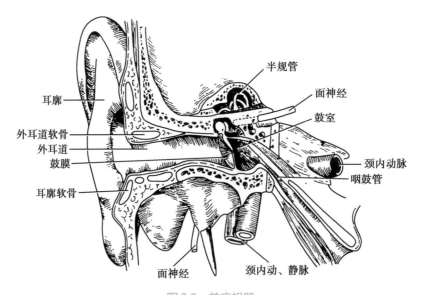

图 8-9 前庭蜗器

一、外耳

外耳包括耳廓、外耳道和鼓膜 3 部分。

(一)耳廓

耳廓大部分以弹性软骨作支架,表面覆以皮肤。耳廓的下部只含结缔组织和脂肪,称耳垂,是临床常用的采血部位。耳廓外侧面中部有一孔,称外耳门,外耳门前方有一突起,称耳屏。

（二）外耳道

外耳道为外耳门至鼓膜之间的弯曲管道（图8-9），呈"～"形,成人长约2.0～2.5cm。其外侧1/3 段为软骨部,指向内后上方;内侧2/3 段为骨性部,指向内前下方。检查鼓膜时,应将耳廓拉向后上方,使外耳道变直以便观察。婴儿的外耳道骨部和软骨部尚未发育完全,所以外耳道短而直,鼓膜近似水平位,检查时要将耳廓拉向后下方。外耳道皮下组织少,皮肤与软骨膜及骨膜紧密结合,发生疖肿时压迫神经,产生剧烈疼痛。外耳道的皮肤内有**耵聍腺**,可以分泌耵聍,对鼓膜具有保护作用。

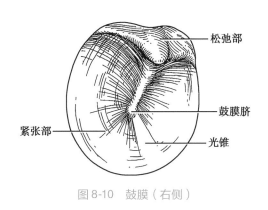

图 8-10　鼓膜（右侧）

松弛部

鼓膜脐

光锥

紧张部

（三）鼓膜

鼓膜为椭圆形半透明薄膜,位于外耳道底,与外耳道下壁呈 45°～50°夹角。鼓膜上1/4 部薄而松弛,称为松弛部;下 3/4 部坚实紧张,称为紧张部。鼓膜呈漏斗形,其凹面向外侧,向内突的漏斗中心,称为鼓膜脐。鼓膜前下方有一三角形反光区,称为**光锥**（图 8-10）。

二、中耳

中耳包括鼓室、咽鼓管和乳突小房 3 部分。

（一）鼓室

位于鼓膜和内耳外侧壁之间,是颞骨岩部内不规则的小腔。鼓室的外侧壁为鼓膜,内侧壁为内耳,在内侧壁的后部有两个小孔,分别为前庭窗和蜗窗,前庭窗被镫骨覆盖,蜗窗被膜封闭。鼓室的前壁借咽鼓管与咽相通,后壁有乳突小房的开口。

鼓室内主要有 3 块听小骨,由外侧向内侧为依次**锤骨**、**砧骨**和**镫骨**（图 8-11）,锤骨附着于鼓膜内面,镫骨的底封闭前庭窗。3 块听小骨借关节相连构成**听小骨链**。

（二）咽鼓管

连通鼓室与鼻咽部的管道,其作用是使鼓室的气压与外界的大气压相等,保持鼓膜内、外压力平衡。由于小儿咽鼓管短而宽,管径较大,接近水平位,所以小儿咽部感染可经咽鼓管侵入鼓室,引起中耳炎。

（三）乳突小房

位于颞骨乳突内的许多含气小腔。小腔彼此通连,向前上方开口于鼓室,故中耳炎可蔓延成乳突炎。

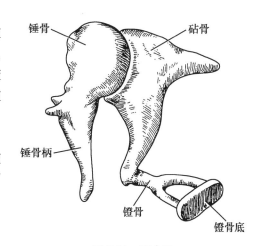

锤骨

砧骨

锤骨柄

镫骨

镫骨底

图 8-11　听小骨

三、内耳

内耳位于鼓室内侧的颞骨岩部内,由构造复杂的管道组成,故又称**迷路**。迷路分为**骨迷路**和**膜迷路**。骨迷路是颞骨岩部内的骨性隧道,其壁由骨质构成,膜迷路是套在骨迷路内的膜性管道。膜迷路内含有内淋巴,膜迷路与骨迷路之间的间隙内有外淋巴。内、外淋巴互不交通。

(一)骨迷路

骨迷路由后外向前内分为骨半规管、前庭和耳蜗 3 部分,三者彼此相通(图 8-12)。

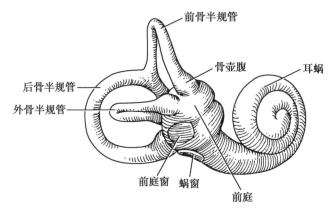

图 8-12 骨迷路

1. **骨半规管** 为三个"C"形互成直角排列在三个平面上的弯曲小管,分别称为前、后和外骨半规管。每个骨半规管均有两脚,都开口于前庭,其中一脚形成膨大,称为**骨壶腹**。

2. **前庭** 位于骨迷路中部略呈椭圆形的空腔。前庭后方与三个骨半规管相通,前方通耳蜗,外侧壁上有前庭窗和蜗窗。

3. **耳蜗** 位于前庭的前方,形似蜗牛壳,由一骨性蜗螺旋管(耳蜗管)环绕蜗轴旋转约两圈半构成。自蜗轴发出骨螺旋板突入蜗螺旋管内,其外侧由膜迷路(蜗管)填补封闭,将蜗螺旋管分为上部的**前庭阶**,中间的**蜗管**和下部的**鼓阶**。前庭阶与鼓阶在蜗顶处通过蜗孔相通;鼓阶外侧壁上有蜗窗,被第二鼓膜封闭。前庭阶可通前庭窗(图 8-13)。

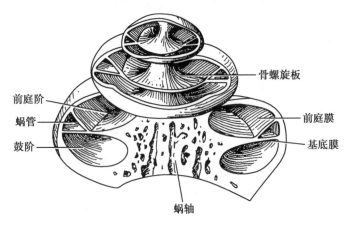

图 8-13 耳蜗的结构

(二)膜迷路

由膜半规管、椭圆囊、球囊和蜗管组成(图 8-14)。

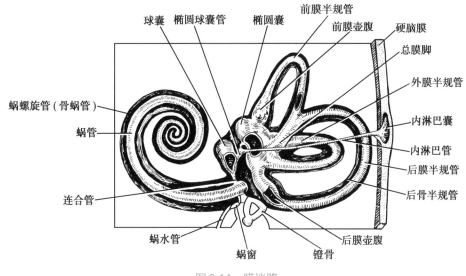

图 8-14　膜迷路

1. **膜半规管**　在骨半规管内,两者形状相似,但膜半规管管径较小。每管在骨壶腹的膨大部称为膜壶腹,壁内有突起称**壶腹嵴**,是位置觉感受器,能感受旋转运动的刺激。

2. **椭圆囊和球囊**　位于前庭内。椭圆囊较大,在后上方;球囊较小,在前下方,两囊借小管相通。椭圆囊后壁与三个膜半规管相通。球囊有小管与蜗管连通。两囊的壁内分别有**椭圆囊斑**和**球囊斑**,均为位置觉感受器,能感受直线变速运动的刺激。椭圆囊斑、球囊斑和三个壶腹嵴均为位置觉感受器,与前庭神经相连。

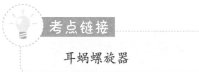

考点链接

耳蜗螺旋器

3. **蜗管**　位于蜗螺旋管内,也盘绕蜗轴旋转两圈半。其顶端为盲端,下端借小管与球囊相通。在耳蜗的切面上,蜗管呈三角形,有上、下和外侧 3 壁。下壁由骨螺旋板和基底膜组成,并与鼓阶相邻。基底膜上有**螺旋器**(Corti 器),为听觉感受器,与蜗神经相连(图 8-15)。

四、声波的传导

声波传入内耳,刺激感受器,有两条途径,一是空气传导,二是骨传导。

(一)空气传导

耳廓将收集到的声波经外耳道传至鼓膜,引起鼓膜振动,继而引起中耳内三块听小骨构成的听小骨链随之运动,将声波转换成机械振动并加以放大,经镫骨底板传至前庭窗,引起前庭阶的外淋巴波动。外淋巴的波动可通过前庭膜引起内淋巴波动,也可以直接使基底膜振动,刺

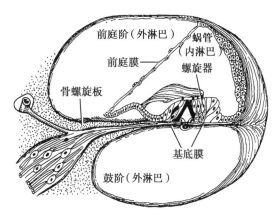

图 8-15　蜗管和螺旋器

激螺旋器并产生神经冲动,经蜗神经传入中枢,产生听觉(图 8-16)。

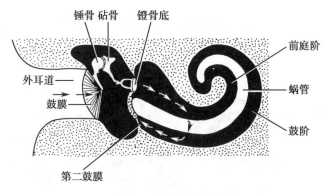

图 8-16 声波传导途径

（二）骨传导

声波经颅骨传入内耳的过程。声波的冲击和鼓膜的振动可经颅骨和骨迷路传入,使耳蜗内的淋巴波动,刺激基底膜上的螺旋器产生神经冲动。

 本章小结

  眼球包括眼球壁和眼球内容物两部分;眼球壁由纤维膜、血管膜和视网膜组成;眼球内容物包括房水、晶状体和玻璃体;眼的屈光系统由角膜、房水、晶状体和玻璃体组成;眼球外肌有 7 块:上直肌、下直肌、外直肌、内直肌、上斜肌、下斜肌和上睑提肌。外耳包括耳廓、外耳道和鼓膜;中耳由鼓室、咽鼓管和乳突小房组成;内耳包括骨迷路和膜迷路;骨迷路由骨半规管、前庭和耳蜗组成;膜迷路由膜半规管、球囊、椭圆囊和蜗管组成;蜗螺旋器是听觉感受器。

（林平　王振清）

 目标测试

A1 型题

1. 使眼球转向外下方的肌为

  A. 上斜肌   B. 下斜肌   C. 上直肌

  D. 下直肌   E. 内直肌

2. 角膜

  A. 不是屈光系统   B. 无血管分布   C. 无感觉神经末梢

  D. 是眼外膜的大部分   E. 睫状肌收缩时变薄

3. 使眼前房与眼后房相连通的部位是

  A. 虹膜角膜角   B. 瞳孔   C. 晶状体

  D. 玻璃体   E. 睫状体

4. 眼的屈光系统不包括

  A. 角膜   B. 房水   C. 虹膜

  D. 晶状体   E. 玻璃体

5. 眼球壁的中膜是

    A. 睑结膜　　　　　　B. 血管膜　　　　　　C. 角膜

    D. 纤维膜　　　　　　E. 视网膜

6. 不属于中耳的结构是

    A. 听小骨　　　　　　B. 鼓室　　　　　　C. 咽鼓管

    D. 乳突小房　　　　　E. 前庭

7. 组成膜迷路的是

    A. 椭圆囊、球囊、膜半规管和蜗管　　　　B. 椭圆囊、球囊、半规管和蜗管

    C. 膜半规管、蜗管、前庭　　　　　　　　D. 骨半规管、耳蜗、前庭

    E. 椭圆囊、球囊、膜半规管和耳蜗

8. 听小骨位于

    A. 外耳道　　　　　　B. 乳突小房　　　　　C. 鼓室

    D. 前庭　　　　　　　E. 咽鼓管

9. 听觉感受器

    A. 蜗螺旋器　　　　　B. 视锥细胞　　　　　C. 膜壶腹嵴

    D. 椭圆囊斑　　　　　E. 球囊斑

10. 不属于内耳感受器的是

    A. 蜗螺旋器　　　　　B. 蜗管　　　　　　C. 膜壶腹嵴

    D. 椭圆囊斑　　　　　E. 球囊斑

附：皮肤

皮肤是人体最大的器官，覆盖于身体的表面，总面积达 $1.2 \sim 2.0 m^2$ 皮肤高度特化，结构复杂，具有保护、感受刺激、吸收、分泌、调节体温及参与物质代谢等多种功能。当皮肤受到严重破坏，如大面积烧伤时，可危及生命。

一、皮肤的结构

皮肤可分为表皮和真皮。表皮是皮肤的浅层，由角化的复层扁平上皮构成。真皮位于表皮深面，由致密结缔组织构成。

（一）表皮

身体各部的表皮薄厚不一，但由深到浅可分为 5 层：**基底层**、**棘层**、**颗粒层**、**透明层**和**角质层**。基底层是一层低柱状细胞，借基膜与深面的真皮相连，胞质中含有黑色素颗粒，细胞间散在有黑色素细胞，可以影响皮肤的颜色，有保护深部组织免受紫外线辐射的损害。基底层细胞有较强的分裂增殖能力，故又称生发层，新生的细胞逐渐向表面推移，并转化为其他各层细胞。表皮的表层为角质层，由多层扁平无核的角质细胞构成，细胞质内含有酸性的角蛋白，对酸、碱、摩擦等有较强的抵抗力，并能防止病原体的侵入和体内物质的丢失。经常受到摩擦的部位角质层增厚。角质层表层细胞常呈小片脱落，形成皮屑。

（二）真皮

可分为浅层的**乳头层**和深层的**网状层**。乳头层与表皮相接的面呈波纹状。真皮内含有丰富的毛细血管和感受器，如乳头层中的触觉小体、网状层中的环层小体等。在网状层中还有汗腺、毛囊、皮脂腺等结构。真皮的再生能力强。真皮的深面为皮下组织，也叫**浅筋膜**，虽

不属于皮肤,但与真皮直接连续,由疏松结缔组织和脂肪组织构成。皮下组织具有保温和缓冲外来压力的作用。临床常选此层作药液皮下注射。

二、皮肤的附属器

皮肤的附属器包括毛发、皮脂腺、汗腺和指(趾)甲,它们都由表皮衍生而来(图附-1)。

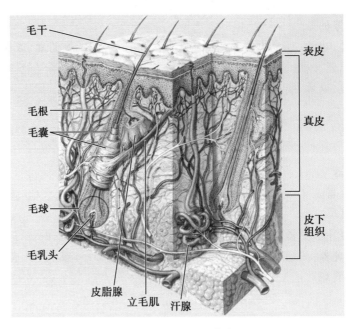

图附-1　皮肤附属器模式图

(一)毛发

人体皮肤除手掌、足底外,均有毛发。毛发可分为毛干和毛根 2 部分。毛干露于皮肤外面,由含有黑色素的角化细胞构成,其含量多少与毛发的颜色有关。毛根埋在皮肤内,周围有毛囊包裹。毛根和毛囊末端膨大称毛球,是毛发的生长点。毛球底部凹陷,内为富含血管和神经的结缔组织,称毛乳头。毛乳头对毛发的生长起诱导作用。**毛囊**的一侧有由平滑肌束构成的立毛肌,收缩时可使毛发竖立,出现"鸡皮疙瘩"。

(二)皮脂腺

皮脂腺位于毛囊和立毛肌之间,其导管开口于毛囊,分泌皮脂,有滋润皮肤和毛发、防止水分蒸发的作用。

(三)汗腺

全身的皮肤,除乳头、阴茎头、口唇等处外,都有汗腺,其中手掌和足底最多。汗腺是管状腺,其分泌部位于真皮深层或皮下组织内,盘曲成团;导管细长,开口于皮肤表面。汗腺分泌汗液,具有湿润皮肤、调节体温、调节水盐代谢和排出代谢废物等作用。

在腋窝、会阴等处的皮肤,含有一种大汗腺,其分泌物较浓稠,经细菌作用后可产生特殊气味。大汗腺在青春期发达,到老年则退化。

(四)指(趾)甲

指(趾)甲位于手指、足趾远端的背面,由表皮角质层增厚而成。甲外露的部分称甲体,甲体的深面为甲床。甲的近端埋入皮肤内称甲根,甲根的深面为甲母质,是甲的生长点,因病需拔甲时不可破坏甲母质。甲体的两侧与皮肤之间的沟,称甲沟。

 知识链接

机体的"盔甲"

皮肤覆盖在人体的表面,将人体内部所有器官都包裹其中,形成一个完整的身体,能阻止水分流失、保护身体免于受伤和被病菌感染。人体皮肤重约 3~4 千克,厚约 0.5~4mm。皮肤每一分钟都有上万个扁平细胞脱落,新的表皮细胞会及时替代。当人的体温降低时,皮肤内的血管收缩以保持热量,同时毛发基部的立毛肌收缩,将毛发向上拉伸,使其周围皮肤突起,形成所谓的"鸡皮疙瘩"。

第九章 神经系统

学习目标

1. 掌握 神经系统的常用术语;脊髓的位置、外形;脑的组成、外形、内部结构。
2. 熟悉 神经系统的区分。
3. 了解 脊髓、脑的被膜和血管,周围神经、血脑屏障以及脑和脊髓的传导通路。

神经系统是人体结构和功能最复杂的系统,由神经组织构成,在人体生命活动中起着重要的调节作用。

第一节 概　　述

一、神经系统的区分

神经系统按照所在部位分为中枢部和周围部,在结构和功能上二者是一个整体。中枢部包括位于颅腔内的脑和位于椎管内的脊髓,也称**中枢神经系统**。周围部是指遍布全身各处的,与脑相连的脑神经和与脊髓相连的脊神经,又称**周围神经系统**(图 9-1)。

二、神经系统的常用术语

1. **灰质和白质** 在中枢部,神经元胞体和树突聚集的部位,因新鲜标本上色泽灰暗而称**灰质**;神经纤维聚集的部位,因新鲜标本上色泽白亮而称**白质**。

2. **皮质和髓质** 大脑和小脑表面的灰质称**皮质**,深部的白质称**髓质**。

3. **神经核和神经节** 在中枢部,形态和功能相似的神经元胞体聚集而成的团块状或柱状结构称**神经核**。在周围部,神经元胞体聚集形成的结构称**神经节**。

4. **纤维束和神经** 在中枢部的白质内起止和功能相同的神经纤维聚集而成的束状结构称**纤维束**。在周围部,神经纤维聚集而成的条索状结构称**神经**。

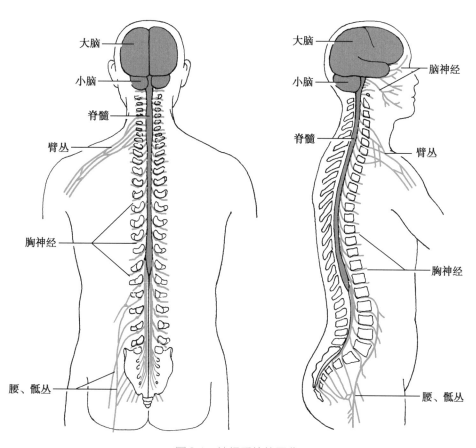

图 9-1 神经系统的区分

第二节 中枢神经系统

案例

王大娘,53 岁。疑脑出血就诊,CT 检查可见:右侧背侧丘脑见小团块状高密度影,脑室系统内亦见类似高密度影,左侧基底节区(基底神经核)见小圆形低密度影,边缘清,中线结构稍左移,颅骨未见明显异常。

诊断结果:1. 左侧背侧丘脑出血并破入脑室系统。
    2. 左侧基底节区腔隙性脑梗。

请问:1. 脑分成几部分? 背侧丘脑属于脑哪部分?
  2. 背侧丘脑与脑室的关系?
  3. 基底神经核的位置、组成?

一、脊髓

脊髓是中枢神经系统的低级部位,与脑存在着广泛的纤维联系。

（一）脊髓的位置和外形

位于椎管内,脊髓全长约 42~45cm,上端在枕骨大孔处与延髓相连,下端在成人约平第 1 腰椎下缘,新生儿可达第 3 腰椎下缘。

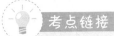

考点链接

脊髓的位置、外形、内部结构、脊髓节段与椎骨关系

脊髓呈前后略扁的圆柱形,全长粗细不等,有两处梭形膨大,即上方的**颈膨大**和下方的**腰骶膨大**。脊髓下端呈圆锥状,称**脊髓圆锥**,其下方延续的细丝是软脊膜形成的**终丝**,止于尾骨的背面,起固定脊髓的作用(图 9-2,图 9-3)。

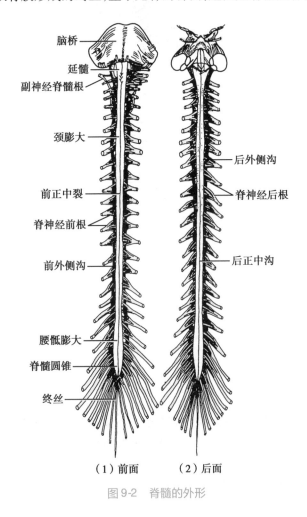

脑桥
延髓
副神经脊髓根
颈膨大
前正中裂
脊神经前根
前外侧沟
腰骶膨大
脊髓圆锥
终丝

后外侧沟
脊神经后根
后正中沟

（1）前面　（2）后面

图9-2　脊髓的外形

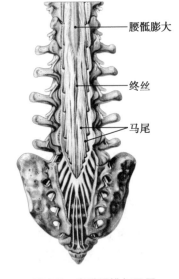

腰骶膨大
终丝
马尾

图9-3　脊髓圆锥与马尾

脊髓表面有 6 条纵行沟裂,脊髓前面正中的沟,称**前正中裂**;后面正中的浅沟,称**后正中沟**;脊髓的两侧有一对**前外侧沟**和一对**后外侧沟**,沟内分别连有脊神经的前根和后根(图 9-4)。腰、骶、尾部的脊神经根围绕终丝聚集成束,形成**马尾**(图 9-3)。

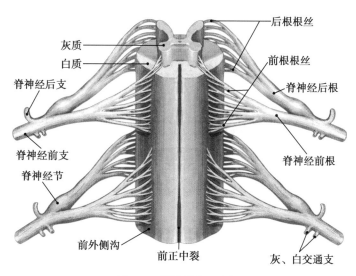

图 9-4　脊髓结构示意图

脊神经前根与后根在椎间孔处合成脊神经。脊神经共 31 对,每对脊神经对应的一段脊髓,称一个**脊髓节段**。脊髓共有 31 个节段,即 8 个颈节、12 个胸节、5 个腰节、5 个骶节和 1 个尾节。

　　从胚胎 4 个月以后,脊髓生长速度慢于脊柱,出生时脊髓下端平对第 3 腰椎下缘,至成人则达第 1 腰椎下缘,因此,脊髓节段与椎骨的对应关系发生了变化(图 9-1)。脊髓节段与椎骨的对应关系,对确定脊髓的病变部位和临床治疗有着重要意义。成人脊髓节段与椎骨序数关系推算方法见表 9-1。

表 9-1　脊髓节段与椎骨（体）的关系

脊髓节段	与椎体的关系	举例
脊髓上颈节（$C_{1~4}$）	平对同序数椎骨(体)	C_3与第 3 颈椎同高
脊髓下颈和上胸节（$C_5 \sim T_4$）	较同序数椎骨高 1 个椎骨(体)	C_5平对第 4 颈椎
脊髓中胸节（$T_{5~8}$）	较同序数椎骨高 2 个椎骨(体)	T_5平对第 3 胸椎
脊髓下胸节（$T_{9~12}$）	较同序数椎骨高 3 个椎骨(体)	T_{10}平对第 7 胸椎
脊髓腰节段（$L_{1~5}$）	约平对第 10、11 胸椎和第 12 胸椎上半部	
脊髓骶、尾节段（$S_{1~5}$、C_0）	约平对第 12 胸椎下半部和第 1 腰椎	

（二）脊髓的内部结构

　　脊髓由灰质和白质构成。灰质中央有贯穿其全长的纵行小管,称**中央管**(图 9-5)。

　　1. **灰质**　在脊髓横断面上,灰质围绕中央管呈蝶形或"H"形。灰质两侧向前突出的部分称**前角(柱)**,由前角运动神经元组成;后部狭长为**后角(柱)**,内含联络神经元;脊髓胸 1 到腰 3 节段的前、后角之间有**侧角(柱)**,内含交感神经元;脊髓的第 2～4 骶节,相当于侧角的部位,含有副交感神经元称骶副交感核。

　　2. **白质**　每侧白质借脊髓表面的沟裂分为 3 个索,前正中裂与前外侧沟之间称前索;

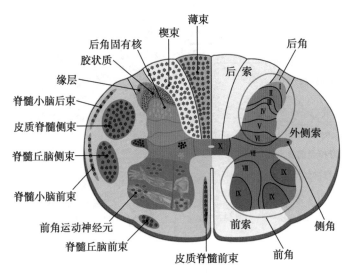

图 9-5　脊髓横切面模式图

前、后外侧沟之间称外侧索;后正中沟与后外侧沟之间称后索。各索由密集的神经纤维束组成。纤维束主要分为两类:

（1）**上行（感觉）纤维束**:主要是将后根传入的各种感觉信息向上传递到脑的不同部位,主要有:

1）**薄束、楔束**:位于后索内。薄束在后正中沟的两侧,楔束位于薄束的外侧（图 9-5）。薄束传导下半身（脊髓第 4 胸节以下）的本体感觉（肌、腱、关节的位置和运动觉以及震动觉）和精细触觉（辨别两点间的距离和物体的纹理粗细）的冲动;楔束则传导上半身的本体觉及精细触觉冲动。

2）**脊髓丘脑束**:位于侧索的前部和前索中部（图 9-5）,将来自躯干、四肢的痛觉、温度觉及触压觉的冲动传至脑。

（2）**下行（运动）纤维束**:起自脑的不同部位,直接或间接止于脊髓前角或侧角。管理骨骼肌的下行纤维束分为**锥体系**和**锥体外系**,前者包括皮质脊髓束、红核脊髓束、前庭脊髓束、网状脊髓束等（图 9-5）。

1）**皮质脊髓侧束**和**皮质脊髓前束**:分别位于侧索和前索,传导来自大脑皮质的神经冲动,支配骨骼肌的随意运动。

2）其他下行纤维束:**红核脊髓束**,位于侧索,**网状脊髓束**起自脑干的网状结构,在前索和侧索内下行;**前庭脊髓束**位于前索。以上三束与骨骼肌张力的调节有关。

（三）脊髓的功能

1. **传导功能**　脊髓将各种感觉冲动经上行纤维束传至脑,将脑发出的运动冲动经下行纤维束和脊神经传至效应器。

2. **反射功能**　脊髓有多种反射的低级中枢,如膝反射、排尿反射等。正常情况下,脊髓的反射活动在脑的控制下进行。

二、脑

脑位于颅腔内,是中枢神经系统的高级部位。成人脑的平均重量约为 1400g。一般将脑分为延髓、脑桥、中脑、小脑、间脑、端脑 6 部分(图 9-6),通常将延髓、脑桥和中脑合称脑干。

（一）脑干

脑干位于颅后窝前部自下而上依次是延髓、脑桥、中脑,上接间脑,下续脊髓。延髓和脑桥的腹侧邻接枕骨的斜坡,背面与小脑相连。延髓、脑桥和小脑之间围成的室腔为第四脑室,中脑内的室腔称中脑水管。脑干表面附有第Ⅲ～Ⅻ对脑神经根。

1. 脑干的外形

（1）**腹侧面**:**延髓**上宽下窄,腹侧面有与脊髓相同的沟、裂,前正中裂上部的两侧有一对纵行隆起,称为**锥体**,内有皮质脊髓束通过。其大部分纤维在锥体的下部左右交叉,构成**锥体交叉**。锥体背外侧的卵圆形隆起称**橄榄**,内含橄榄核。橄榄与锥体之间的沟内有舌下神经根出脑。橄榄背外侧的沟内,自上而下有舌咽神经、迷走神经、副神经的根丝附着(图 9-7)。

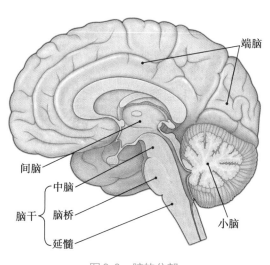

图 9-6 脑的分部

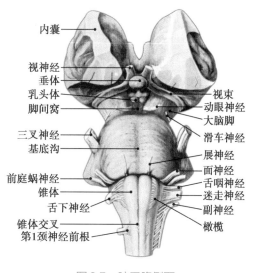

图 9-7 脑干腹侧面

脑桥腹侧面宽阔而膨隆称脑桥基底部,正中有一纵行的浅沟称基底沟,有基底动脉通过。基底部外侧变细称小脑中脚,上连三叉神经根。脑桥上缘与中脑的大脑脚相接,脑桥下缘借延髓脑桥沟与延髓分界。沟中由内向外依次有展神经、面神经和前庭蜗神经根附着(图 9-7)。

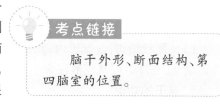

考点链接

脑干外形、断面结构、第四脑室的位置。

中脑腹侧面有两个粗大的柱状结构称大脑脚,其间的凹陷称脚间窝,动眼神经由此出脑(图 9-7)。

（2）**背侧面**:延髓下部后正中沟两侧各有两个纵行隆起,分别是**薄束结节**和**楔束结节**,两者的深面有薄束核、楔束核。延髓背面上部与脑桥共同形成菱形窝,构成第四脑室底(图 9-8)。

中脑的背面有上、下两对隆起,分别称**上丘**和**下丘**,是视觉反射和听觉反射中枢。下丘的下方有滑车神经根附着。

2. 脑干的内部结构 脑干内部由灰质、白质和网状结构构成。

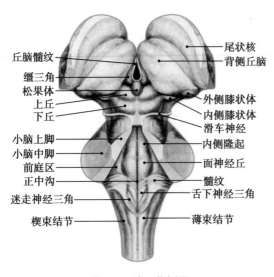

丘脑髓纹
缰三角
松果体
上丘
下丘
小脑上脚
小脑中脚
前庭区
正中沟
迷走神经三角
楔束结节

尾状核
背侧丘脑
外侧膝状体
内侧膝状体
滑车神经
内侧隆起
面神经丘
髓纹
舌下神经三角
薄束结节

图9-8　脑干背侧面

（1）**灰质**：脑干内的灰质与脊髓相比有如下特点：①由于脑干的中央管移向背侧，并逐渐敞开成为第四脑室，因此，脑干内与脊髓中央管周围相当结构，自后方向两侧展开，铺于第四脑室底，使感觉性和运动性核团的位置由背腹变为内外，即由外侧向内侧依次是：**躯体和内脏感觉核**（相当于脊髓后角）、**内脏运动核**（相当于脊髓侧角）、**躯体运动核**（相当于脊髓前角）（图9-9）。②脑干的灰质不形成灰质柱（图9-10），而是形成一些分散的细胞团块，其中与脑神经直接联系的神经核称为**脑神经核**。脑神经核按功能可分为运动核和感觉核，其中与躯体运动有关的称躯体运动核；与平滑肌、心肌的运动和腺体分泌活动有关的称内脏运动核。脑神经感觉核中，凡接受躯体感觉纤维的称躯体感觉核；凡接受内脏感觉纤维的则称内脏感觉核。

上述脑神经核的名称和位置多与相连的脑神经的名称和连脑部位大致对应。它们在脑干内的位置，也大致与有关脑神经的连脑部位相对应。即中脑内含有与动眼神经、滑车神经有关的脑神经核；脑桥内含有与三叉神经、展神经、面神经及前庭蜗神经有关的脑神经核；延髓内含有与舌咽神经、迷走神经、副神经及舌下神经有关的脑神经核。脑神经核在脑干各部的位置和功能见表9-2。

脑干内除了脑神经核外，尚有不与脑神经相连的**非脑神经核**，如延髓中的薄束核、楔束核，中脑内的黑质和红核等，是传导神经冲动的结构。

（2）**白质**：主要由上行的感觉纤维束、下行的运动纤维束和出入小脑的纤维构成。上行的纤维束如内侧丘系（与躯干四肢本体觉及精细触觉冲动传导有关）、脊髓丘脑束（与躯干四肢痛觉、温度觉及触压觉冲动传导有关）、三叉丘系（与头面部痛觉、温度觉及触压觉冲动传导有关）；下行的纤维束如锥体束；出入小脑的纤维在脑干的背面集合成上、中、下3对小脑脚。

（3）**网状结构**：在脑干内，除了有明显的神经核和上、下行纤维束以外，还存在由神经纤维纵横交织成网状、其间散在大小不等的神经细胞核团的结构，称脑干网状结构。

3. 脑干的功能

（1）**传导功能**：大脑皮质与小脑、脊髓联系的上下行纤维束都经过脑干，因此脑干是中枢神经系统各部之间联系的重要路径。

（2）**反射功能**：延髓内有呼吸中枢和心血管活动中枢，合称"生命中枢"；脑桥内有角膜反射中枢；中脑内有瞳孔对光反射中枢等。

（3）**网状结构的功能**：主要调节内脏活动；也对睡眠、觉醒和意识状态等进行调节。

4. 第四脑室　位于延髓、脑桥和小脑之间，呈四棱锥形，内容脑脊液。底为菱形窝，顶朝向小脑，向下续为延髓下部和脊髓的中央管，向上经中脑水管通第三脑室，借脉络组织的一个正中孔和两个外侧孔与蛛网膜下隙相通。

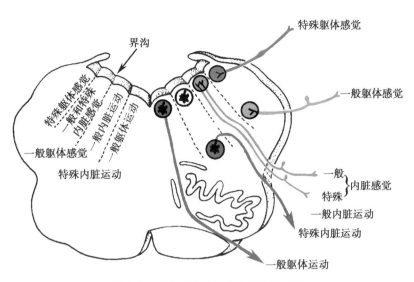

界沟

特殊躯体感觉

特殊躯体感觉

一般躯体感觉

一般和特殊内脏感觉

特殊内脏运动

一般内脏运动

一般躯体感觉

特殊内脏运动

一般躯体运动

一般内脏感觉

{ 一般 特殊 } 内脏感觉

一般内脏运动

特殊内脏运动

一般躯体运动

图 9-9 脑神经核基本排列规律模式图

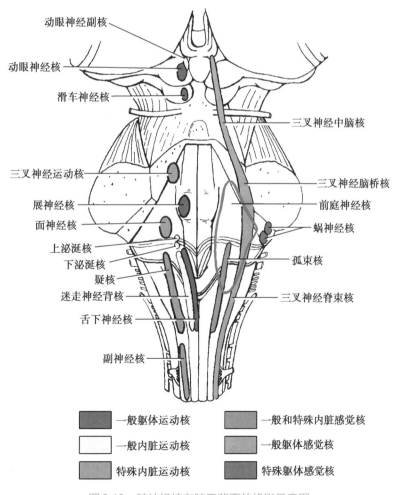

动眼神经副核

动眼神经核

滑车神经核

三叉神经中脑核

三叉神经运动核

三叉神经脑桥核

展神经核

前庭神经核

面神经核

蜗神经核

上泌涎核

下泌涎核

孤束核

疑核

迷走神经背核

三叉神经脊束核

舌下神经核

副神经核

一般躯体运动核

一般和特殊内脏感觉核

一般内脏运动核

一般躯体感觉核

特殊内脏运动核

特殊躯体感觉核

图 9-10 脑神经核在脑干背面的投影示意图

表9-2　脑神经核在脑干各部的位置及功能简表*

功能核	躯体运动核	内脏运动核	内脏感觉核	躯体感觉核	
位　置	中线两侧	躯体运动核腹外侧	内脏运动核外侧	内脏感觉核腹外侧	
中脑　上丘	动眼神经核（Ⅲ）	动眼神经副核（Ⅲ）		三叉神经中脑核（Ⅴ）	
中脑　下丘	滑车神经核（Ⅳ）				
脑桥　上部					
脑桥　中部		三叉神经运动核（Ⅴ）		三叉神经脑桥核（Ⅴ）	
脑桥　下部	展神经核（Ⅵ）	面神经核（Ⅶ）上泌涎核（Ⅶ）	孤束核（Ⅶ、Ⅸ、Ⅹ）	三叉神经脊束核（Ⅴ、Ⅶ、Ⅸ、Ⅹ）	前庭神经核（Ⅷ） / 蜗神经核（Ⅷ）
延髓　橄榄上部		下泌涎核（Ⅸ）			
延髓　橄榄中部	舌下神经核（Ⅻ）	疑核（Ⅸ、Ⅹ、Ⅺ）迷走神经背核（Ⅹ）			
延髓　内侧丘系交叉					
延髓　椎体交叉		副神经核（Ⅺ）			
功能	1. 动眼、滑车、展神经核支配眼球外肌 2. 舌下神经核支配舌内、外肌	1. 动眼神经核支配睫状肌和瞳孔括约肌 2. 三叉神经运动核支配咀嚼肌 3. 面神经核支配面肌 4. 疑核支配咽喉肌 5. 副神经核支配胸锁乳突肌和斜方肌 6. 上泌涎核控制泪腺、舌下腺和下颌下腺的分泌 7. 下泌涎核控制腮腺的分泌 8. 迷走神经背核控制大部分胸、腹内脏和心血管活动	味觉核接受来自味蕾的特殊内脏感觉冲动	1. 三叉神经中脑核接受咀嚼肌的本体感觉冲动 2. 三叉神经脑桥核主要接受头、面部、牙、口、鼻腔的触、压觉冲动 3. 三叉神经脊束核主要接受头、面部的痛、温觉冲动 4. 前庭神经核接受内耳球囊斑、椭圆囊斑和壶腹嵴的平衡觉冲动 5. 蜗神经核接受内耳螺旋器的听觉冲动	

*每一代表性水平切面代表脑干的相应阶段（图9-11,12,13,14,15,16,17,18,19）

230

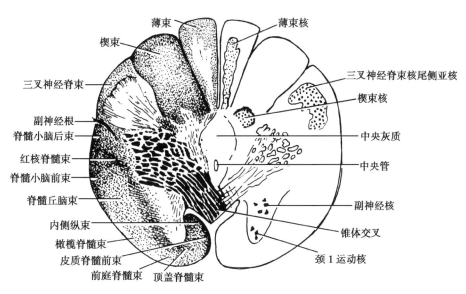

图 9-11 延髓水平切面（经椎体交叉高度）

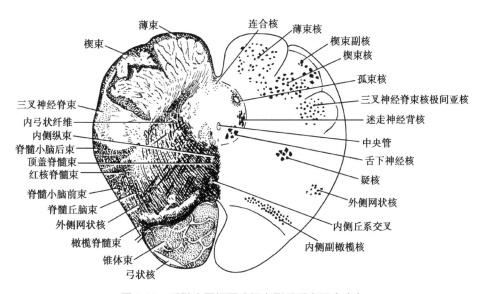

图 9-12 延髓水平切面（经内侧丘系交叉高度）

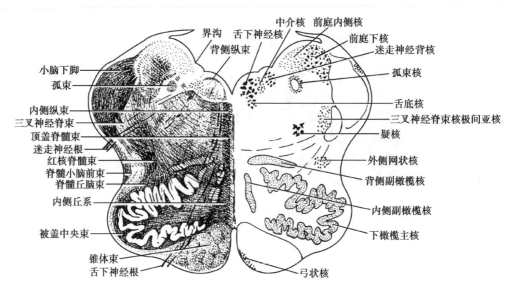

图 9-13　延髓水平切面（经橄榄中部高度）

图中标注（图9-13）：
界沟　舌下神经核　中介核　前庭内侧核　前庭下核　迷走神经背核　孤束核　舌底核　三叉神经脊束核极间亚核　疑核　外侧网状核　背侧副橄榄核　内侧副橄榄核　下橄榄主核　弓状核
小脑下脚　孤束　背侧纵束　内侧纵束　三叉神经脊束　顶盖脊髓束　迷走神经根　红核脊髓束　脊髓小脑前束　脊髓丘脑束　内侧丘系　被盖中央束　锥体束　舌下神经根

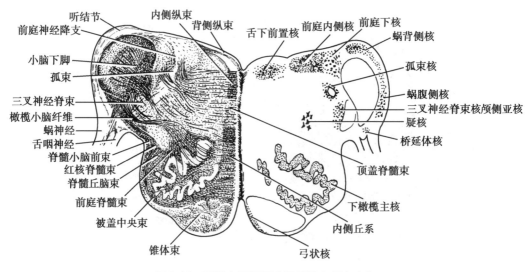

图 9-14　延髓水平切面（经橄榄上部高度）

图中标注（图9-14）：
听结节　内侧纵束　背侧纵束　舌下前置核　前庭内侧核　前庭下核　蜗背侧核　孤束核　蜗腹侧核　三叉神经脊束核颅侧亚核　疑核　桥延体核　顶盖脊髓束　下橄榄主核　内侧丘系　弓状核
前庭神经降支　小脑下脚　孤束　三叉神经脊束　橄榄小脑纤维　蜗神经　舌咽神经　脊髓小脑前束　红核脊髓束　脊髓丘脑束　前庭脊髓束　被盖中央束　锥体束

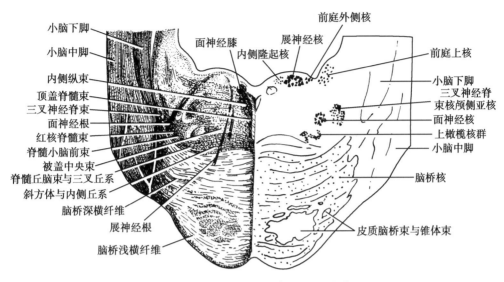

图 9-15　脑桥水平切面（经脑桥下部）

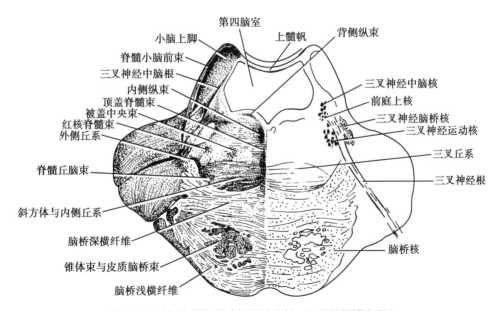

图 9-16　脑桥水平切面（经脑桥中部，三叉神经根高度）

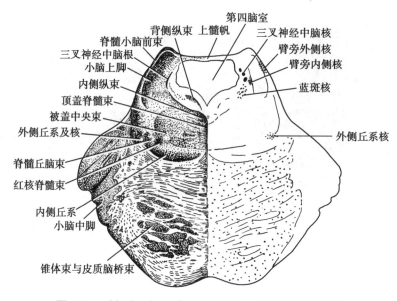

图 9-17　脑桥水平切面（经脑桥中部，滑车神经根高度）

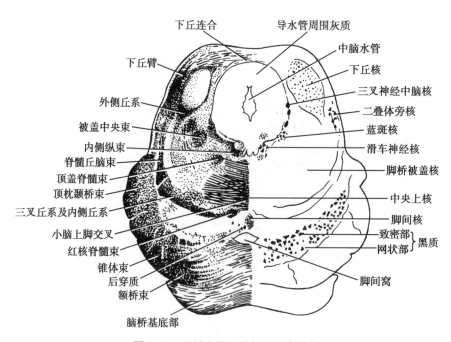

图 9-18　中脑水平切（经下丘高度）

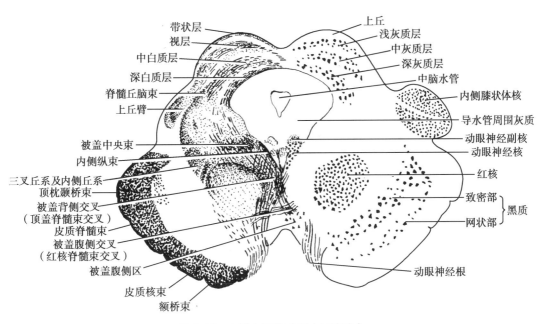

图 9-19　中脑水平切（经上丘高度）

（二）小脑

1. **小脑的位置和外形**　小脑位于颅后窝内,延髓和脑桥的背侧,借小脑上、中、下脚与脑干相连。小脑中间狭窄的部分称**小脑蚓**,两侧膨隆的部分称**小脑半球**。小脑半球下面靠近枕骨大孔的部分较膨隆,称**小脑扁桃体**(图9-20,图9-21)。当颅内压增高时,小脑扁桃体可被挤压入枕骨大孔,形成小脑扁桃体疝(或枕骨大孔疝)。

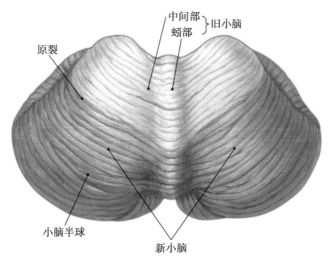

图 9-20　小脑外形（上面）

235

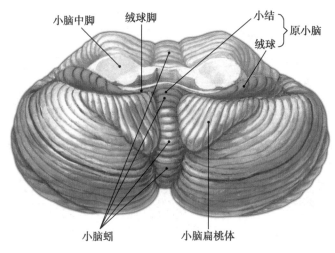

图 9-21 小脑外形（前面）

 知识链接

小脑扁桃体疝

颅外伤导致颅内压过高时，小脑扁桃体常被推挤入枕骨大孔而形成压迫，致使延髓的血管中枢和呼吸中枢受压，患者出现头痛、喷射状呕吐、颈项强直和呼吸、循环衰竭，导致血压下降、昏迷、呼吸和心搏骤停。临床称为枕骨大孔疝或小脑扁桃体疝。

2. **小脑的内部结构**　由皮质、髓质和小脑核构成（图9-22）。小脑表面有许多平行的深沟，两沟之间为回。皮质位于小脑表面，其深面为髓质，髓质内有4对小脑核，从中线向两侧依次为顶核、球状核、栓状核和齿状核。

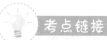 **考点链接**

小脑外形、内部结构

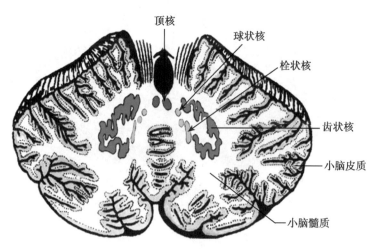

图 9-22 小脑的内部结构

3. **小脑的功能**　小脑可维持躯体平衡，调节肌张力、协调肌群运动和精细动作。

知识链接

小脑损伤的临床表现

小脑损伤不会引起机体随意运动的丧失(瘫痪)但小脑损伤会对机体运动质量产生影响。主要表现:平衡失调、站立不稳、行走时两腿间距过大、步态蹒跚;肢体共济失调,运动时关节和肌肉间不协调,不能用手准确指鼻(指鼻试验阳性),不能快速交替运动;肢体呈不随意、有节奏的摆动,接近目标时摆动加剧,即意向性震颤;眼球震颤;肌张力低下。

(三)间脑

间脑位于中脑和端脑之间,连接大脑半球和中脑,是仅次于端脑的中枢高级部位。间脑除腹侧面的一部分露于表面以外,其他部分都被大脑半球所掩盖,两侧间脑之间的窄腔称**第三脑室**。间脑包括背侧丘脑、后丘脑、上丘脑、底丘脑和下丘脑 5 个部分(图9-23),主要介绍背侧丘脑和下丘脑。

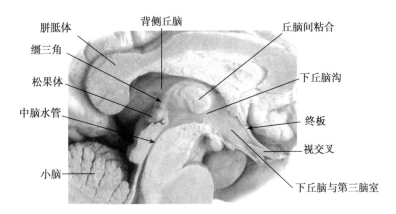

图 9-23　间脑的位置和分部

1. **背侧丘脑**　又称丘脑,是间脑背侧的一对卵圆形灰质团块。背侧丘脑被"Y"形的白质内髓板分成**前核群**、**内侧核群**和**外侧核群** 3 部分(图9-24)。背侧丘脑后下方有一对隆起,分别称**内侧膝状体**和**外侧膝状体**,与听觉冲动、视觉冲动传导有关。

2. **下丘脑**　位于背侧丘脑的前下方,形成第三脑室下部的侧壁。由前向后依次是**视交叉**、**灰结节**和**乳头体**组成。灰结节向下移行为漏斗,其末端连有脑垂体。下丘脑内含有多个核团(图9-25),重要的有**视上核**、**室旁核**,下丘脑是神经内分泌中心,也是内脏活动的高级中枢,对机体体温、摄食、生殖、水盐平衡和内分泌活动等进行广泛调节。

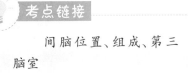

考点链接

间脑位置、组成、第三脑室

3. **第三脑室**　是两背侧丘脑和下丘脑之间的狭窄腔隙。前借室间孔与端脑内的侧脑室相连,后借中脑水管与第四脑室相通。

(四)端脑

端脑是中枢神经最高级部位,由左、右大脑半球和半球间连合及其内腔构成。左、右大

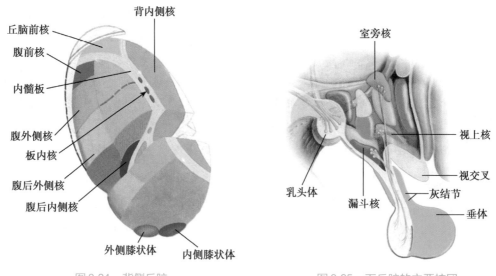

图 9-24 背侧丘脑　　　　　　　　　　图 9-25 下丘脑的主要核团

脑半球之间纵行的裂隙为**大脑纵裂**,纵裂底部有连接两半球的白质板,称**胼胝体**。大脑半球与小脑之间近似水平位的裂隙为**大脑横裂**。

1. **端脑的外形和分叶**　端脑的表面凹凸不平,凹陷处为**大脑沟**,沟之间形成长短不一的隆起,为**大脑回**。每侧大脑半球分为 3 面,即内侧面、上外侧面和下面,并借三条叶间沟分为 5 个叶(图 9-26,图 9-27)。

(1) **大脑半球的叶间沟**:外侧沟起于半球下面,自前下斜行向后上方至上外侧面。**中央沟**起自半球上缘中点的稍后方,沿上外侧面斜向前下方。**顶枕沟**位于半球内侧面后部,并转至上外侧面。

(2) **大脑半球的分叶**:**额叶**为外侧沟之上,中央沟之前的部分。**顶叶**为中央沟以后,顶枕

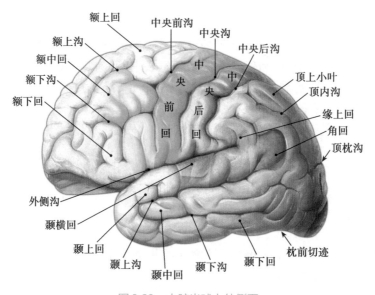

图 9-26 大脑半球上外侧面

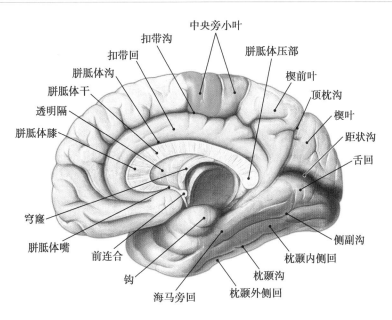

图 9-27　大脑半球内侧面

沟以前的部分。**颞叶**为外侧沟以下的部分。**枕叶**位于顶枕沟后方。**岛叶**位于外侧沟的深部。

2. 大脑半球重要的沟、回

（1）**上外侧面**：中央沟的前方有与之平行的**中央前沟**，两者之间为**中央前回**；中央前沟向前有两条横行沟，分别称**额上沟**、**额下沟**，将额叶中央前沟以前部分，分为**额上回**、**额中回**、**额下回**。中央沟的后方有与之平行的**中央后沟**，此沟与中央沟之间为**中央后回**。包绕外侧沟后端的大脑回称**缘上回**。围绕颞上沟末端的大脑回称**角回**。外侧沟的下方有与其平行的**颞上沟**，两沟之间为**颞上回**，颞上回后部的脑回深入到外侧沟内称**颞横回**（图 9-27）。

（2）**内侧面**：位于胼胝体内侧和头端的大脑回称**扣带回**；扣带回中部的上方为**中央旁小叶**，它是中央前、后回在半球内侧面的延续部分；在胼胝体后下方，有呈弓形伸向枕叶后端的**距状沟**。距状沟前下方，自枕叶向前伸向颞叶的沟称**侧副沟**。侧副沟前部上方的大脑回称**海马旁回**，其前端向后弯曲的部分，称**钩**（图 9-28）。

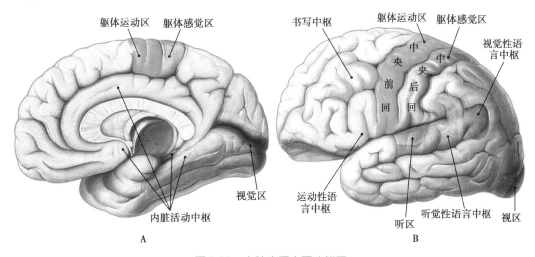

图 9-28　大脑皮质主要功能区

扣带回、海马旁回及钩等大脑回合称**边缘叶**。边缘叶与下丘脑、杏仁体、丘脑前核群等皮质下结构密切联系,共同构成**边缘系统**,与内脏调节、学习和记忆、情绪反应、性活动等功能有关。

(3) 下面:额叶下面有纵行的**嗅束**,其前端膨大称**嗅球**。嗅球和嗅束参与嗅觉冲动传导。

3. **端脑的内部结构**　大脑半球表层为**大脑皮质**,其深面为**髓质**。大脑半球的基底部,有包埋于白质中的灰质团块,称**基底核**。大脑半球内的室腔称**侧脑室**。

(1) **大脑皮质的功能定位**:大脑皮质是人体活动的最高中枢,其不同区域,有完成某些反射活动的相对集中区,称大脑皮质的功能定位(图9-28,表9-3)。

表9-3　大脑皮质的功能定位

功能区		位　置	功　能
躯体运动区		位于中央前回和中央旁小叶的前部	管理对侧半身的骨骼肌运动
躯体感觉区		位于中央后回和中央旁小叶的后部	接受对侧半身感觉传导纤维
视区		位于距状沟两侧的皮质	一侧视区管理双眼对侧半视野
听区		位于颞横回	一侧听区接受双侧的听觉冲动传入
语言区	运动性语言中枢	位于额下回后部	若此区受损,患者能发音,但不能说出有意义的语言,称运动性失语症
	书写中枢	位于额中回后部	若此区受损,患者手的运动正常,但写字、绘图等精细动作障碍,称失写症
	听觉性语言中枢	位于颞上回后部	此区受损后,患者虽能听到别人的话,但不能理解其意思,自己讲的话也不理解,所以不能正确回答问题和正常说话,称感觉性失语症
	视觉性语言中枢	位于角回	此区受损,视觉正常,但不能理解文字符号的意义,称失读症

 知识链接

优 势 半 球

　　人类大脑左、右半球的功能基本相同,但各有特化。与从事语言文字符方面的特化功能有关的称为优势半球;与从事空间感觉、美术、音乐等方面的特化功能有关的称为非优势半球。优势半球多数为左半球,优势半球有说话、听话、书写和阅读四个语言区。临床实践证明,惯用右手的人,其优势半球在左侧,这虽与遗传有关,但主要是在后天生活实践中逐渐形成,与人类惯用右手劳动密切相关。在12岁之前左侧半球优势还未完全建立牢固,此时左半球受损,还可能在右半球建立语言中枢。成年之后,左侧半球优势已完全形成,此时左半球受损,右半球就很难再建立语言中枢。在运用左手劳动为主的人中,左右两侧半球都有可能成为语言活动的中枢。

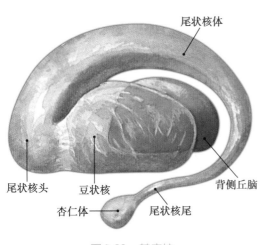

图 9-29 基底核

（2）**基底核**：是大脑半球髓质内灰质团块的总称，包括豆状核、尾状核、杏仁体等（图 9-29）。豆状核和尾状核合称**纹状体**，是锥体外系的重要组成部分，在调节躯体运动中起重要作用。

（3）**大脑髓质**：位于皮质的深面，由大量的神经纤维组成。

1）**连合纤维**：为联系左、右两大脑半球的胼胝体。

2）**联络纤维**：为联系同侧半球不同部位皮质的纤维。

3）**投射纤维**：为联系大脑皮质、间脑、脑干和脊髓的上、下行纤维。位于背侧丘脑、尾状核与豆状核之间的白质纤维板称**内囊**。大部分投射纤维经过此处。在大脑水平切面上，内囊呈向外开放的"V"形，分 3 部分。豆状核与尾状核头部之间的部分称内囊前肢；豆状核与背侧丘脑之间的部分称内囊后肢，内有皮质脊髓束、丘脑皮质束和视辐射等通过；前、后肢的结合部称内囊膝，有皮质核束通过（图 9-30）。当一侧内囊损伤时，患者可出现对侧半身浅、深感觉障碍（损伤丘脑中央辐射），对侧半身痉挛性瘫痪（损伤了皮质脊髓束、皮质核束），双眼对侧半视野偏盲（损伤视辐射），即临床上所谓的"三偏综合征"（图 9-31）。

考点链接

脑的外形、基底核、内囊、侧脑室

（4）**侧脑室**：左右各一，位于大脑半球内，延伸至半球的各脑叶内，分为 4 部分：中央部位于顶叶内，前角伸向额叶，后角伸入枕叶，下角最长延伸到颞叶。侧脑室借室间孔与第三脑室相交通（图 9-32，图 9-33，图 9-34）。

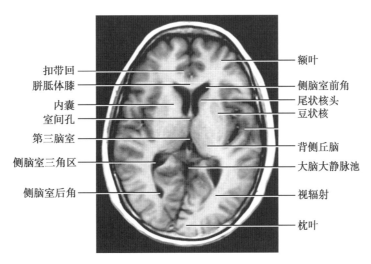

图 9-30 经脑室的横断层

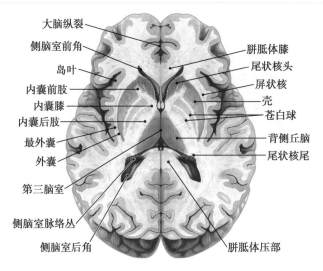

大脑纵裂
侧脑室前角
岛叶
内囊前肢
内囊膝
内囊后肢
最外囊
外囊
第三脑室
侧脑室脉络丛
侧脑室后角

胼胝体膝
尾状核头
屏状核
壳
苍白球
背侧丘脑
尾状核尾
胼胝体压部

图 9-31 大脑水平切面

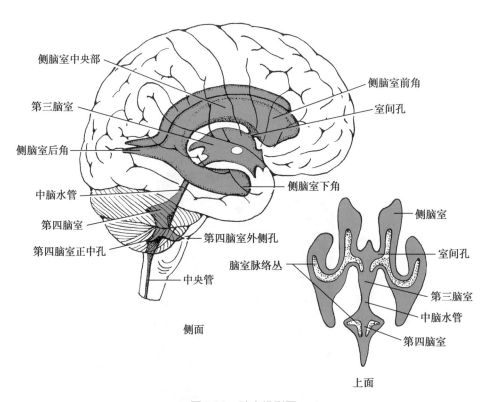

侧脑室中央部
第三脑室
侧脑室后角
中脑水管
第四脑室
第四脑室正中孔
中央管

侧脑室前角
室间孔
侧脑室下角
第四脑室外侧孔

侧面

侧脑室
室间孔
脑室脉络丛
第三脑室
中脑水管
第四脑室

上面

图 9-32 脑室投影图

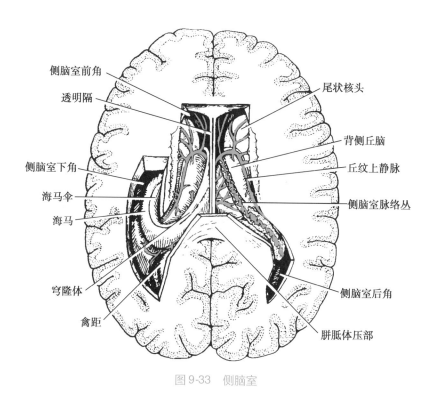

侧脑室前角

透明隔

侧脑室下角

海马伞

海马

穹隆体

禽距

尾状核头

背侧丘脑

丘纹上静脉

侧脑室脉络丛

侧脑室后角

胼胝体压部

图 9-33 侧脑室

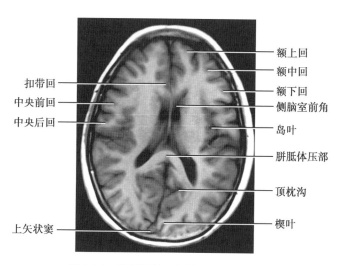

扣带回

中央前回

中央后回

上矢状窦

额上回

额中回

额下回

侧脑室前角

岛叶

胼胝体压部

顶枕沟

楔叶

图 9-34 经胼胝体压部横断层面（CT）

知识链接

帕金森综合征

帕金森综合征又称震颤麻痹。病因现在还不是很清楚,目前公认其病因是神经细胞的退行性变,主要病变部位在黑质和纹状体。黑质细胞主要由多巴胺神经元组成,由于黑质细胞数量的逐渐减少,功能的逐步丧失,致使多巴胺减少,可引起震颤麻痹。该病患者主要表现为:静止性震颤(常为首发症状)、肌强直、运动迟缓、姿势步态异常、口、咽、腭肌运动障碍等。颅脑 CT 检查可见脑沟增宽、脑室扩大等表现。

三、脊髓、脑的被膜和血管

(一)脊髓和脑的被膜

脊髓和脑的表面有 3 层被膜,自外向内依次为硬膜、蛛网膜和软膜,有支持、保护脑和脊髓的作用。

1. **硬膜** 由致密结缔组织构成,包被于脊髓外面的为硬脊膜,包被于脑外面的为硬脑膜。

(1) **硬脊膜**:上端在枕骨大孔边缘与硬脑膜延续;在第 2 骶椎水平逐渐变细包裹终丝,下端附于尾骨。硬脊膜与椎管内骨膜之间的狭窄腔隙称**硬膜外隙**,内容脊神经根、脂肪、淋巴管、静脉丛和疏松结缔组织,并略呈负压(图 9-35)。硬膜外麻醉就是将药物注入此腔,以阻断脊神经的传导。

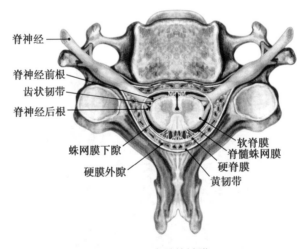

图 9-35 脊髓的被膜

(2) **硬脑膜**:由两层构成,两层之间有丰富的神经和血管行经其间。外层为衬于颅骨内面的骨膜;内层在枕骨大孔的边缘与硬脊膜相延续,并折叠形成若干板状突起,深入脑各部之间起固定和承托作用(图 9-36,37,38)。在颅底部,硬脑膜与颅骨结合紧密,当颅底骨折时,易把硬脑膜、蛛网膜同时撕裂,导致脑脊液外漏。如颅前窝中部骨折,脑脊液可经鼻腔流出。硬脑膜与颅顶骨结合疏松,此处骨折时,两层硬膜分离,易形成硬膜外血肿。

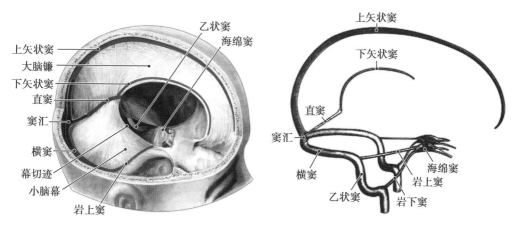

图 9-36　硬脑膜及硬脑膜窦

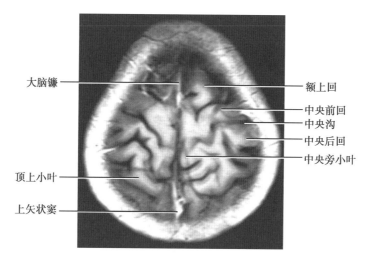

图 9-37　经上矢状窦的横断（MRI, T₁WI）

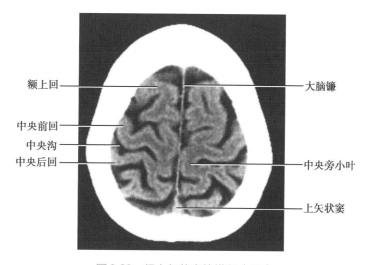

图 9-38　经上矢状窦的横断（CT）

硬脑膜形成的结构主要有：

1）**大脑镰**：形如镰刀，呈矢状位伸入大脑纵裂。

2）**小脑幕**：呈半月形伸入大脑横裂，前缘游离称小脑幕切迹，其前方与中脑相邻。

3）**硬脑膜窦**：硬脑膜在某些部位两层分开，内面衬以内皮细胞，称硬脑膜窦，内含静脉血。主要的硬脑膜窦有：上矢状窦、下矢状窦、直窦、窦汇、横窦、乙状窦和海绵窦。海绵窦位于蝶骨体的两侧，动眼神经、滑车神经、眼神经和上颌神经贴窦的外侧壁通过，窦内还有颈内动脉和展神经穿过（图9-36）。

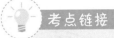

考点链接

硬膜外隙、大脑镰、小脑幕、硬脑、脑的动脉

2. **蛛网膜** 薄而透明，无血管和神经。蛛网膜与软膜之间的不规则腔隙称**蛛网膜下隙**，内含脑脊液。此隙在某些部位扩大形成蛛网膜下池，主要有位于小脑和延髓之间的**小脑延髓池**和马尾周围的**终池**。

蛛网膜在上矢状窦两侧形成许多绒毛状突起，突入窦内，称**蛛网膜粒**（图9-39）。脑脊液可通过蛛网膜粒渗入上矢状窦内，回流入静脉。

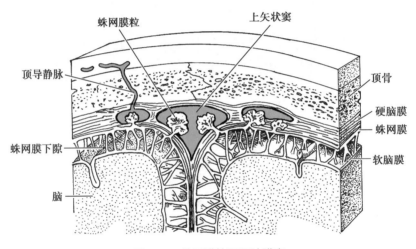

图9-39 蛛网膜粒和硬脑膜窦

3. **软膜** 薄而透明，内富含血管和神经，紧贴脑和脊髓表面并深入其沟、裂内，按位置可分为软脑膜和软脊膜。在脑室附近，软脑膜、毛细血管和室管膜上皮共同突入脑室内构成**脉络丛**，是产生脑脊液的主要结构。

（二）脊髓和脑的血管

1. **脊髓的血管**

（1）**脊髓的动脉**：脊髓的动脉主要来自椎动脉、肋间后动脉和腰动脉。椎动脉发出脊髓前、后动脉，沿脊髓表面下降，与肋间后动脉、腰动脉发出的节段性动脉分支吻合成网，分支营养脊髓（图9-40，图9-41）。

（2）**脊髓的静脉**：脊髓的静脉较动脉多而粗，收集脊髓内的小静脉后汇合成脊髓前、后静脉，最后注入硬膜外隙的椎内静脉丛。

2. **脑的血管**

（1）**脑的动脉**：来自颈内动脉和椎动脉。

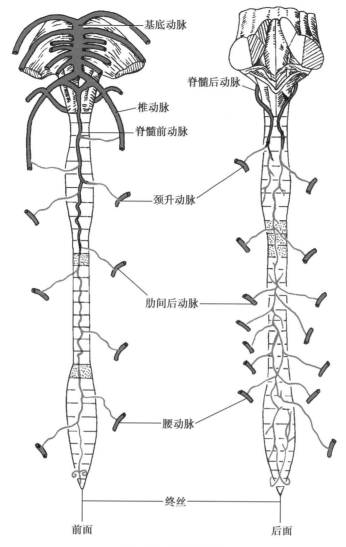

图 9-40 脊髓的动脉

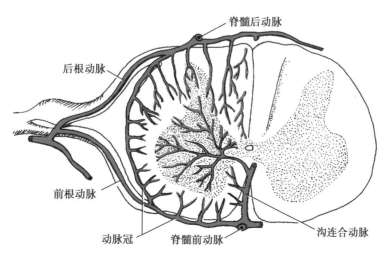

图 9-41 脊髓的内部的动脉分部

1）**颈内动脉**：起自颈总动脉，经颈动脉管入颅，其主要分支有**大脑前动脉**、**大脑中动脉**。大脑前动脉进入大脑纵裂，沿胼胝体上方后行，皮质支分布于顶枕沟以前的半球内侧面、额叶底面（图9-42）；中央支分布于尾状核、豆状核前部和内囊前支。大脑中动脉进入外侧沟，皮质支分部于大脑半球背外侧面的大部和岛叶；中央支垂直向上穿入脑实质，供应尾状核、豆状核、内囊膝和后肢前上部（图9-43，图9-44）。

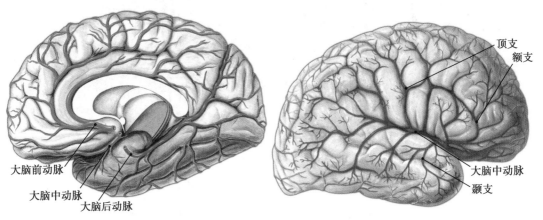

图9-42 大脑半球内侧面的动脉   图9-43 大脑半球上外侧面的动脉

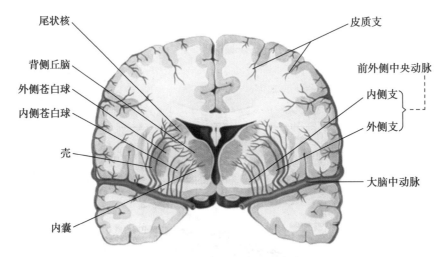

图9-44 大脑中动脉的中央支

2）**椎动脉**：起自锁骨下动脉，经枕骨大孔入颅后合并成一条基底动脉，最后形成两条大脑后动脉。主要供应大脑半球的后1/3、脑干、小脑和间脑后部（图9-45）。

3）**大脑动脉环（Willis环）**：围绕视交叉、灰结节和乳头体，由前交通动脉、大脑前动脉、颈内动脉、后交通动脉和大脑后动脉吻合而成。当动脉环某处发育不良或阻断时，可通过血液重新分配，在一定程度上起代偿作用，以维持脑的血液供应（图9-45）。

（2）**脑的静脉**：脑的静脉壁薄而无瓣膜，不与动脉伴行，收集大脑、脑干和小脑的静脉血，如大脑外静脉、大脑内静脉等。

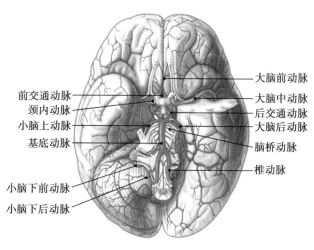

图 9-45 脑底的动脉

四、脑脊液及其循环

中枢神经系统内无淋巴液,代之以**脑脊液**。脑脊液主要由各脑室脉络丛产生,是无色透明液体,充满于脑室、蛛网膜下隙和脊髓中央管内,成人总量平均约 150ml,对脑和脊髓具有保护作用,同时可缓冲震动、调节颅内压,脑脊液还可为脑提供营养(图 9-46)。

脑脊液循环途径:左、右侧脑室→室间孔→第三脑室→中脑水管→第四脑室→正中孔和左、右外侧孔→蛛网膜下隙→蛛网膜粒→上矢状窦→颈内静脉。

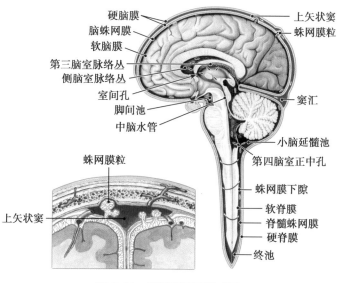

图 9-46 脑脊液循环模式图

五、血脑屏障

中枢神经系统的毛细血管,在限制某些物质进入脑组织方面,比其他部位毛细血管限制物质通透更加严密。这种存在于血液与脑组织之间,具有选择性通透作用的结构称**血脑屏障**。它的构成是:脑和脊髓毛细血管无孔的内皮及内皮细胞间的紧密连接,毛细血管的基膜,星形胶质细胞形成的胶质膜。这三层结构有效阻止有害物质进入脑组织、保证脑细胞内环境稳定。

第三节 周围神经系统

 案例

　　张先生,65 岁。两上肢痛温觉消失,但深感觉存在,运动未见异常,核磁共振检查发现其脊髓中央水管前方有一空洞。

　　请问:1. 通过患者的表象可以推断什么传导路受损?

　　　　　2. 根据核磁共振检查结果判断损伤发生在传导路的什么部位?

　　周围神经按其与中枢神经系统的连接关系和分部区域的不同,可分为:脑神经、脊神经和内脏神经。脊神经与脊髓相连,主要分布于躯干和四肢;脑神经与脑相连,主要分布于头部;内脏神经作为脑神经和脊神经的纤维成分,分别与脑和脊髓相连,分布于心肌、平滑肌、血管和腺体等。

一、脊神经

　　脊神经共 31 对,包括 8 对颈神经、12 对胸神经、5 对腰神经、5 对骶神经和 1 对尾神经。

　　脊神经都是混合性神经,前根为运动性,后根为感觉性。脊神经后根上有一椭圆形膨大,称**脊神经节**。脊神经出椎间孔后分为前、后两支。后支细小,分布于躯干背侧的深层肌和皮肤。前支粗大,分支到头颈、躯干前外侧、上肢和下肢。除第 2～11 胸神经的前支外,其余脊神经的前支分别交织成**丛**,形成颈丛、臂丛、腰丛和骶丛,再由各丛发出分支分布于相应区域(表9-4)。

表9-4　脊神经分支分布

神经丛及胸神经	组成及位置	主要分支及分布
颈丛	由第 1～4 颈神经的前支构成,位于胸锁乳突肌上部的深面。	1. 皮支　自胸锁乳突肌后缘中点附近穿出,呈放射状分布于颈前外侧、肩、头后外侧及耳廓等处的皮肤(图 9-47)。 2. **膈神经**　颈丛的主要分支。经胸廓上口入胸腔,沿肺根的前方、心包外侧下行达膈,运动纤维支配膈肌的运动;感觉纤维分布于心包、胸膜及膈下腹膜,右膈神经还分布于肝和胆囊(图9-48)。

续表

神经丛及胸神经	组成及位置	主要分支及分布
臂丛	由 5~8 颈神经前支和第 1 胸神经前支的大部分组成,围绕在腋动脉周围(图 9-49,图 9-50,图 9-51)。	1. **肌皮神经** 肌支支配肱二头肌等,皮支分布于前臂外侧皮肤。 2. **正中神经** 沿肱二头肌内侧下降,经腋窝下行于前臂,经腕入手掌。肌支主要支配前臂前群桡侧的屈肌、手掌外侧肌群;皮支分布于掌心、鱼际、桡侧三个半指掌面的皮肤。 3. **尺神经** 伴肱动脉下行,在臂中部转向后下,经尺神经沟进入前臂,沿尺动脉的内侧降至腕部。肌支支配前臂前群尺侧的屈肌、手掌内侧和中间肌群;皮支分布于手掌尺侧及尺侧一个半指、手背尺侧半及尺侧两个半指的皮肤。 4. **桡神经** 沿桡神经沟向外下,经前臂桡侧深、浅肌群之间下行。肌支支配上肢的伸肌,皮支分布于上肢背面、手背桡侧半及桡侧两个半指的皮肤。 5. **腋神经** 绕肱骨外科颈的后方至三角肌深面。肌支支配三角肌,皮支分布于肩关节周围的皮肤。
胸神经前支	除第 1 对的大部分参与臂丛组成,第 12 对的少部分参与腰丛组成外,其余出椎管行走于肋间隙,称**肋间神经**,第 12 对胸神经称**肋下神经**。	肌支分布于肋间肌和腹前外侧肌群,皮支分布于胸、腹壁皮肤及相应的壁胸膜、壁腹膜(图 9-52)
腰丛	由第 12 胸神经前支的一部分、第 1~3 腰神经前支、第 4 腰神经前支的一部分组成,位于腰大肌深面,(图 9-53)。	1. **髂腹下神经和髂腹股沟神经** 主要分布于腹股沟区的肌和皮肤,髂腹股沟神经还分布于男性阴囊(或女性大阴唇)的皮肤。 2. **闭孔神经** 穿闭孔出盆腔,分布于股内侧肌群、股内侧面皮肤及髋关节。 3. **股神经** 肌支支配大腿肌前群,皮支除分布于股前部皮肤外,还有一长支称隐神经,向下与大隐静脉伴行至足的内侧缘,分布于小腿内侧面及足内侧缘的皮肤(图 9-54)。
骶丛	由**腰骶干**(第 4 腰神经前支和第 5 腰神经前支合成)与全部骶、尾神经的前支组成,位于盆腔内、骶骨和梨状肌的前面(图 9-55,56,57)。	1. **臀上神经** 支配臀中肌和臀小肌。 2. **臀下神经** 支配臀大肌和髋关节。 3. **阴部神经** 分布于会阴部、外生殖器和肛门的肌肉和皮肤。 4. **坐骨神经** 为全身最粗、最长的神经,经梨状肌下孔出骨盆,在臀大肌深面、经坐骨结节与股骨大转子之间下行至大腿后面,降达腘窝上方分为胫神经和腓总神经。坐骨神经本干分布于髋关节和股后群肌。 (1) **胫神经**:为坐骨神经的延续,经内踝后方入足底,分为**足底内侧神经和足底外侧神经**。肌支支配小腿后群肌、足底肌,皮支分布于小腿后面及足底皮肤。 (2) **腓总神经**:沿腘窝外侧缘下降,分为**腓浅神经和腓深神经**。腓浅神经除支配小腿外侧肌群外,还分布于小腿外侧、足背及第 2~5 趾背的皮肤。腓深神经穿小腿前群肌至足背,分布于小腿前群肌、足背肌和小腿前面及第 1、2 趾相对缘的皮肤。

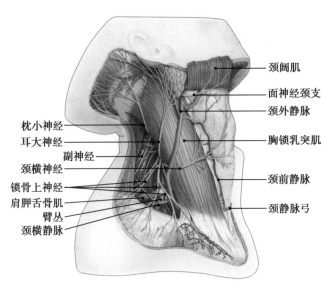

图 9-47　颈丛皮支的分布

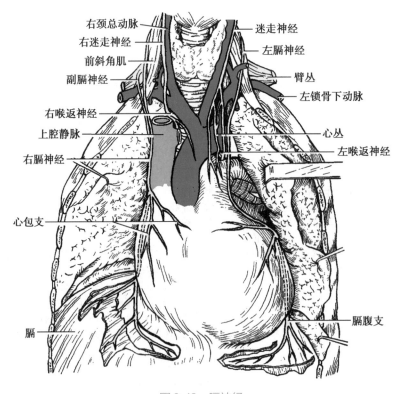

图 9-48　膈神经

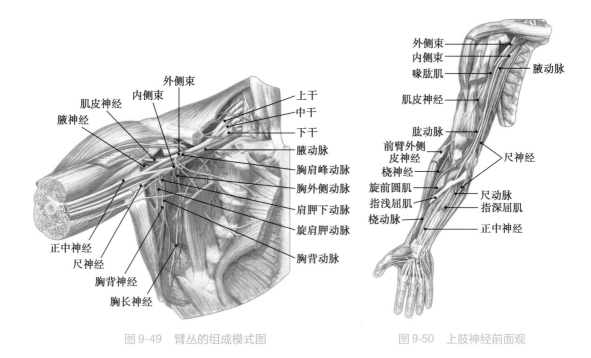

图 9-49　臂丛的组成模式图

图 9-50　上肢神经前面观

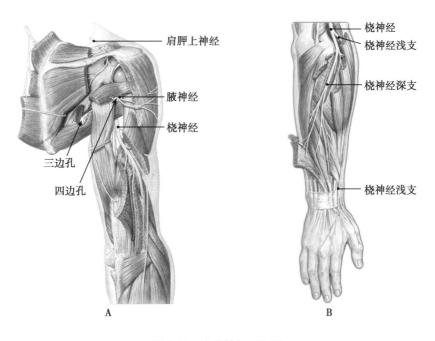

A

B

图 9-51　上肢神经后面观

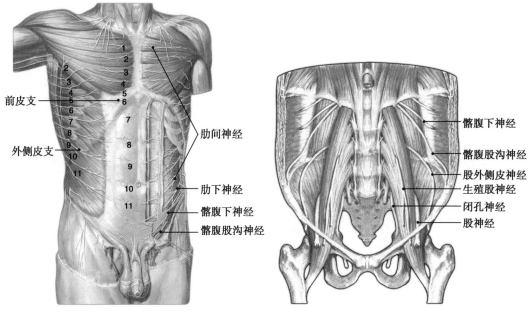

前皮支

外侧皮支

肋间神经

肋下神经

髂腹下神经

髂腹股沟神经

图 9-52 躯干皮神经的节段性分布

髂腹下神经

髂腹股沟神经

股外侧皮神经

生殖股神经

闭孔神经

股神经

图 9-53 腰丛神经分支（前面观）

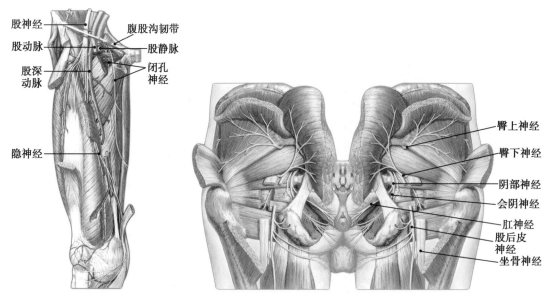

股神经

股动脉

股深动脉

隐神经

腹股沟韧带

股静脉

闭孔神经

图 9-54 下肢神经（前面观）

臀上神经

臀下神经

阴部神经

会阴神经

肛神经

股后皮神经

坐骨神经

图 9-55 臀部神经（后面观）

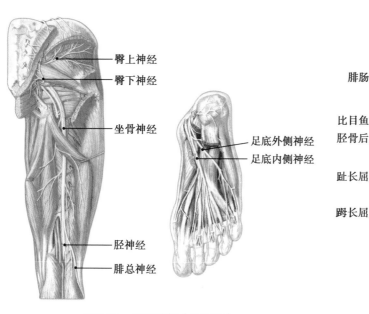

图9-56 下肢神经（后面观）

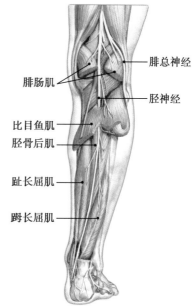

图9-57 胫神经

 知识链接

病理性手形和足形

肱骨中段骨折易损伤桡神经，导致上肢伸肌瘫痪而出现"垂腕症"。肱骨下段（肱骨髁上）骨折易损伤尺神经、正中神经，使所支配的肌瘫痪而出现"猿掌"；尺神经单纯性损伤可出现"爪形手"。若肱骨上段骨折（或肩关节脱位）时，易损伤腋神经，导致肩部皮肤感觉丧失、三角肌瘫痪，形成"方肩"。

腓总神经绕过腓骨颈的位置表浅，是小腿神经中最易损伤的神经。腓骨头骨折时很可能损伤腓总神经，造成所支配的肌瘫痪而出现"马蹄内翻足"。若胫神经损伤，因小腿后群肌收缩无力，主要表现为足不能以足尖站立，内翻减弱，从而使足背屈和外翻，出现"钩状足"。

 知识链接

胸神经的节段性分布

胸神经前支在胸、腹壁皮肤分布具有明显的节段性。第2胸神经前支分布于胸骨角平面，第4、6、8、10对胸神经前支，分别分布于乳头、剑突、肋弓和脐平面，第12胸神经前支分布于耻骨联合与脐连线中点平面。临床工作中，可以根据躯体皮肤感觉障碍的发生区域来分析和推断具体的受损胸神经，同时也可以在明确受损神经后，推知躯干皮肤感觉障碍的分布区。

二、脑神经

脑神经有 12 对,与脑相连,其排列顺序一般用罗马数字表示。按其所含纤维的成分,可分为运动性神经、感觉性神经和混合性神经(图 9-58,表 9-5)。

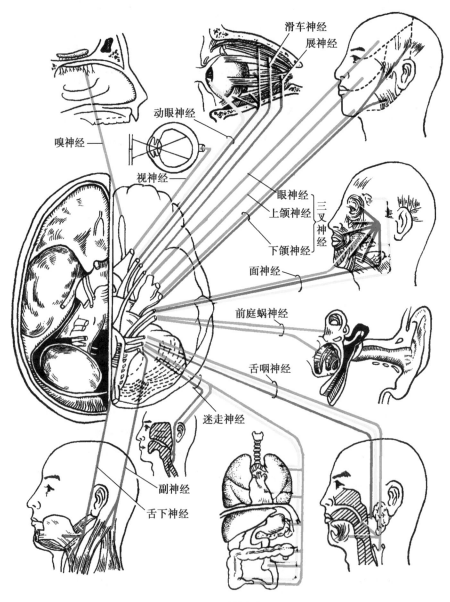

滑车神经
展神经
动眼神经
嗅神经
视神经
眼神经
上颌神经
下颌神经
三叉神经
面神经
前庭蜗神经
舌咽神经
迷走神经
副神经
舌下神经

图 9-58　脑神经概况

红色:运动纤维;黄色:副交感纤维;蓝色:感觉纤维

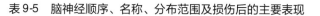

表9-5　脑神经顺序、名称、分布范围及损伤后的主要表现

脑神经顺序和名称	性质	分布范围	损伤后的主要表现
Ⅰ 嗅神经	感觉性	鼻腔嗅黏膜	嗅觉障碍
Ⅱ 视神经	感觉性	眼球视网膜	视觉障碍
Ⅲ 动眼神经	运动性	上、下、内直肌,下斜肌、上睑提肌、瞳孔括约肌、睫状肌	眼外下斜视、上睑下垂对光反射消失
Ⅳ 滑车神经	运动性	上斜肌	眼不能向外下斜视
Ⅴ 三叉神经	混合性	额、顶及颅面部皮肤,眼球及眶内结构,口、鼻腔黏膜,舌前 2/3 黏膜,牙及牙龈咀嚼肌	头面部皮肤、口鼻腔黏膜感觉障碍咀嚼肌瘫痪、张口时下颌偏向患侧
Ⅵ 展神经	运动性	外直肌	眼内斜视
Ⅶ 面神经	混合性	面肌、颈阔肌泪腺、下颌下腺、舌下腺、鼻腔及腭腺体舌前 2/3 味蕾	面肌瘫痪、额纹消失眼睑不能闭合、口角歪向健侧,腺体分泌障碍、角膜干燥舌前 2/3 味觉障碍
Ⅷ 前庭蜗神经	感觉性	半规管壶腹嵴、椭圆囊斑、球囊斑	眩晕、眼球震颤听力障碍
Ⅸ 舌咽神经	混合性	咽肌腮腺咽壁、鼓室黏膜、颈动脉窦、颈动脉小球,舌后 1/3 黏膜及味蕾	咽反射消失分泌障碍咽壁等感觉障碍舌后 1/3 味觉障碍
Ⅹ 迷走神经	混合性	咽、喉肌胸、腹腔脏器的平滑肌、腺体、心肌胸腹腔脏器及咽、喉硬脑膜、耳廓及外耳道皮肤	发音困难、声音嘶哑吞咽困难,内脏运动、腺体分泌障碍内脏感觉障碍耳廓、外耳道皮肤感觉障碍
Ⅺ 副神经	运动性	随迷走神经至咽喉肌、胸锁乳突肌、斜方肌	面不能转向健侧、不能上提患侧肩胛骨
Ⅻ 舌下神经	运动性	舌内、外肌	舌肌瘫痪,伸舌时舌尖偏向患侧

 知识链接

脑神经受损症状

一侧三叉神经损伤时出现同侧面部皮肤及眼、口、鼻腔黏膜感觉丧失,咀嚼肌瘫痪和萎缩,张口时下颌偏向同侧。

面神经在面神经管外损伤后的表现主要是面肌瘫痪,具体有:患侧额纹消失、闭眼困难、鼻唇沟变浅,笑时口角偏向健侧、不能鼓腮、说话时唾液从口角流出;若在面神经管内损伤,除上述表现外,伴有舌前 2/3 味觉丧失,泌泪、泌涎障碍而致角膜、口腔干燥等。

迷走神经主干损伤,可导致内脏活动障碍,主要表现为心悸、脉速、恶心、呕吐、呼吸深慢、窒息等。若喉上神经或喉返神经损伤可出现声音嘶哑、吞咽困难或发音、呼吸困难。

一侧舌下神经损伤,同侧颏舌肌瘫痪,伸舌时舌尖偏向同侧。

三、内脏神经

内脏神经分布于内脏、心血管和腺体,分为**内脏运动神经**和**内脏感觉神经**。内脏运动神经又称**植物性神经**。

(一)内脏运动神经

内脏运动神经与躯体运动神经相比,在功能和形态结构上有许多不同(表9-6)。

表9-6 内脏运动神经与躯体运动神经的区别

	内脏运动神经		躯体运动神经
意识支配	不受意识支配		受意识支配
低级中枢至效应器神经元的数目	2个	节前神经元→节前纤维	只有1个神经元
		节后神经元→节后纤维	
分布形式	节后纤维多沿血管交织成丛或附于脏器的构成丛;由丛分支到所支配的器官		以神经干的形式分布
支配的器官	平滑肌、心肌、腺体		骨骼肌
纤维成分	交感纤维和副交感纤维		躯体运动纤维

根据形态、功能和药理学的特点,内脏运动神经分为**交感神经**和**副交感神经**两部分(表9-7)。

(二)内脏感觉神经

内脏感觉神经分布于内脏及心血管,参与完成排尿、排便等内脏反射,其感觉冲动经脑干传至大脑皮质,产生内脏感觉。

内脏感觉与躯体感觉不同,内脏对牵拉、膨胀、冷热等刺激敏感,对切割等刺激不敏感。由于内脏感觉的出入途径比较分散,因此疼痛弥散,定位模糊。

表9-7 交感神经与副交感神经的主要区别

	低级中枢	周围神经节	节前、后纤维	分布范围
交感神经	脊髓灰质胸1至腰3节段侧角	椎旁节 椎前节	节前纤维短 节后纤维长	全身血管及胸、腹、盆腔内脏的平滑肌、心肌、腺体、立毛肌和瞳孔开大肌
副交感神经	脑干内副交感神经核,脊髓灰质的骶副交感核	器官旁节 壁内节	节前纤维长 节后纤维短	胸、腹、盆腔内脏的平滑肌、心肌、腺体、瞳孔括约肌、睫状肌

知识链接

牵 涉 性 痛

　　内脏某些器官发生病变时,在身体体表一定区域产生感觉过敏或疼痛,这种现象称为牵涉痛。其机制被认为是:管理内脏病变器官与管理体表部位的感觉神经元在同一脊髓节段,内脏病变器官的神经冲动可扩散或影响到邻近的感觉神经元,使感觉中枢定位不准确而产生牵涉痛。例如,心绞痛时常在胸前区及左臂内侧感到疼痛;胆囊炎时,右肩感疼痛;阑尾炎的患者,最初常感到上腹部或脐周疼痛。临床上可根据牵涉痛部位来观察病情,协助疾病的诊断。

第四节　脑和脊髓的传导通路

　　内、外环境的各种刺激,经感受器接受后转换为神经冲动,由传入神经、低级中枢传到大脑皮质产生感觉,这一神经通路称感觉(上行)传导通路。大脑皮质将感觉信息整合后发出的指令,通过下行纤维束、传出神经到效应器,这一神经通路称运动(下行)传导通路。

一、感觉传导通路

（一）躯干、四肢的本体觉和皮肤精细触觉传导通路（图9-59，图9-60）

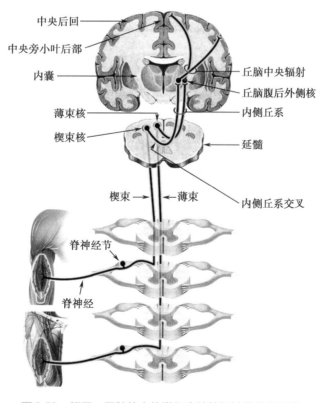

图 9-59　躯干、四肢的本体觉和皮肤精细触觉传导通路

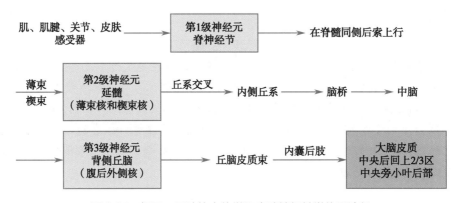

图 9-60　躯干、四肢的本体觉和皮肤精细触觉传导途径

（二）躯干和四肢的痛、温、触（粗）、压觉传导通路（图9-61，图9-62）

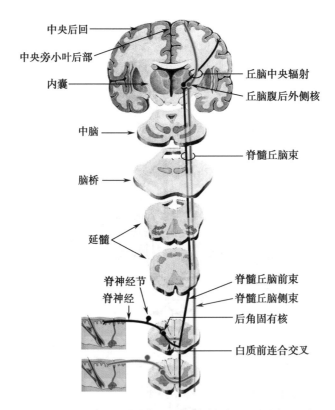

图 9-61　躯干和四肢的痛、温、触（粗）、压觉传导通路

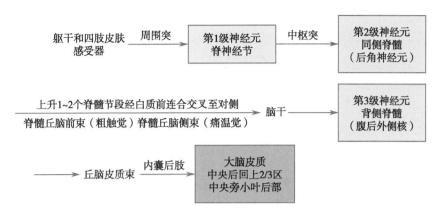

图 9-62　躯干和四肢的痛、温、触（粗）、压觉传导途径

（三）头面部的痛、温和触（粗）觉传导通路（图 9-63，图 9-64）

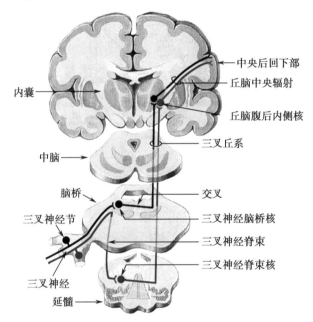

图 9-63　头面部的痛、温和触（粗）觉传导通路

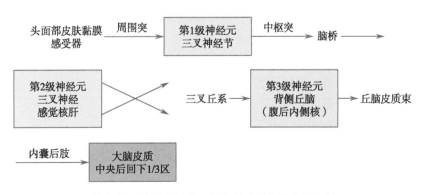

图 9-64　头面部的痛、温和触（粗）觉传导途径

（四）视觉传导通路（图9-65，图9-66）

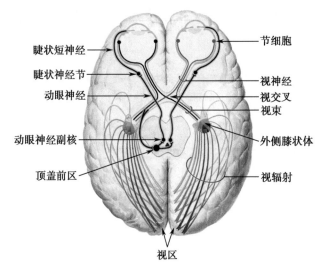

图9-65　视觉传导通路

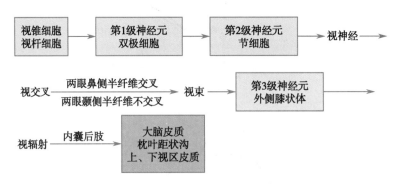

图9-66　视觉传导途径

二、运动传导通路

躯体运动传导通路主要为**锥体系**和**锥体外系**。

（一）锥体系

锥体系主要管理骨骼肌的随意运动。其传导通路由上运动神经元和下运动神经元两级神经元组成。上运动神经元位于大脑皮质内，下运动神经元位于脑干和脊髓内。锥体系包括皮质脊髓束和皮质核束。

1. **皮质脊髓束**（图9-67，图9-68）

脊髓灰质炎（小儿麻痹症）为病毒感染造成的脊髓前角病变，表现为病变部位所支配的骨骼肌（如一侧下肢）软瘫、肌张力低下、肌萎缩、腱反射消失。

2. **皮质核束**（图9-69，图9-70）

（二）锥体外系

锥体外系是指锥体系以外影响和控制骨骼肌运动的传导路径。其纤维起自大脑皮质，在下行过程中与纹状体、小脑、红核、黑质及网状结构等发生广泛联系，并经多次更换神经元后,最后到达脊髓前角或脑神经运动核。锥体外系的主要功能是调节肌张力,协调肌群的运动,协助锥体系完成精细的随意运动。

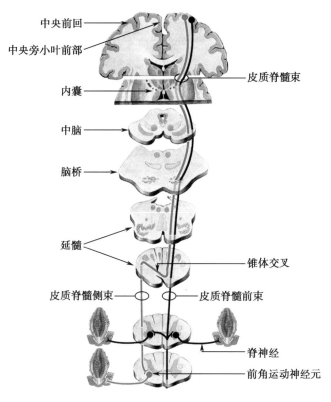

图 9-67　皮质脊髓束

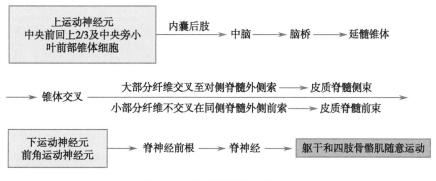

图 9-68　皮质脊髓束传导途径

263

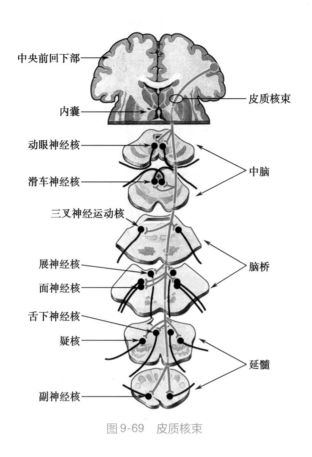

图 9-69 皮质核束

| 上运动神经元
中央前回下1/3锥体细胞 | 内囊膝部 | 下运动神经元
脑干躯体运动神经核
脑神经 | 脑神经 | 头面部骨骼肌运动 |

图 9-70 皮质核束传导途径

本章小结

　　神经系统是人体结构和功能最复杂的系统,由神经组织构成,在人体生命活动中起着重要的调节作用。神经系统根据其分布可分为中枢神经系统和周围神经系统。

　　中枢神经系统由脑和脊髓两部分组成。脊髓位于椎管内,连有 31 对脊神经;脑位于颅腔内,由端脑、间脑、小脑、中脑、脑桥、延髓 6 部分组成,其中后三者组成脑干。与脑相连的脑神经 12 对,其中 1 对连于端脑,一对连于间脑,其余 10 对均连于脑干。脊髓和脑的表面有 3 层被膜,自外向内依次为硬膜、蛛网膜和软膜,有支持、保护脑和脊髓的作用。

　　脑的血液供应相当丰富,来自于颈内动脉和椎动脉。

　　周围神经按其与中枢神经系统的连接关系和分部区域的不同,可分为:脑神经、脊神经和内脏神经。脊神经与脊髓相连,主要分布于躯干和四肢;脑神经与脑相连,主要分布于头部；内脏神经作为脑神经和脊神经的纤维成分，分别与脑和脊髓相连，分布于心肌、平滑肌、血管和腺体等。脊神经的前支分布除胸神经以外均形成神经丛，主要有：颈丛、臂丛、腰丛、骶丛。脑神经共 12 对。内脏神经分为：内脏运动神经和内脏感觉神经，内脏运动神经又分为交感神经和副交感神经。

（陈明玉　曾礼蓉）

 目标测试

A1 型题

1. 成人脊髓下端平对
   A. 第一腰椎体下缘　　　　　B. 第二腰椎体下缘
   C. 第三腰椎体上缘　　　　　D. 第三腰椎体下缘
   E. 第四腰椎体上缘

2. 全身最长、最粗大的神经是
   A. 迷走神经　　　　B. 腋神经　　　　C. 坐骨神经
   D. 三叉神经　　　　E. 股神经

3. 第四脑室位于
   A. 延髓、脑桥与中脑之间　　　　B. 中脑、小脑与延髓之间
   C. 脑桥、中脑与小脑之间　　　　D. 延髓、脑桥与小脑之间
   E. 延髓与小脑之间

4. 属于颈内动脉的分支是
   A. 基底动脉　　　　B. 大脑前动脉　　　　C. 椎动脉
   D. 颈总动脉　　　　E. 大脑后动脉

B1 型题

（5～6 题备选答案）
   A. 颞横回　　　　B. 中央前回　　　　C. 缘上回
   D. 中央后回　　　　E. 角回

5. 大脑皮质的躯体运动区位于

6. 大脑皮质的感觉运动区位于

（7～8 题备选答案）
   A. 延髓　　　　B. 脑桥　　　　C. 中脑
   D. 间脑　　　　E. 小脑

7. 连有滑车神经的是

8. 连有三叉神经的是

（9～10 题备选答案）
   A. 大脑中动脉　　　　B. 大脑前动脉　　　　C. 椎动脉
   D. 颈内动脉　　　　E. 颈外动脉

9. 供应大脑半球前2/3 的动脉

10. 供应大脑半球后1/3 的动脉

第十章 内分泌系统

学习目标

1. 熟悉 内分泌系统的组成和功能;垂体的位置、形态和分部;甲状腺的位置和形态; 肾上腺的位置、形态。
2. 了解 甲状旁腺的位置与功能。

内分泌系统由内分泌腺、内分泌组织和散在的内分泌细胞组成。内分泌腺包括:垂体、甲状腺、甲状旁腺、肾上腺、松果体、胸腺和性腺等(图 10-1)。内分泌组织是内分泌细胞团块,散在于其它器官组织中,如胰腺中的胰岛。在卵巢的卵泡和黄体、消化管壁内有散在的内分泌细胞。

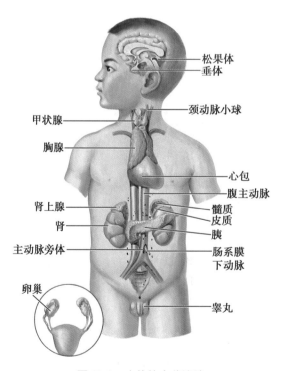

图 10-1 人体的内分泌腺

内分泌系统是机体的重要调节系统,通过合成分泌激素,与神经系统相辅相成,共同调节人体的新陈代谢、生长发育和生殖功能等。**激素**是指由内分泌腺和散在的内分泌细胞所分泌的高效能生物活性物质。按化学本质可分为含氮类激素(如甲状腺激素、肾上腺素和去甲肾上腺素、胰岛素、胃肠激素等)和类固醇类激素(如醛固酮、雄激素、雌激素和孕激素等)。一般一种激素只能作用于特定的器官或细胞。内分泌系统的任何器官或组织的功能亢进或低下,均可引起机体的功能紊乱,甚至形成疾病,如甲亢、侏儒症等。

第一节 垂 体

案例

王女士,45 岁。2 年前出现双眼视力下降,多次按眼病治疗,效果较差,1 年前出现左眼失明,近来感到右眼视力下降,前来就诊。发病以来,感头晕,无恶心、呕吐,无多饮多尿,进食正常。颅脑 CT 及 MRI:鞍内及鞍上池偏右占位病变,大小 4cm×2.5cm×1cm,有强化。考虑垂体瘤。

请问:1. 垂体的位置在哪里? 形态如何?

2. 患者出现失明,可能原因是什么?

垂体呈椭圆形,位于颅底蝶骨体上面的垂体窝内(图 10-2),借垂体柄与下丘脑相连,前上方有视交叉(图 10-3),故当垂体有肿瘤时,可压迫视交叉的交叉纤维,导致双眼颞侧偏盲。

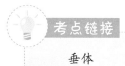

考点链接

垂体

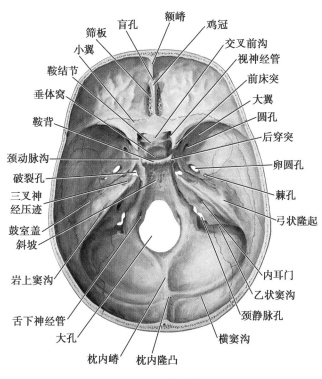

图 10-2 垂体窝

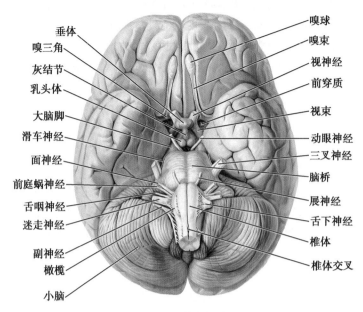

图 10-3　垂体与视交叉

嗅球
嗅束
视神经
前穿质
视束
动眼神经
三叉神经
脑桥
展神经
舌下神经
椎体
椎体交叉

垂体
嗅三角
灰结节
乳头体
大脑脚
滑车神经
面神经
前庭蜗神经
舌咽神经
迷走神经
副神经
橄榄
小脑

垂体分为**腺垂体**和**神经垂体**两部分(图 10-4)。

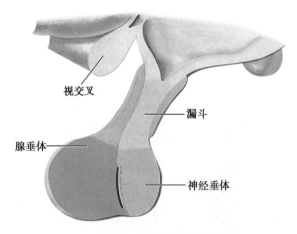

视交叉
漏斗
腺垂体
神经垂体

图 10-4　垂体的分部

腺垂体包括远侧部、结节部和中间部,神经垂体包括**神经部**和**漏斗部**。其中远侧部和结节部称前叶,中间部和神经部称后叶。

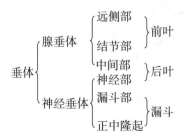

一、腺垂体

腺垂体主要由腺细胞构成,细胞排列成索状或团块状,细胞团、索之间有丰富的血窦,利于激素释放入血及运输。腺细胞(图 10-5)主要有以下 3 类:

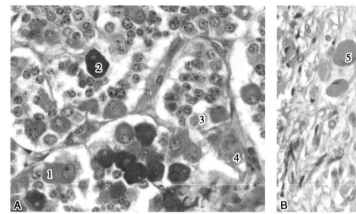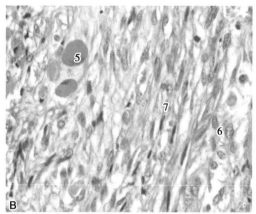

图 10-5　垂体的微细结构

1. 嗜酸性细胞;2. 嗜碱性细胞;3. 嫌色细胞;4. 血窦;5. 赫令体;6. 垂体细胞;7. 神经纤维

(一)嗜酸性细胞

细胞呈圆形或椭圆形不规则,较大,数量较多,胞质中含有粗大的嗜酸性颗粒。嗜酸性细胞能分泌生长激素和催乳激素。

1. 生长激素　能促进神经组织以外的所有组织的生长,尤其刺激骺软骨生长,使骨增长,促进体内多种代谢过程。

2. 催乳素　可以促进乳腺的发育和乳汁分泌。

(二)嗜碱性细胞

细胞呈圆形或多边形,大小不等,数量少,胞质中含有嗜碱性颗粒。嗜碱性细胞能分泌促性腺激素、促肾上腺皮质激素、促甲状腺激素和促黑激素。

1. 促性腺激素　包括卵泡刺激素和黄体生成素。卵泡刺激素在女性促进卵泡发育,在男性促进精子发育。黄体生成素在女性促进排卵和黄体生成,在男性刺激睾丸间质细胞分泌雄激素。

2. 促肾上腺皮质激素　主要作用于肾上腺皮质的束状带分泌糖皮质激素。

3. 促甲状腺激素　作用于甲状腺,促使甲状腺组织细胞增生,促进甲状腺素的合成和分泌。

(三)嫌色细胞

数量多,染色浅,轮廓不清,无分泌功能,目前认为嫌色细胞可能是嗜酸性细胞、嗜碱性细胞的前身。

二、神经垂体

由**无髓神经纤维**和**神经胶质细胞**构成,无分泌激素的功能,但能贮存和释放来自于下丘脑**视上核**合成的抗利尿激素和**室旁核**合成的催产素。

1. 抗利尿激素,又称为**加压素**,其作用是:一方面促进肾远曲小管和集合管对水的重吸收,使尿量减少,调节水的代谢。另一方面大量抗利尿激素可使小动脉收缩,使血压升高。

2. **催产素**:能刺激子宫平滑肌强力收缩,有利胎儿娩出,并促进乳腺分泌。

知识链接

侏儒症与巨人症·尿崩症

你知道世界吉尼斯纪录最矮和最高的人分别是多高吗? 世界最矮的人是来自尼泊尔的巴哈杜尔,身高是54.9cm;最高的人是来自土耳其的苏丹-克森,身高是215cm。太矮不好,太高也不好,身体健康的人最好,他们都是由于生长激素分泌异常所导致的。幼年时,由于生长激素分泌不足,导致生长发育迟缓,身体长得特别矮小,称侏儒症;由于生长激素分泌过多,引起骨骼生长显著,导致身材异常高大,称巨人症。成年后,生长激素分泌过多,由于骨骺已闭合,长骨不再生长,此时主要刺激肢端骨、面骨、软组织等增生,表现为手、足、鼻、下颌、耳、舌以及肝、肾等不相称的增大,称肢端肥大症。

由于抗利尿激素分泌不足,导致肾小管重吸水的功能障碍,24小时尿量剧增,多达5000~10 000ml,称尿崩症。

第二节 甲状腺及甲状旁腺

案例

张女士,41岁。近年来出现失眠、烦躁、盗汗、心跳加快等症状。查体发现患者双眼轻度凸出,颈部稍粗,T3、T4检查结果升高。确诊为甲状腺功能亢进。于两天前行甲状腺次全切手术,术后出现抽搐现象。

请问:1. 甲状腺的位置在哪里?

2. 患者为何会出现颈部稍粗现象? 如何确定是甲状腺引起"粗脖子"?

3. 患者为何会出现失眠、烦躁、心跳加快等症状?

4. 患者术后为何会出现抽搐现象?

一、甲状腺

(一)甲状腺的形态和位置

甲状腺是人体内最大的内分泌腺,呈"H"形,分左、右两侧叶和中间的甲状腺**峡**,峡的上缘约半数人有**锥状叶**(图10-6)。甲状腺侧叶位于**喉**下部和**气管**上端的两侧,峡位于第2~4**气管软骨环**的前方,正常人在吞咽时甲状腺随喉上下移动,是临床上常用于判断甲状腺肿物的依据之一。

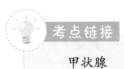

考点链接

甲状腺

(二)甲状腺的微细结构和功能

甲状腺表面有一层结缔组织薄膜,它深入甲状腺实质内,将甲状腺分割成许多大小不等的小叶(图 10-7),小叶内含有甲状腺滤泡和滤泡旁细胞。

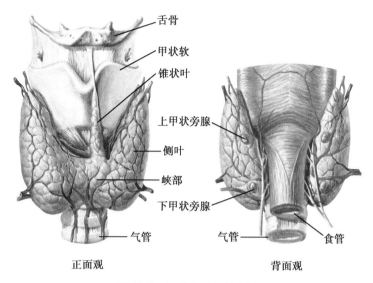

图 10-6　甲状腺及甲状旁腺

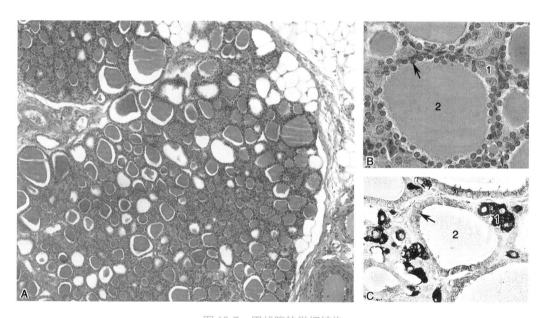

图 10-7　甲状腺的微细结构

A、B. HE 染色;C. 镀银染色;↑滤泡上皮细胞;1. 滤泡旁细胞;2. 胶质

1. **甲状腺滤泡**　呈圆形、椭圆形或不规则性,滤泡壁主要由单层立方上皮细胞围成,滤泡腔内充满了透明的胶状物。滤泡上皮细胞能合成**甲状腺素**。该激素具有促进机体新陈代谢、促进生长发育(对婴儿脑和骨骼的发育尤为重要)、提高神经系统兴奋性等功能。

2. **滤泡旁细胞**　单个或成群分布于甲状腺滤泡之间和滤泡上皮之间的结缔组织内,能分泌**降钙素**。该激素能通过使钙盐沉积在骨质以及抑制胃肠道和肾小管对钙的吸收,从而降低血液中钙的浓度。

知识链接

甲状腺功能亢进症与呆小症·地方性甲状腺肿

甲状腺合成分泌激素的异常，直接影响到人体的生理功能，甚至引起某些疾病。如果甲状腺功能亢进，合成释放过多的甲状腺激素，将造成机体代谢亢进和交感神经兴奋，可出现心悸、失眠、烦躁易怒、出汗、进食和便次增多、体重减少等表现，称为甲状腺功能亢进症，简称"甲亢"。如果甲状腺功能低下，合成释放过少的甲状腺激素，在婴儿尤其影响了骨骼和神经系统的发育，出现身材矮小、智力低下等表现，称为呆小症。呆小症与侏儒症的表现都是身材矮小，不同的是侏儒症患者的智商是正常的。

某些地区缺碘，甲状腺激素合成不足，可引起甲状腺代偿性增生，造成甲状腺肿大，颈部变粗，称为地方性甲状腺肿。为此，我国早在1995年起，实施全民食盐加碘，以预防该病的发生。

二、甲状旁腺

甲状旁腺（图10-6）是位于甲状腺侧叶后缘的扁椭圆形小体，黄豆大小，棕黄色，有上、下两对。甲状旁腺偶有在甲状腺组织中，故在甲状腺手术中，应注意避免将其切除。

甲状旁腺能分泌**甲状旁腺素**，它的作用是升高血液中钙的浓度，同时抑制肾小管对磷的重吸收，维持血钙平衡。

第三节 肾 上 腺

一、肾上腺的形态和位置

肾上腺（图10-8）呈黄色，成对存在，右侧为三角形，左侧为半月形。位于两肾的内上端，左右各一，包于肾筋膜内，属腹膜外位器官。

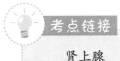

考点链接

肾上腺

二、肾上腺的微细结构

肾上腺表面有一层结缔组织被膜，**实质分为皮质和髓质两部分**（图10-9）。

（一）肾上腺皮质

肾上腺的周围部，占肾上腺的大部分，根据细胞排列的形态和特征不同，将肾上腺皮质由外向内分为3个带，即**球状带**、**束状带**和**网状带**。

1. **球状带** 位于最浅层，较薄。细胞小呈低柱状，排列成球状团块。细胞之间有血窦和结缔组织。球状带细胞能分泌**盐皮质激素**，如醛固酮，有调节体内水盐平衡的作用。

2. **束状带** 位于中间，是三带中最厚的一带，细胞较大，呈多边形，排列成索。细胞索之间有血窦。束状带细胞主要分泌**糖皮质激素**，有调节糖和蛋白的代谢，改变机体反应性，降低过敏反应的作用。

3. **网状带** 位于皮质最深层，细胞呈多边形，排列成索状并相互吻合成网状。网状带

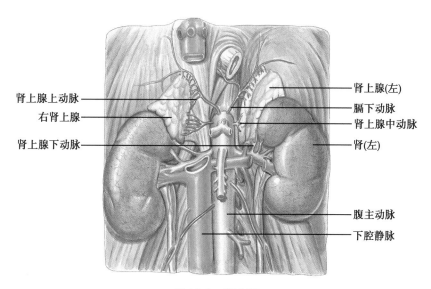

图 10-8　肾上腺

肾上腺上动脉　右肾上腺　肾上腺下动脉　肾上腺(左)　膈下动脉　肾上腺中动脉　肾(左)　腹主动脉　下腔静脉

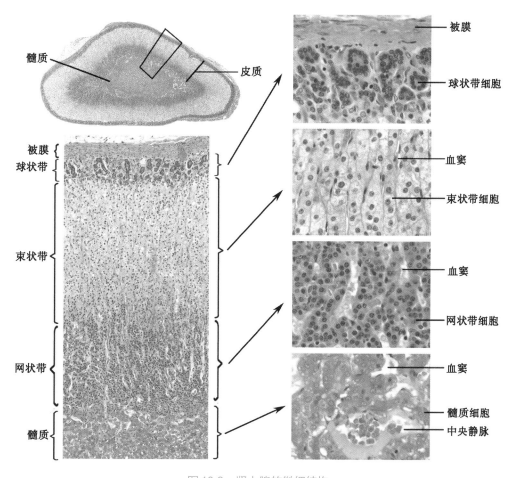

图 10-9　肾上腺的微细结构

髓质　皮质　被膜　球状带细胞　血窦　束状带细胞　血窦　网状带细胞　血窦　髓质细胞　中央静脉

被膜　球状带　束状带　网状带　髓质

细胞主要分泌**雄激素**和少量的**雌激素**。

（二）肾上腺髓质

位于肾上腺的中央部。细胞呈多边形,排列成团状或索状,并相互连接成网。髓质内主要有**嗜铬细胞**和**交感神经节细胞**,嗜铬细胞包括**肾上腺素细胞**和**去甲肾上腺素细胞**,分别分泌肾上腺素和去甲肾上腺素。

1. **肾上腺素**　主要作用于心肌,使心跳加强加快,心脏和骨骼肌血管扩张。

2. **去甲肾上腺素**　主要作用于小动脉平滑肌,使其收缩,血压升高,心脏、脑和骨骼肌内的血流加速。

 知识链接

"强心剂"——肾上腺素

心脏的规律性搏动,是全身各器官氧供给的保证,心跳一旦停止搏动超过 4~6min 就会造成患者脑和其他重要器官组织的不可逆性损害,因此,维持心脏的规律性搏动尤其重要,其中,肾上腺素功不可没,如果割除了肾上腺,活不了几天就会死去。在对心跳停止的患者急救中,作为"强心剂"的肾上腺素更是不可或缺。

 本章小结

内分泌系统是机体重要的调节系统,通过激素对机体的新陈代谢、生长发育和生殖功能等进行体液调节。内分泌系统包括内分泌腺、内分泌组织等,其分泌的物质——激素,通过血液循环运送到靶器官或靶细胞,影响靶器官或靶细胞活动。内分泌系统与神经系统相辅相成,内分泌系统的活动是在神经系统的调控下进行的;而内分泌系统功能紊乱,也会导致神经系统功能的失调,引起疾病的发生。

（卢伟忠　丁林）

目标测试

A1 型题

1. 下列**不属于**内分泌系统的是
    A. 甲状腺和甲状旁腺
    B. 腺垂体和神经垂体
    C. 肾上腺髓质和胰岛
    D. 松果体和黄体
    E. 腮腺和肝

2. 关于垂体的叙述**错误**的是
    A. 位于颅中窝
    B. 借漏斗连于视交叉
    C. 发生肿瘤可压迫视交叉
    D. 可分为腺垂体和神经垂体
    E. 可分泌多种激素

3. 幼年时缺乏生长激素可致
    A. 呆小症
    B. 巨人症
    C. 肢端肥大症
    D. 单纯性甲状腺肿
    E. 侏儒症

4. 下列甲状腺的描述中,哪一项是**错误**的

    A. 甲状腺呈"H"形,分左、右侧叶和中间的峡部

    B. 分泌的激素叫甲状腺素

    C. 甲状腺外包结缔组织被膜

    D. 甲状腺峡多位于第 2~4 气管软骨前方

    E. 吞咽时,甲状腺不能随喉上下移动

5. 下列关于肾上腺的说法正确的是

    A. 肾上腺皮质位于腺体的中央部

    B. 按细胞形态和排列方式皮质部可分为球状带、束状带和网状带

    C. 球状带可分泌糖皮质激素

    D. 束状带可分泌盐皮质激素

    E. 网状带可分泌大量雌激素

B1 型题

(6~10 题备选答案)

    A. 肾上腺髓质   B. 腺垂体   C. 神经垂体

    D. 滤泡旁细胞   E. 滤泡上皮细胞

6. 贮存、释放抗利尿激素和催产素的是

7. 分泌肾上腺素与去甲肾上腺素的是

8. 分泌促激素作用于甲状腺等靶腺的是

9. 分泌降钙素,参与血钙调节的是

10. 分泌甲状腺素的是

第十一章　人体胚胎学概要

 学习目标

　　了解　生殖细胞的形成过程;受精的时间、地点、过程和意义;卵裂和胚泡的形成;
植入的部位、时间和过程;三胚层的形成与分化;胎盘的结构及功能;胎膜的组成;胎儿
血液循环特点及出生后的变化。

　　人体胚胎学主要研究从受精卵发育为新生个体的过程及其机制的科学。人体胚胎在母
体子宫内的发育历经约 266 天。可分为两个时期:①**胚期**,受精开始至第 8 周末。第 8 周末
人胚初具人形。②**胎期**,从第 9 周至出生,胎儿逐渐长大,各器官、系统继续发育,多数器官
出现不同程度的功能活动。

第一节　生殖细胞的生成

一、男性生殖细胞的生成

　　自青春期开始,睾丸生精小管内的精原细胞分化发育为初级精母细胞,再经过两次减数
分裂和复杂的形态结构变化,可形成 4 个精子。其中,2 个精子的染色体核型是"23,X",另
外 2 个精子的染色体核型是"23,Y"。然后精子进入附睾内贮存,在附睾上皮细胞分泌物的
作用下进一步成熟,并获得较强的运动能力。精子进入女性生殖管道后,子宫和输卵管的分
泌物可解除糖蛋白的抑制作用,使精子获得与卵子结合的能力,此过程称**获能**。精子在女性
的生殖管道内能存活 1~3 天,但受精能力一般只能维持 1 天左右(图 11-1)。

二、女性生殖细胞的生成

　　人类处于胎儿期时,体内的卵原细胞分化为初级卵母细胞,初级卵母细胞进入第一次成
熟分裂,停留在分裂前期。青春期开始,卵巢内的卵泡开始发育,初级卵母细胞在排卵前完
成第一次减数分裂,形成一个大的次级卵母细胞和一个小的第一极体,它们各有 23 条染色
体,其核型为"23,X"。次级卵母细胞立即进入第二次减数分裂,停留在分裂中期,排卵后进
入并停留在输卵管壶腹部,在精子进入卵子后次级卵母细胞才完成第二次减数分裂,分裂成
一个大而成熟的卵子,还有一个小的第二极体(图 11-1),如果卵未受精,则第二次减数分裂
不再进行,并于排卵后 12~24 小时后退化。(图 11-1)。

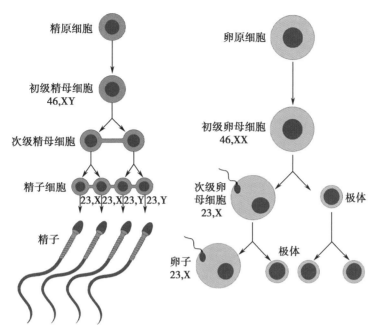

图 11-1　精子和卵子形成示意图

第二节　受精与卵裂

案例

　　叶女士,31 岁。因结婚 1 年,未采取任何避孕措施未能受孕来医院就诊,自述平时月经规律,量适中。经医院检查,诊断为输卵管炎。

　　请问:1. 受精的部位在何处?

　　　　　2. 受精的意义有哪些?

一、受精

　　精子和卵子结合形成受精卵的过程称为**受精**。受精部位通常在输卵管壶腹部。受精的时间是在排卵后 12～24 小时内。

(一)受精过程

　　获能的精子穿越卵细胞周围的放射冠及透明带时,其顶体释放顶体酶将放射冠及透明带溶解。精子头部的细胞膜与卵细胞膜融合,随即精子的细胞核和细胞质进入卵细胞内。卵细胞受精子的激发完成第二次成熟分裂。此时精子的核和卵细胞的核分别称为雄性原核和雌性原核,两核相互靠近,核膜消失,互相融合,即形成受精卵(图 11-2)。

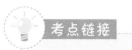

考点链接

受精的部位和条件

(二)受精的意义

　　1. 受精标志着新生命的开始,受精卵开始进行一系列快速的细胞分裂。

　　2. 受精决定了新个体的性别。含 Y 染色体的精子和卵细胞结合,则发育为男性;含 X

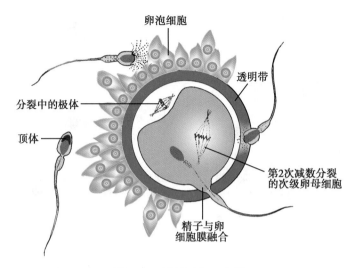

图 11-2 受精过程示意图

染色体的精子与卵细胞结合,则发育为女性。

3. 受精使受精卵的染色体数目恢复到 23 对,保持了人类染色体数目的恒定。其中 23 条来自父方,23 条来自母方,来自双亲的遗传物质重新组合,从而使新个体既维持双亲的遗传特点,又具有不同于亲代的特性。

（三）受精的基本条件

1. 男、女生殖管道必须畅通。

2. 必须有足够的精子数量(每毫升精液内的精子数目低于 500 万个,受精的可能性极小)。

3. 精子的形态必须发育正常并获能(畸形精子数量不能超过 40%)。

4. 卵细胞发育正常且必须在排卵后 24 小时间内与精子相遇

5. 生殖管道具有适宜的内环境。

知识链接

人工授精·试管婴儿

人工授精就是人工把精液注入女性生殖管道使之受孕的方法。用丈夫的精液行人工授精称为夫精人工授精;而使用自愿献精者精液的人工授精称为供精人工授精,两者在技术上基本相同。

试管婴儿是体外受精-胚胎移植技术的俗称,是分别将卵子和精子取出后,让它们在体外人工控制的环境中完成受精过程,然后把早期胚胎移植到女性的子宫中,在子宫中孕育成为孩子。利用体外受精技术产生的婴儿称为试管婴儿,这些孩子也是在妈妈的子宫内长成。人卵体外受精(IVF)技术建立于 1969 年,1978 年 7 月 25 日,全球首位试管婴儿在英国诞生。

二、卵裂

（一）卵裂

受精卵进行的细胞分裂称为**卵裂**。卵裂产生的子细胞,称卵裂球。在受精后 72 小时,数目达 12～16 个卵裂球组成的实心胚,形如桑葚,称**桑葚胚**。在卵裂进行的同时,受精卵逐渐向子宫腔方向移动(图 11-3,图 11-4)。

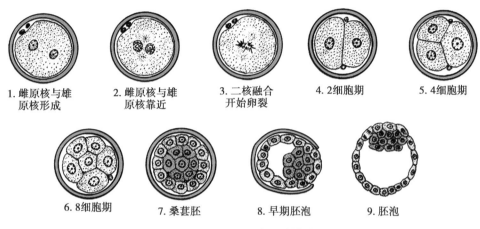

1. 雌原核与雄原核形成　2. 雌原核与雄原核靠近　3. 二核融合开始卵裂　4. 2细胞期　5. 4细胞期

6. 8细胞期　7. 桑葚胚　8. 早期胚泡　9. 胚泡

图 11-3　卵裂和胚泡形成模式图

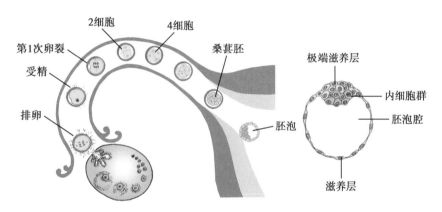

图 11-4　排卵、受精、卵裂及胚泡结构

（二）胚泡形成

桑葚胚进入子宫腔后细胞继续分裂,当卵裂球增至 100 个左右时,形成囊泡状结构称**胚泡**。其内腔称胚泡腔,胚泡壁由一层扁平细胞构成,称**滋养层**,能吸收营养,供给胚胎的生长发育。在胚泡腔内的一端有一团细胞,称**内细胞群**,将来发育成为胎儿。覆盖在内细胞群侧的滋养层称**极端滋养层**。

第三节 植入与蜕膜

案例

　　小刘,女性,30岁。因左下腹疼痛伴阴道出血4小时入院。患者自述平时月经规律,经量中等,无痛经史,现停经60天,人绒毛膜促性腺激素检查阳性。入院后经B超等检查,初步诊断为左侧输卵管妊娠。

　　请问:1. 何谓植入? 正常植入的部位在何处?

　　　　　2. 何谓异位妊娠?

一、植入

　　植入又称**着床**,是指胚泡逐渐埋入子宫内膜的过程。

(一)植入的部位

　　植入的部位通常在子宫体或子宫底的内膜中。若植入在子宫颈附近并在此形成胎盘,称前置胎盘;若胚泡在子宫以外的部位植入,称为宫外孕,多发生于输卵管。

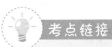

考点链接

植入的概念和部位

(二)植入的过程

　　植入开始于受精后第5～6天,至第11～12天完成。植入时,极端滋养层首先与子宫内膜接触,并分泌蛋白水解酶,将子宫内膜溶解出一个缺口,胚泡经此缺口逐渐埋入子宫内膜,当胚泡进入子宫内膜后,缺口修复,植入完成(图11-5)。

(三)植入的条件

　　正常植入须具备以下条件:①母体性激素分泌正常;②子宫内环境保持正常;③胚泡准时进入子宫腔;④子宫内膜发育阶段与胚泡发育同步。

知识链接

异 位 妊 娠

　　妊娠是胚胎在母体子宫内发育成长过程,是非常复杂、变化极为协调的生理过程。胚泡在子宫体腔以外部位着床称异位妊娠(宫外孕)。异位妊娠依据胚泡在子宫体腔外种植部位不同分为输卵管妊娠、卵巢妊娠、腹腔妊娠、子宫阔韧带妊娠等。异位妊娠是妇科急腹症之一,以输卵管妊娠最为多见,占95%左右。

二、蜕膜

　　胚泡植入后的子宫内膜称**蜕膜**(图11-6)。根据蜕膜与胚泡的位置关系,将其分为3个部分:①**基蜕膜**,又称底蜕膜,位于胚泡深面,将来形成胎盘的母体部分。②**包蜕膜**,包被于胚泡的表面。③**壁蜕膜**,位于子宫的其余部分。胚胎早期,包蜕膜与壁蜕膜之间有子宫腔,随着胚胎的发育,包蜕膜逐渐向子宫腔凸起,包蜕膜与壁蜕膜相贴,子宫腔消失。

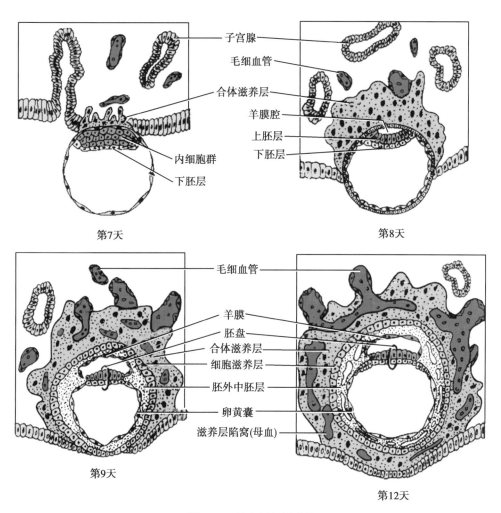

子宫腺
毛细血管
合体滋养层
羊膜腔
上胚层
下胚层

内细胞群
下胚层

第7天

第8天

毛细血管

羊膜
胚盘
合体滋养层
细胞滋养层
胚外中胚层
卵黄囊
滋养层陷窝(母血)

第9天

第12天

图 11-5　植入过程模式图

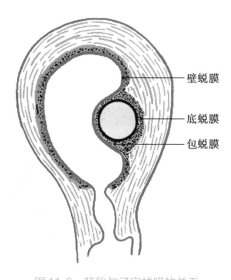

壁蜕膜
底蜕膜
包蜕膜

图 11-6　胚胎与子宫蜕膜的关系

第四节 三胚层的形成与分化

一、二胚层胚盘的形成

（一）上胚层和下胚层的发生

人胚发育第 2 周,内细胞群增殖分化为两层细胞:靠近滋养层的一层高柱状细胞,称上胚层;朝向胚泡腔的一层立方形细胞,称下胚层。上、下胚层相贴形成圆盘状结构,称**胚盘**（图 11-7）。随后,在上胚层邻近滋养层的一侧出现一个腔,称为**羊膜腔**,充满羊水;下胚层的边缘细胞向胚泡腔面延伸形成**卵黄囊**（图 11-8）。

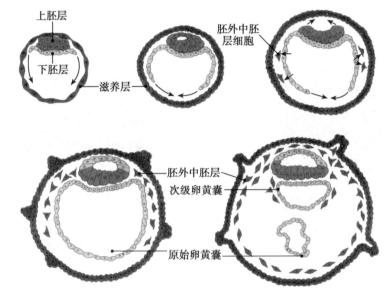

图 11-7 二胚层胚盘

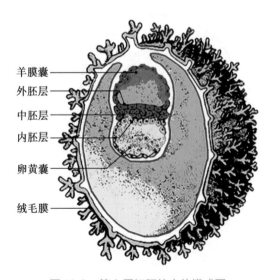

图 11-8 第 3 周初胚的立体模式图

（二）胚外中胚层的发生

内细胞群分裂增殖的同时,滋养层细胞也逐渐分化为 2 层,外层细胞界限消失,称**合体滋养层**;内层由一层分界清楚的立方形细胞组成,称**细胞滋养层**。细胞滋养层的一部分细胞进入胚泡腔内,继续发育分化,填充于细胞滋养层和羊膜腔、卵黄囊之间,称胚外中胚层。继而胚外中胚层细胞间出现小腔隙,逐渐融合成大腔,称胚外体腔。

二、三胚层的形成

人胚第 3 周初,部分上胚层细胞增殖较快,在上胚层正中线的一侧形成一条增厚区,称**原条**。原条的头端略膨大,为原结。原条的中央出现浅沟称原沟。原沟深部的细胞在上、下胚层之间向周边扩展迁移。一部分细胞在上、下胚层之间向周边扩展形成一新的细胞层称**中胚层**;另一部分细胞逐渐替换下胚层细胞,形成一层新的细胞,称**内胚层**;在内胚层和中胚层出现后,原上胚层改称**外胚层**。第 3 周末,外胚层、内胚层和中胚层共同构成三胚层胚盘。原条的出现使胚盘有头、尾端之分,原条所在的一端为尾端。

三、三胚层的分化

在胚胎发育过程中,结构和功能相同的细胞,分裂增殖形成结构和功能不同的细胞,称**分化**。中胚层形成后,外胚层细胞增厚呈板状,称**神经板**。神经板中央沿长轴下陷,称**神经沟**。神经沟两侧边缘隆起,形成神经褶。两侧的神经褶在神经沟中段靠拢并融合,融合向头尾两端进展,最后在头尾两端各有一开口,分别称前神经孔和后神经孔,他们在第 4 周闭合,使神经沟完全闭合为神经管(图 11-9)。神经管是中枢神经系统的原基,将分化为脑和脊髓以及松果体、神经垂体和视网膜等,其余部分的外胚层将来分化形成皮肤的表皮及其附属结构等。紧邻神经管两侧的中胚层不断生长增厚,呈节段状,称**体节**。体节主要形成椎骨、骨骼肌和真皮。体节外侧的中胚层,称间介中胚层,将来分化形成泌尿、生殖系统的主要器官;间介中胚层外侧的中胚层,称侧中胚层,侧中胚层内形成的腔隙,称胚内体腔。胚内体腔将来分化形成心包腔、胸膜腔和腹膜腔。胚盘的两侧缘向腹侧面卷曲,使平膜状的胚盘变成圆桶状的胚体。内胚层则被包入胚体内形成**原肠**。原肠将来主要分化为消化管、消化腺、呼吸道和肺、膀胱及尿道的上皮组织,以及甲状腺、甲状旁腺、胸腺等器官的上皮组织。

 知识链接

胚胎龄和预产期的推算

胚胎龄的推算通常有两种方式:①月经龄,从孕妇末次月经的第 1 天算起至胎儿娩出为止,共约 40 周(280 天)。多用于预产期的推算。②受精龄,因为受精一般发生在月经周期的第 14 天左右,故实际胚胎龄从受精之日算起,即受精龄应为 280 天-14天=266 天,即 266 天(38 周),胚胎学者则常用此方法。

预产期推算:末次月经在 4 月以后的,末次月经的年份+1,月份-3,日期+7。末次月经在 1～3 月份的,末次月经的月份+9,日期+7。

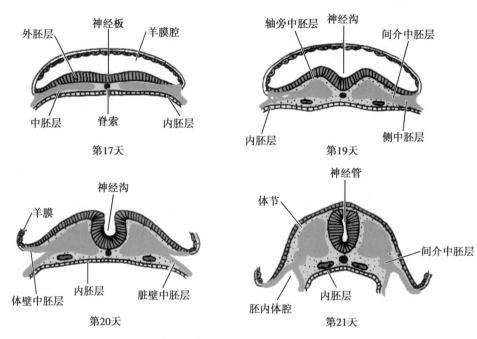

图 11-9　胚盘横切面（示中胚层的早期分化和神经管的形成）

第五节　胎膜与胎盘

 案例

　　毛女士,30岁,已婚。因最近一周出现恶心,困倦,嗜睡等不适感,无伴头晕眼花,无呕吐,无腹部疼痛等不适感,考虑怀孕可能而来就诊。自述平时月经规律,经量中等,无痛经史,目前停经 50 天,经尿检(+),初步诊断为妊娠。

　　请问:1. 尿检(+)的指标是什么?

　　　　　2. 解释胎盘屏障,并叙述胎盘的功能?

　　胎膜与胎盘是对胚胎起保护、营养、呼吸和排泄等作用的附属结构,不参与胚胎本体的形成。有的结构还具有内分泌功能。胎儿娩出后,胎膜、胎盘即与子宫壁分离,并被排出体外,总称**衣胞**。

一、胎膜

胎膜包括绒毛膜、卵黄囊、尿囊、羊膜和脐带(图 11-10)。

(一)绒毛膜

　　绒毛膜由早期胚的滋养层和胚外中胚层发育形成。第 2 周滋养层迅速增殖,其中部分向外伸出形成绒毛。绒毛内富含血管,其内流动着胚胎血液;绒毛表面的滋养层溶解周围的蜕膜而形成许多小腔隙,称绒毛间隙,内含来自母体子宫螺旋动脉的血液。胚胎借绒毛从母体血液中吸收营养并排出代谢产物。

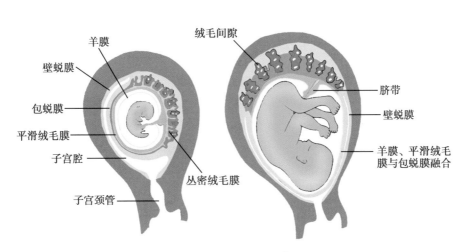

图 11-10 胎膜变化示意图

受精第 8 周后,包蜕膜处的绒毛膜形成**平滑绒毛膜**;靠近基蜕膜的绒毛膜,生长茂密呈树枝状分支,称**丛密绒毛膜**,其将来形成胎盘的胎儿部分(图 11-10,图 11-11)。

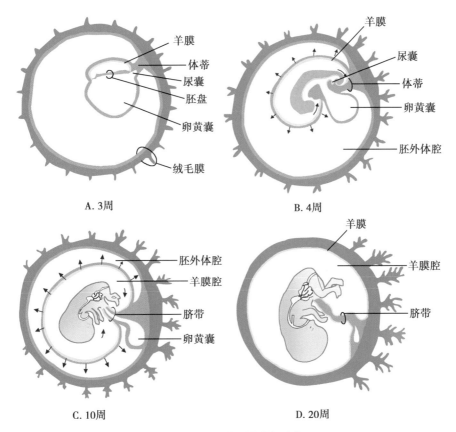

图 11-11 胎膜、蜕膜与胎盘

(二)羊膜

羊膜为半透明的薄膜,羊膜腔内充满羊水,胚胎浸泡在羊水中生长发育(图 11-12)。羊

285

水主要由羊膜不断分泌产生,又不断地被羊膜吸收和胎儿吞饮,故羊水是不断更新的。羊水的主要作用是:①保护胎儿,减轻外力对胎儿的挤压;②防止胎儿粘连;③有利于胎儿肢体的运动,促进其生长发育;④分娩时可扩张子宫颈,冲洗和润滑产道。

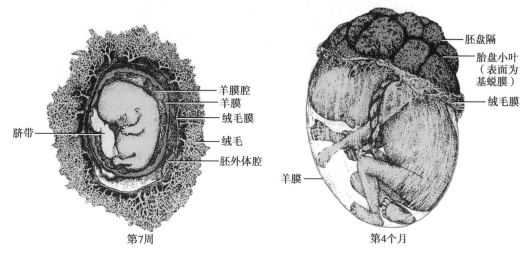

第7周

第4个月

图 11-12　胚胎与胎盘仿真图

正常足月胎儿的羊水约为 1000~1500ml。羊水超过 2000ml 称为**羊水过多**,少于 500ml 称为**羊水过少**。

考点链接

羊水的作用及正常值

(三)脐带

脐带是连于胚胎脐部与胎盘间的索状结构。内主要含有 2 条脐动脉和 1 条脐静脉,是胎儿和母体进行物质交换的唯一通道。正常足月胎儿的脐带长约 40~60cm。

二、胎盘

胎盘是由胎儿的丛密绒毛膜和母体子宫的基蜕膜共同构成的圆盘状结构(图 11-13)。

(一)胎盘的结构

足月胎儿的胎盘呈圆盘状,中央厚、边缘薄,重约 500g。胎盘分母体面和胎儿面。胎儿面因覆盖羊膜而较光滑,脐带附着于胎盘胎儿面的中央(图 11-13,图 11-14)。母体面粗糙,其表面有子宫的基蜕膜覆盖,由 15~30 个胎盘小叶组成,小叶之间的基蜕膜形成胎盘隔,胎盘隔之间的腔隙称绒毛间隙,其内充满母体血,绒毛浸泡其中。

(二)胎盘内的血液循环和胎盘屏障

1. 胎盘内的血液循环　胎盘内有母体和胎儿两套血液循环系统,两者的血液在各自的封闭管道内循环,互不混合,但可以进行物质交换。母体血从子宫的螺旋动脉流入绒毛间隙,与绒毛毛细血管内的胎儿血进行物质交换后,经子宫静脉流回母体。胎儿的静脉血经脐动脉及其分支流入绒毛内的毛细血管,与绒毛间隙内的母体血液进行物质交换后成为动脉血,经脐静脉回流到胎儿体内。

2. 胎盘屏障　胎儿血与母体血进行物质交换所通过的结构,称**胎盘屏障**或胎盘膜。

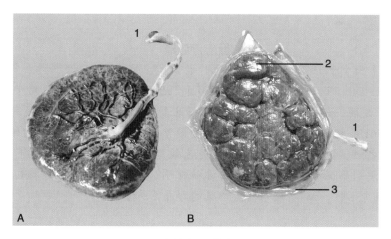

图 11-13 胎盘

A. 胎儿面；B. 母体面；1. 脐带；2. 胎盘小叶；3. 羊膜

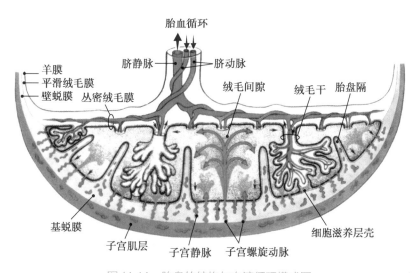

图 11-14 胎盘的结构与血液循环模式图

（三）胎盘的功能

1. **物质交换** 胎儿通过胎盘从母血中获得氧气和营养物质，并排出二氧化碳和代谢产物。

2. **内分泌作用** 胎盘能分泌多种激素：①绒毛膜促性腺激素于妊娠第 2 周开始分泌并在母体血中出现，第 8 周达高峰，以后逐渐减少。检查孕妇血或尿中此类激素，可诊断早期妊娠。②雌激素和孕激素，于妊娠第 4 月开始分泌，逐渐替代黄体，继续维持妊娠。③人胎盘催乳素，促进母体乳腺及胎儿的生长发育。

考点链接

胎盘的形态与功能

反应停致畸

夸斯索夫出生于1959年。母亲怀他时妊娠反应较严重,服用了萨立多胺(又称反应停)以制止呕吐。这是一家德国制药公司于1957年投放市场的主要用于孕妇的镇静剂;然而后来发现,一些孕妇在妊娠早期服用此药后,生下的婴儿有明显的四肢畸形。反应停在1961年被停止使用,可是它在欧美国家已造成约一万名受害的儿童,夸斯索夫便是其中之一。调查发现,该公司在事先未做充分的动物实验的情况下便开始销售这种药品。萨立多胺的致畸原理近年来才被探明,它能与一种胚胎时期表达的蛋白结合,使后者丧失活性,而这种蛋白对于四肢的形成至关重要。

第六节 胎儿血液循环的特点

小兰,女,7岁。出生后身体状况一直不佳,发育很差,极易感冒,气短、无力、口唇发紫、手指(足趾)呈杵状。因感冒来院就诊,经医生检查,发现患儿非常瘦小发育不良,鸡胸。听诊:胸骨左缘第3~4肋间有响亮、粗糙、全收缩期杂音,时而减轻、时而加重。结合X线、心电图和B超检查。诊断为室间隔缺损伴动脉导管未闭。

请问:1. 胎儿血液循环途径如何?

2. 胎儿出生后血液循环发生哪些的变化?

一、胎儿心血管系统的结构特点

(一)卵圆孔和动脉导管

卵圆孔位于房间隔的中下部,血液可经卵圆孔由右心房流入左心房。动脉导管是连于肺动脉干与主动脉弓之间的一条短血管,血液可由肺动脉干流入主动脉弓。

(二)脐动脉、脐静脉与静脉导管

脐动脉有两条,起自髂总动脉,经胎儿脐部和脐带进入胎盘。脐静脉为一条,从胎盘经脐带进入胎儿体内,入肝后续为静脉导管,使大部分血经肝静脉注入下腔静脉回到右心房,并发出分支与肝血管相通。

二、胎儿血液循环途径

胎儿的血液在胎盘内与母体血液进行物质交换后,经脐静脉进入静脉导管,然后汇入下腔静脉(图11-15)。下腔静脉的血液流入右心房后,大部分经卵圆孔流入左心房,再经左心室流入主动脉。主动脉中的大部分血液经主动脉弓的分支流入头颈部和上肢,只有少量血液流入降主动脉。上腔静脉的血液流入右心房,与少量来自下腔静脉的血液一起流入右心室,再流入肺动脉。因胎儿肺无呼吸功能,肺动脉的血液大部分经动脉导管流入降主动脉。降主动脉中的血液一部分供应盆腔、腹腔器官和下肢,另一部分经脐动脉流入胎盘,再与母体进行物质交换。

 知识链接

婴儿降生的第一声啼哭

　　婴儿时期,适当地让孩子哭一哭并非坏事,它不但可以使更多的"原始"肺泡得到充分的膨胀,锻炼肺泡的舒缩能力,而且还可以增加婴儿的肺活量,增强机体抵抗力。那些哭声洪亮有力的婴儿,多半身体健康,很少有疾病发生。但并非让你有意识地促使婴儿去哭,也不要让婴儿哭起来没完没了,取其适当才为上策。

三、胎儿出生后血液循环的变化

　　胎儿出生后,脐循环中断,肺开始呼吸,动脉导管、静脉导管和脐血管均废用,血液循环发生一系列改变(图11-15)。主要变化如下:

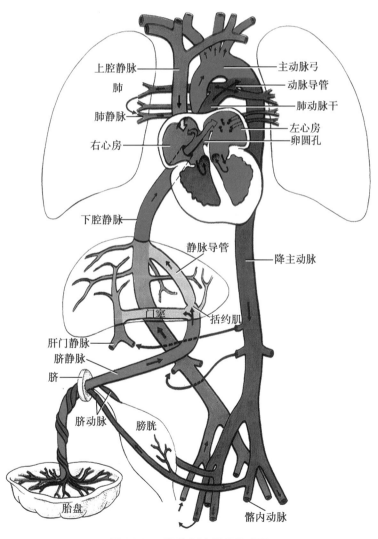

图 11-15　胎儿血液循环模式图

1. 脐静脉(腹腔内的部分)闭锁,形成由脐部至肝的肝圆韧带。

2. 脐动脉大部分闭锁成为脐外侧韧带,仅近侧段保留成为膀胱上动脉。

3. 肝内的静脉导管闭锁成为静脉韧带。

4. 动脉导管闭锁成为动脉韧带。若动脉导管未闭锁,称动脉导管未闭。

5. 卵圆孔关闭,由于脐静脉闭锁,从下腔静脉注入右心房的血液减少,右心房压力降低;同时,肺开始呼吸,大量血液由肺静脉回流进入左心房,左心房压力增高,于是卵圆孔瓣紧贴于第二房间隔,使卵圆孔关闭。若出生一年后卵圆孔仍未封闭或封闭不全,称卵圆孔未闭,属先天性心脏病。

第七节 双胎与多胎

 案例

王女士,33 岁,已婚。因最近一周恶心,呕吐,困倦,嗜睡等不适感反应较重而来医院就诊,患者自述平时月经规律,经量中等,无痛经史,目前停经 56 天,经 B 超检查见到两个妊娠囊,诊断为妊娠(双胎)。

请问:1. 何谓双胎?

2. 形成双胎的原因有哪些?

一、双胎

一次分娩出生两个胎儿的现象,称**双胎**或孪生,发生率占 1%。

双胎分两类。一类是**单卵双胎**,由一个受精卵发育成两个胎儿称单卵双胎或真双胎。这两个胎儿的遗传基因和性别完全一致,外貌和生理特征相似。单卵双胎主要有以下几种情况(图 11-16):①受精卵分裂产生两个卵裂球,两者各自发育成一个胎儿。②形成两个内细胞群,各自形成一个胎儿。③形成两个原条,各自形成一个完整的胎儿,但易发生联胎。单卵双胎的遗传基因完全一致,他们之间若做器官移植,一般不会发生排斥反应。另一类是**双卵双胎**,卵巢排出两个卵子,分别受精发育成两个胎儿的现象称双卵双胎或假双胎。两个胎儿的性别可相同、也可不相同,遗传基因、外貌和生理特征如同一般的兄弟姐妹。

二、多胎

一次分娩两个以上胎儿称为**多胎**。多胎的形成原因可以是单卵多胎、多卵多胎和混合性多胎。多胎的发生率很低。

 知识链接

双胎妊娠

双胎妊娠有家族史,胎次多、年龄大者发生的几率高。近年来有医源性原因,应用药物诱发排卵,双胎与多胎妊娠可高达 20%~40%。另有报道,在停止使用避孕药后 1 个月妊娠,双胎比例增高,这是此月 FSH 分泌增高之故。

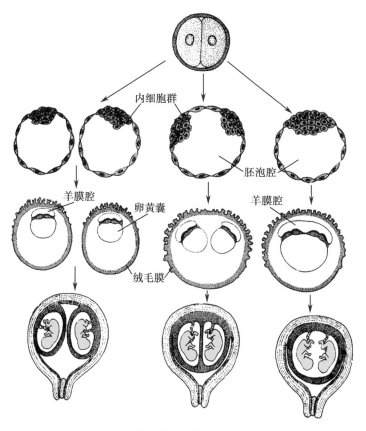

图 11-16　单卵双胎形成示意图

 本章小结

　　人体的发生起源于精子和卵子的结合即受精。受精一般发生在输卵管的壶腹部，受精的结果是产生新个体受精卵，受精卵一旦形成，便开始一边向子宫方向移动，一边进行细胞分裂，直至细胞分裂到 100 个左右时，形成囊泡状的胚泡，而后胚泡埋入子宫内膜完成植入，第 2 周初，胚泡进一步发育，逐渐形成二胚层胚盘，第 3 周末，形成三胚层胚盘，在 4~8 周，三胚层逐渐分化形成各种器官的原基，至第 8 周末，胚体外表初具人形，再经过 30 周发育形成成熟胎儿，降生于世。

（牛玉英　刘殿辉）

目标测试

A1 型题

1. 受精的部位一般在

　　A. 子宫体部或底部　　　　　B. 输卵管峡部

　　C. 输卵管壶腹部　　　　　　D. 输卵管漏斗部

E. 腹腔内

2. 植入后的子宫内膜称

 A. 胎膜   B. 蜕膜   C. 基蜕膜

 D. 基膜   E. 黏膜

3. 植入是

 A. 受精卵埋入子宫内膜的过程   B. 桑椹胚埋入子宫内膜的过程

 C. 胚泡埋入子宫内膜的过程   D. 胚胎埋入子宫内膜的过程

 E. 卵裂球埋入子宫内膜的过程

4. 有关单卵双胎描述**错误**的是

 A. 由一个受精卵发育而成   B. 由一个胚盘发育而成

 C. 由一个胚泡发育成两个内细胞群   D. 两个胎儿性别不同

 E. 两个胎儿性别相同,面貌酷似

5. 正常植入的部位是

 A. 子宫颈   B. 卵巢   C. 子宫底、子宫体上部

 D. 输卵管壶腹部   E. 输卵管峡部

6. 受精卵早期的细胞分裂称

 A. 卵裂   B. 无丝分裂   C. 第一次成熟分裂

 D. 第二次成熟分裂   E. 以上都不是

7. 临床上作早期妊娠诊断时,通常是测孕妇尿中的

 A. 雌激素   B. 孕激素

 C. 人绒毛膜促性腺激素   D. 人绒毛膜促乳腺生长激素

 E. 以上均不对

8. 人体胚胎发育经历了约

 A. 40 周   B. 280 天   C. 36 周

 D. 266 天   E. 300 天

9. 不属于胎儿附属结构的是

 A. 胎盘   B. 羊膜   C. 脐带

 D. 子宫壁肌层   E. 卵黄囊

10. 二胚层胚盘来自

 A. 基蜕膜   B. 壁蜕膜   C. 内细胞群

 D. 滋养层   E. 中胚层

11. 下列有关受精的描述**错误**的是

 A. 受精部位通常在输卵管壶腹部

 B. 受精决定性别

 C. 男、女生殖管道畅通就一定能受精

 D. 受精卵的染色体数目为 46 条

 E. 精子和卵子结合为受精卵的过程称受精

12. 下列有关植入的描述正确的是

A. 植入的过程约需 2 周时间

B. 植入的部位通常在子宫体或子宫底

C. 植入的部位通常在子宫颈附近

D. 胚泡植入于输卵管,将形成前置胎盘

E. 植入时,合体滋养层首先与子宫内膜接触

实 践 指 导

实践 1　显微镜的构造、使用及细胞结构观察

【实践目的】
1. 会使用显微镜。
2. 会在显微镜下准确辨认细胞的基本结构。

【实践材料】
1. 肝组织 HE 染色切片(切片 1)
2. 甲状腺组织 HE 染色切片(切片 2)
3. 光学显微镜

【实践学时】2 学时

【实践内容及方法】

1. 普通光学显微镜的构造　由机械部分和光学部分组成(实践图 1-1)。

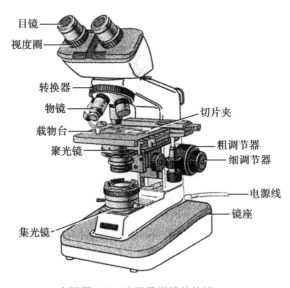

实践图 1-1　光学显微镜的构造

2. 显微镜的使用方法

(1) 携取和放置:取镜时要轻拿轻放,右手握住镜臂,左手托住镜座,放于实验台上并偏左,使镜臂朝向自己,显微镜放置在离身体大约 10cm 处,便于观察。

(2) 采光:插上电源,打开光源,从低倍到高倍循序看片。低倍时光线不必太强,可通过

光亮度调节钮进行调节。

（3）低倍镜的使用：将切片标本置于载物台上，有盖玻片的一面朝上，用片夹固定载玻片，并将组织正对载物台孔。通过粗准焦螺旋把载物台调到最高，然后转动粗准焦螺旋使载物台缓慢下降，直至物像清晰为止。必要时再用细准焦螺旋调节焦距。

（4）高倍镜的使用：将在低倍镜下已经清晰的组织移到视野中央，转换高倍镜，微调细准焦螺旋，直至物像清晰。注意镜头不要和切片接触。

3. 观察细胞的结构

（1）低倍镜观察：取切片 1 低倍镜下可见大量多边形细胞，呈条索状排列；取切片 2 低倍镜下观察，可见许多大小不等的滤泡，滤泡壁由单层立方细胞构成，滤泡腔染成红色。

（2）高倍镜观察：高倍镜下切片 1 可见肝细胞呈多边形，细胞核圆形，有 1 ~ 2 个核，位于细胞中央，核仁明显。高倍镜下切片 2 可见构成甲状腺滤泡壁的细胞，呈立方形，细胞核呈圆形，位于细胞中央。

同时要观察并辨认出组成肝细胞和甲状腺滤泡壁细胞的细胞膜、细胞质和细胞核，观察它们各有何特点。

【实践评价】

1. 组织切片染色中，最常用的是(　　　　)和(　　　　)染色法，简称(　　　　)染色。

2. 细胞的基本结构包括(　　　　)、(　　　　)、(　　　　)。

实践 2 　基 本 组 织

【实践目的】

1. 会正确辨认各种血细胞。

2. 能说出各类被覆上皮的结构特点及分布。

3. 能说出疏松结缔组织的结构特征，并辨认其中的细胞和纤维。

4. 会正确辨认骨骼肌。

5. 会说出神经元的一般结构特点。

【实践材料】

1. 中动脉、中静脉微细结构切片(观察单层扁平上皮)

2. 小肠切片

3. 食管横切片

4. 气管切片

5. 疏松结缔组织铺片

6. 血涂片

7. 骨切片

8. 骨骼肌切片(舌肌)

9. 心肌切片

10. 神经细胞(脊髓横切片)

11. 运动终板切片、挂图

12. 显微镜

【实践学时】2 学时

【实践内容及方法】

1. 观察单层柱状上皮(小肠切片、HE 染色)

(1) 肉眼:观察小肠黏膜腔面,可见高低不平,染成紫蓝色,有许多突起的是小肠绒毛,小肠的其余部分被染成粉红色。

(2) 低倍镜:找到小肠绒毛,选择一段完整的纵切面,观察排列整齐、密集的单层柱状上皮,大部分上皮细胞为柱状细胞,其间夹杂有杯状细胞。

(3) 高倍镜:细胞呈高柱形,核呈椭圆形,位于细胞近基底部;细胞质呈粉红色;在镜下还可见柱状细胞间形似高脚杯状的杯状细胞,核呈三角形或扁圆形位于底部,底部狭窄,上部膨大呈空泡状;细胞游离面可见分布均匀,薄层粉红色结构,即纹状缘。

(4) 绘图:在高倍镜下绘出单层柱状上皮的游离面、基底面、基膜、细胞质和细胞核。

2. 观察复层扁平上皮(食管横切片、HE 染色)

(1) 肉眼:切片呈环形,食管管腔面染成紫蓝色的部分就是复层扁平上皮。

(2) 低倍镜:上皮由多层细胞构成,排列紧密,胞质粉红色,胞核深蓝色,上皮细胞的基底面有结缔组织呈乳头状突入,两者连接处凸凹不平。

(3) 高倍镜:高倍镜下可见表层细胞呈扁平形;中间数层多边形细胞;基底层细胞呈立方形或低柱状,核圆形。

3. 观察疏松结缔组织(铺片、HE 染色)

(1) 肉眼:标本呈淡紫红色,纤维交织成网,选择切片较薄(染色淡的)部位进行观察。

(2) 低倍镜:胶原纤维和弹性纤维交织成网,细胞分散在纤维之间,胶原纤维粗细不等,呈淡红色;弹性纤维较细直并交织成网状,呈暗红色。

(3) 高倍镜:胶原纤维粗大,粉红色;弹性纤维细丝状,有分支,暗红色。成纤维细胞数量最多,形状不一,有突起,胞质淡红色,胞核椭圆形,紫蓝色;巨噬细胞形状不规则,胞质中有蓝色颗粒,核小而圆,染成深紫蓝色;肥大细胞常成群分布于小血管周围,胞体多为椭圆形,核圆形或卵圆形,胞质中充满粗大的异染颗粒。

4. 观察血细胞(血涂片、瑞氏染色)

(1) 肉眼:涂片呈薄层粉红色,选择薄而均匀的部分在低倍镜下观察。

(2) 低倍镜:可见大量染成粉红色的为无核的红细胞,还有紫蓝色核的白细胞。

(3) 高倍镜:可进一步看清红细胞呈红色,圆形,偶见有核的白细胞。

(4) 油镜:①红细胞染成淡红色,周围部色深,中央部色浅,无细胞核。②移动视野寻找有核的白细胞。中性粒细胞体积比红细胞大,胞质淡粉红色,可见紫红色的细小颗粒,胞核紫蓝色,分成 2~5 叶不等,核叶间有细丝相连;嗜碱性粒细胞,胞质内含有紫蓝色颗粒,颗粒大小不一,且分布不均,核呈"S"形或不规则形,染色淡;嗜酸性粒细胞,胞质内含有橘红色颗粒,颗粒大小一致,分布均匀,核紫蓝色,多分成 2 叶;淋巴细胞较小,胞质少,胞核圆形,往往一侧有凹陷,染成深蓝色;单核细胞,胞质较多,染成浅灰蓝色,细胞核呈肾形或马蹄形,染成蓝色。③血小板呈不规则的紫蓝色小体,成群分布。

(5) 绘图:绘出红细胞,中性粒细胞,淋巴细胞,血小板。

5. 观察骨骼肌(舌肌切片、特殊染色)

(1) 肉眼:可见薄层蓝色结构,为复层扁平上皮,内部红色的结构主要为骨骼肌。

(2) 低倍镜:骨骼肌纤维呈细长圆柱状,有明暗相间的横纹,且与纤维的长轴垂直。胞核扁椭圆形,深蓝色,位于肌膜下面,数量较多。肌纤维间有少量结缔组织。

(3) 高倍镜:骨骼肌纤维内有许多纵行线条状结构,即肌原纤维。下调聚光镜,在暗视野下观察肌原纤维及其明带和暗带,肌细胞核的形态、位置。

6. 观察多极神经元(脊髓横切片、特殊染色)

(1) 肉眼:标本呈椭圆形,中央深染的部分为灰质,周围浅淡的部分为白质。

(2) 低倍镜:灰质较宽处为前角,内可见深黄色、多突起的细胞,即多极神经元,小而圆的是神经胶质细胞的胞核。

(3) 高倍镜:多极神经元的胞体不规则,可呈星形、锥体形,可见自胞体发出的突起根部,细胞核位于中央,大而圆,染色淡。移动视野至淡染色区域,可见神经纤维束的横切面。

7. 示教

(1) 单层扁平上皮(中动、静脉微细结构切片,HE 染色)

(2) 假复层纤毛柱状上皮(气管切片,HE 染色)

(3) 透明软骨(气管切片,HE 染色)

(4) 骨切片

(5) 心肌(HE 染色)

(6) 运动终板(氯化金染色)

【实践评价】

1. 单层上皮包括(　　　)、(　　　)、(　　　)、(　　　)4 种。

2. 成纤维细胞是疏松结缔组织中的主要细胞,可产生(　　　)和(　　　)。

3. 在骨骼肌纤维中,相邻两条 Z 线之间的一段(　　　)称肌节。每个肌节包括(　　　)。它是肌原纤维(　　　)的基本单位。

4. 神经细胞形态多样,大小不等,每个细胞又可分为(　　　)和(　　　)两部分,而后者又可分为(　　　)和(　　　)两类。

实践3　躯干骨及其连结

【实践目的】

1. 能说出骨的分类及构造,脊柱的组成、连结和形态,胸廓的组成和形态。

2. 能说出关节的基本结构和辅助结构。

3. 会辨认各部椎骨。

4. 会描述骶骨、胸骨和肋的形态。

【实践材料】

1. 人体骨骼标本及模型

2. 全身散骨标本及模型

3. 股骨剖面标本

4. 脱钙骨及煅烧骨标本

5. 脊柱标本及模型,椎骨连结标本及模型

6. 胸廓标本及模型

【实践学时】2 学时

【实践内容及方法】

1. 骨的分类和构造　在人体骨骼标本及模型上,辨认各类骨的形态及构造。取股骨及其纵切标本以辨认长骨的骨干和两端以及骨髓腔、关节面等。

2. 骨连结的分类和构造

(1) 直接连结:取脊柱腰段矢状面标本辨认椎间盘。

(2) 关节:①基本构造:取肩关节标本观察关节的组成、关节面的形状、关节囊的构造和特性、关节腔的构成。②辅助构造:取膝关节标本观察关节韧带的外形、纤维排列及与关节囊的关系;观察膝关节两块半月板的位置、形态。

3. 躯干骨及其连结

(1) 脊柱:在人体骨骼标本上观察脊柱的外形和组成。①椎骨:取各部位椎骨观察椎骨的组成及形态特点。②椎骨的连结:取切除1~3个椎弓的脊柱腰段标本,观察椎间盘及各韧带的外形、位置和结构。

(2) 胸廓:在人体骨架标本上观察胸廓的外形和组成。①胸骨:取胸骨标本观察其组成和形态特点。②肋:取肋标本观察形态特点。

4. 在活体上摸辨躯干部的重要体表标志(如第7颈椎棘突、胸骨角、肋弓等)。

【实践评价】

1. 骨依据形态可分为(　　　)、(　　　)、(　　　)和(　　　)。

2. 关节的基本结构包括(　　　)、(　　　)和(　　　)。

3. 在人体骨骼标本上指出胸骨、肋骨、寰椎、枢椎、隆椎、第5胸椎、第3腰椎、骶椎及尾椎。

4. 说出各部椎骨的形态特点。

5. 描述脊柱整体观。

实践4　颅骨及其连结

【实践目的】

1. 能说出颅的分部,颅各面的形态构造及主要的孔裂。

2. 能说出颞下颌关节的组成和构造。

3. 会描述新生儿颅的特点。

【实践材料】

1. 整颅标本及模型

2. 分离颅骨标本及模型

3. 颅的水平切及矢状切标本及模型

4. 颞下颌关节标本(已切除关节囊外侧壁)及模型

5. 新生儿标本及模型

6. 鼻旁窦标本

【实践内容及方法】

1. 取整颅和分离颅骨标本及模型观察颅的组成及重要颅骨的形态和位置。

2. 取整颅和颅的水平切和正中矢状切标本及模型分别观察颅的顶面、颅底内面、颅底外面、颅的侧面、颅的前面的重要结构。区分颅底内面各部位主要的孔裂。

3. 取已切除关节囊外侧壁的颞下颌关节标本及模型,观察颞下颌关节的组成及结构特点。

4. 取新生儿标本及模型观察前囟和后囟。

5. 取鼻旁窦标本观察 4 对鼻旁窦的位置及特点。

6. 在活体上摸辨颅骨的重要体表标志(如翼点、下颌角、乳突、颧弓等)。

注意:颅骨结构较脆弱,在观察标本时,一定要轻拿轻放,防止破损。

【实践评价】

1. 颅可分为后上部的(　　　　)和前下部的(　　　　)。

2. 颅顶面观有 3 条缝,分别是(　　　　)、(　　　　)和(　　　　)。

3. 颞窝内(　　　　)、(　　　　)、(　　　　)和(　　　　)会合处称为翼点。

4. 颞下颌关节由下颌骨的(　　　　)与颞骨的(　　　　)及关节结节组成。

实践 5　四肢骨及其连结

【实践目的】

1. 能辨认上、下肢各骨,并说出各骨的位置及形态特点。

2. 能说出肩关节、肘关节、桡腕关节、髋关节、膝关节、距小腿关节的组成和构造特点。

3. 能说出骨盆的组成和分部,能区分男、女性骨盆。

【实践材料】

1. 人体骨骼标本及模型

2. 全身散骨标本及模型

3. 已被打开关节囊的肩关节、肘关节、髋关节、膝关节、桡腕关节、距小腿关节标本及模型

4. 男、女性骨盆标本及模型

【实践内容及方法】

1. 上肢骨及其连结

(1) 上肢骨:取肩胛骨、锁骨、肱骨、桡骨、尺骨、手骨标本,观察各骨的重要形态特点。在活体上摸辨上肢骨的重要体表标志(如肩峰、肩胛骨下角、尺骨鹰嘴、肱骨内外上髁等)。

(2) 上肢骨的连结:取肩关节、肘关节、桡腕关节切开标本,观察各关节的组成和构造特点,并在活体上验证其各关节的运动。

2. 下肢骨及其连结

(1) 下肢骨:取髋骨、股骨、髌骨、胫骨、腓骨、足骨标本,观察各骨的重要形态特点。在活体上摸辨下肢骨的重要体表标志(如髂嵴、髂前上棘、坐骨结节等)。

(2) 下肢骨的连结:取骨盆、髋关节、膝关节、距小腿关节切开标本,观察骨盆及各关节的组成和构造特点,在活体上验证各关节的运动。

(3) 对比观察男、女性骨盆。

【实践评价】

1. 在人体骨骼标本上指认肩胛骨、锁骨、肱骨、桡骨、尺骨、手骨、髋骨、股骨、髌骨、胫骨、腓骨及足骨。

2. 肩关节由(　　　　)和(　　　　)构成。

3. 膝关节由( )、( )和( )共同构成。

4. 辨别男、女性骨盆标本。

实践 6 骨 骼 肌

【实践目的】

1. 能说出肌的分类、构造和辅助结构。

2. 会指认胸锁乳突肌、斜方肌、背阔肌、竖脊肌、胸大肌、肋间肌、三角肌、肱二头肌、肱三头肌、臀大肌、梨状肌、股四头肌、缝匠肌、小腿三头肌的位置并说出其功能。

3. 会指认膈的位置,并描述其形态和功能。

4. 会指认腹前外侧壁各肌的位置。

【实践材料】

1. 已解剖好的全身肌标本

2. 游离的四肢肌标本

3. 膈肌标本及模型

【实践内容及方法】

1. 肌的分类和构造 在全身肌标本上观察长肌、短肌、扁肌和轮匝肌的形态,辨认肌腹、肌腱和腱膜。

2. 全身重要肌的辨认 在已解剖好的全身肌标本上辨认胸锁乳突肌、斜方肌、背阔肌、竖脊肌、胸大肌、前锯肌、肋间肌、三角肌、肱二头肌、肱三头肌、臀大肌、梨状肌、股四头肌、缝匠肌、小腿三头肌的位置和起止点,并在活体上验证它们的功能。

3. 膈 取膈肌标本及模型观察膈的位置和中心腱各个裂孔通过的结构。

4. 腹肌 观察各个腹肌的位置和肌束走行方向。

【实践评价】

1. 依据形态,骨骼肌可分为( )、( )、( )和( )4 类。

2. 胸锁乳突肌起于( ),止于( )。

3. 膈位于( )和( )之间,主动脉裂孔在第( )胸椎前方。

4. 股四头肌属大腿肌的( )群。

5. 在全身肌标本上指认胸锁乳突肌、斜方肌、背阔肌、竖脊肌、胸大肌、前锯肌、肋间肌、三角肌、肱二头肌、肱三头肌、臀大肌、梨状肌、股四头肌、缝匠肌、小腿三头肌。

实践 7 消 化 系 统

【实践目的】

1. 能说出消化系统的组成。

2. 能辨认消化管各段的位置、形态结构和连通关系。

3. 能描述消化腺的位置、形态结构并说出消化液的排出途径。

4. 能描述肝的位置、形态和体表投影。

5. 能描述胆囊的位置和形态,胆囊底的体表投影。

6. 能说出胰的位置和形态特点。

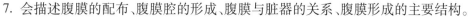

7. 会描述腹膜的配布、腹膜腔的形成、腹膜与脏器的关系、腹膜形成的主要结构。

【实践材料】

1. 消化系统概观标本或模型

2. 腹腔解剖标本

3. 人体半身模型

4. 头颈部正中矢状切面标本或模型

5. 各类牙的标本或模型

6. 消化管各段离体切开标本

7. 消化腺离体标本

8. 腹膜标本或模型

9. 男、女盆腔正中矢状切面标本或模型

10. 肝的离体标本

11. 肝、胆、胰和十二指肠标本

【实践学时】2 学时

【实践内容及方法】

1. 消化系统的组成　在消化系统概观模型和人体半身模型上,观察消化系统的组成及上消化管各段的连通关系。

2. 口腔　对照口腔模型,在活体采取对镜自查或互查的方法,观察口腔结构。

(1) 口唇和颊:辨认人中和鼻唇沟,在颊黏膜上寻找腮腺导管的开口。

(2) 腭:区分硬腭和软腭,辨认腭垂、腭舌弓、腭咽弓等结构,指出腭扁桃体的位置,观察咽峡的围成。

(3) 舌:观察舌的形态和分部,指出舌乳头、舌系带、舌下阜和舌下襞。

(4) 牙:在活体上观察牙的排列、牙冠及牙龈。对照牙模型,辨认牙的形态、构造和牙周组织。

3. 咽　在头颈部正中矢状切面标本或模型上,确认咽的位置、形态和分部,观察咽各部结构,寻认咽与鼻腔、中耳、口腔、喉腔和食管的连通关系。

4. 食管　在离体食管标本上,观察食管的形态、3 个狭窄,测量食管的长度。在消化系统概观标本或模型上,观察食管的位置和分部及 3 个狭窄的位置。

5. 胃　确认胃的位置和毗邻;在胃的离体标本上,观察胃的形态、分部;在切开胃的标本上,辨认胃的黏膜、皱襞、胃小凹和幽门括约肌等结构。

6. 小肠　在腹腔解剖标本上,观察小肠的位置和分部。

(1) 十二指肠:观察十二指肠的分部及各部的位置,确认十二指肠与胰头的关系;在十二指肠切开的解剖标本上,辨认十二指肠大乳头和胆总管的开口。

(2) 空肠和回肠:观察小肠祥的分布,空、回肠的位置;在空肠和回肠切开的解剖标本上,区别二者的黏膜管壁和管腔的形态。

7. 大肠　在腹腔解剖标本上,观察大肠的位置和分部。

(1) 盲肠和阑尾:观察盲肠和阑尾的位置、形态和连通关系;在标本上(可结合活体)确认阑尾根部体表投影的位置。

(2) 结肠:观察结肠的位置、形态和连通关系;观察结肠表面的特征性结构,即结肠带、结肠袋和肠脂垂。

（3）直肠和肛管：在盆腔正中矢状切面标本或模型上，观察直肠的位置和弯曲，注意直肠邻近器官的性别差异；在直肠、肛管切开标本或模型上，观察直肠横襞、肛柱、肛瓣、肛窦、齿状线的形态和肛门内、外括约肌的位置。

8. 肝　在消化系统概观标本、模型或腹腔解剖标本上，观察肝的位置。在肝的离体标本上，观察肝的形态、结构和分部，辨认出入肝门的结构；观察胆囊的位置、形态和分部以及输胆管道的组成。对照标本，在活体上确认肝和胆囊底的体表投影。

9. 胰　在腹膜后间隙器官标本上，观察胰的位置、形态和分部。在胰的离体标本上，观察胰头与十二指肠的关系；辨认胰管与胆总管的关系。

10. 腹膜　在腹膜标本或模型上，观察脏、壁腹膜的配布和腹膜腔的形成；指出肝镰状韧带和肝冠状韧带的位置；观察大、小网膜的位置、形态及网膜孔、网膜囊的位置；寻认各肠系膜的位置、结构。分别在男、女盆腔正中矢状切面标本或模型上，确认直肠膀胱陷凹和直肠子宫陷凹、膀胱子宫陷凹。

注意：

1. 将标本和模型结合起来辨认其相关结构，借助模型来弥补标本之不足。

2. 辨认小肠的位置和分部时，首先应寻找十二指肠悬肌。其近端为十二指肠，远端为空肠。

【实践评价】

1. 腮腺导管的开口于（　　　　）。

2. 十二指肠分为（　　　　）、（　　　　）、（　　　　）、（　　　　）四个部分，肝胰壶腹的开口位于（　　　　）。

3. 食管的全长的有（　　　　）处狭窄，分别在（　　　　）、（　　　　）及（　　　　）。

实践 8　呼 吸 系 统

【实践目的】

1. 能说出呼吸系统的组成、呼吸道的组成，区分上、下呼吸道。

2. 能指认喉的位置，描述喉的形态和结构，指出鼻旁窦的位置、各窦的开口部位，说出胸膜的分布、胸膜腔的构成，指认肋膈隐窝的位置。

3. 能描述气管的位置和形态，左、右主支气管走行特点。

4. 能描述肺的形态、位置，肺下界及胸膜下界的体表投影，肺段支气管。

5. 会辨认纵隔的境界和内容。

【实践材料】

1. 呼吸系统概观标本及模型

2. 头颈部正中矢状切面标本、模型

3. 鼻窦标本、模型

4. 离体喉标本、模型，喉的侧位 X 线片

5. 气管与主支气管标本、模型

6. 左、右肺标本、模型，支气管树铸型标本

7. 胸腔标本、模型

8. 纵隔标本、模型

9. 气管横切片、肺切片

【实践学时】2 学时

【实践内容及方法】

在呼吸系统概观标本上,逐一观察呼吸系统的各器官,注意查看各器官之间的连通情况。注意观察咽的位置及咽与消化、呼吸道的共用关系。区分上呼吸道和下呼吸道。

1. 鼻 可在活体上观察外鼻的外形。在头颈正中矢状面标本上,观察鼻腔的位置、形态、分部,指认鼻甲、鼻道、鼻中隔。利用鼻旁窦标本辨认各鼻旁窦的位置以及它们与鼻腔的位置关系和开口部位。

2. 喉 活体上观察喉的位置及吞咽时喉的运动,可触摸喉结。在离体喉标本上,观察各喉软骨的形态结构及其位置关系。在头颈正中矢状面标本上,观察喉腔的通连关系,注意会厌与喉腔的位置关系。辨认前庭壁、声壁的位置和形态;比较前庭裂和声门裂的大小;辨认喉腔的 3 个分部。

3. 气管与主支气管 在气管与主支气管标本、模型上观察气管的组成,注意气管软骨及气管后壁的形态。辨认气管杈和气管隆嵴。在同一标本上观察左、右主支气管的形态差异,比较两者的走行方向。

4. 肺 取左、右肺标本,观察两肺的形态、分叶及通过肺门诸结构排列关系,比较异同。在胸腔解剖标本上,观察肺尖与锁骨、肺底与膈、左肺前缘与心脏的位置关系。对照胸腔解剖标本并结合活体,确定肺的体表投影。

利用支气管树铸型标本,辨认各肺段支气管,观察它们的走行方向。然后取肺段的分色注射标本,对照支气管树铸型标本确认各肺段。

5. 胸膜与纵隔 取胸腔解剖标本,观察胸膜的分部,区分脏胸膜和壁胸膜,辨认壁胸膜各部分,注意壁胸膜之间的转折关系以及形成的隐窝,指出肋膈隐窝。对照胸腔解剖标本并结合活体,确定壁胸膜的体表投影。取纵隔标本,指出纵隔的境界分部和内容。

6. 气管横切片(HE 染色)

(1) 肉眼观察:标本呈环形,管壁内呈浅蓝色的部分为透明软骨。

(2) 低倍镜观察:靠近管腔呈淡紫红色的区域为黏膜层。黏膜层与软骨之间染成淡红色的区域为黏膜下层。软骨及外周的结缔组织为外膜。

(3) 高倍镜观察:

1) 黏膜层:上皮为假复层纤毛柱状上皮,染成淡紫红色,纤毛清晰,上皮细胞内夹有杯状细胞。靠近上皮外周染成粉红色的部分为固有层。

2) 黏膜下层:为疏松结缔组织,内有许多腺体和血管的切面。此层与固有层无明显分界。

3) 外膜:由透明软骨和结缔组织构成,软骨缺口处可见平滑肌束和结缔组织。

7. 肺切片(HE 染色),绘图

(1) 肉眼观察:结构疏松呈蜂窝状,其中较大的腔隙为血管和支气管的断面。

(2) 低倍镜观察:肺实质中可见许多染色浅淡、大小不等、形态不规则的泡状结构,为肺泡的断面。肺泡之间的结缔组织为肺泡隔。在肺泡间可见一些细小的支气管断面。

1) 细支气管:管腔小,管壁已无软骨。转换为高倍镜观察:上皮为单层柱状上皮,有纤毛或无纤毛。上皮外周有一薄层平滑肌。

2) 呼吸性细支气管:管壁不完整,与肺泡或肺泡管相连。转换为高倍镜观察:上皮为单层立方上皮,上皮外周有少量结缔组织与平滑肌。

3)肺泡管:为弯曲而不规则的管道。转换为高倍镜观察:管壁连有许多肺泡,管壁不连续,仅在相邻肺泡的开口处之间残留管壁的痕迹,呈现粉红色的结节状膨大。

4)肺泡:高倍镜观察:壁极薄,上皮细胞的外形不明显,能看到细胞核。

5)肺泡隔:选择结构清晰的肺泡隔转换高倍镜观察:可见许多毛细血管的断面。在肺泡隔或肺泡腔内,可找到体积较大、外形不规则的巨噬细胞。有的巨噬细胞的细胞质内含有黑色灰尘颗粒,即为尘细胞。

在高倍镜下绘图,注明呼吸性细支气管、肺泡管、肺泡、肺泡隔。

【实践评价】

1. 上呼吸道包括(　　　)、(　　　)和(　　　)。

2. 鼻旁窦包括(　　　)、(　　　)、(　　　)和(　　　)。

3. 肺下界的体表投影在锁骨中线处与第(　　　)肋相交,在腋中线处与第(　　　)肋相交,在肩胛线处与第(　　　)肋相交。

实践 9　泌 尿 系 统

【实践目的】

1. 能准确辨认泌尿系统的各器官。

2. 能描述肾、输尿管、膀胱的位置、毗邻、形态和结构特点。

3. 会说出肾的被膜、微细结构;指出输尿管的行程、狭窄部位;描述膀胱的形态、位置和毗邻、膀胱三角、输尿管间襞;说出女性尿道的毗邻、特点和开口部位。

【实践材料】

1. 男、女性泌尿生殖系统概观标本及模型

2. 离体肾、肾的剖面结构标本及模型

3. 腹膜后间隙器官模型

4. 男、女骨盆腔正中矢状切面标本及模型

5. 离体膀胱标本及模型

6. 肾切片(实物和 HE 染色)

7. 显微镜

【实践学时】2 学时

【实践内容及方法】

1. 肾　取男、女性泌尿生殖系统概观标本、模型、腹膜后间隙器官模型及离体肾观察肾的位置、形态(肾门、肾盂、肾蒂),观察肾的毗邻,理解右肾略低于左肾。

取肾剖面结构标本和模型指认肾皮质、肾髓质、肾锥体、肾柱、肾窦、肾乳头、肾小盏、肾大盏、肾盂。

2. 输尿管　取男、女性泌尿生殖系统概观标本及模型;男、女骨盆腔正中矢状切面标本及模型;腹膜后间隙器官模型观察输尿管的行程、分段(腹段、盆段、壁内段),辨认输尿管三处狭窄的位置。

3. 膀胱　取离体膀胱标本及模型;男、女性泌尿生殖系统概观标本、模型观察膀胱的位置及男、女性膀胱的毗邻,指认膀胱体、膀胱底、膀胱颈、膀胱尖,找寻输尿管与膀胱相连的部

位以及膀胱与尿道的连接部位。

在膀胱剖面标本上观察膀胱黏膜特点,辨认膀胱三角、输尿管间襞、尿道内口、输尿管开口。

4. 女性尿道　取男、女骨盆腔正中矢状切面标本及模型观察男性尿道的长度、形态,女性尿道的特点。

5. 肾切片

(1) 肉眼观察:表层染色较深的部分是皮质,深层染色较浅的部分是髓质。

(2) 低倍镜观察:皮质内红色圆形结构是肾小体断面,其周围密集的管腔是近端小管曲部和远端小管曲部。深面无肾小体的部分是髓质,其内的各种管腔是近端小管直部、细段、远端小管直部和集合管的断面。

(3) 高倍镜观察

1) 肾小体:毛细血管球染成红色,管壁难辨认;肾小囊脏层与毛细血管壁紧贴不易分清,壁层为单层扁平上皮,两层间的透明腔隙为肾小囊腔。

2) 近端小管曲部:染成红色,上皮细胞为锥体形,相邻细胞间的界限不清晰,游离面有红色刷状缘,管腔较小不规则。

3) 远端小管曲部:染成浅红色,上皮细胞为立方形,细胞界限清晰,管腔较大而规则。

4) 细段:染成淡红色,管壁为单层扁平上皮,管腔小。

5) 集合管:管腔较大,上皮细胞因部位不同可呈立方形或低柱状,界限清楚。

【实践评价】

1. 泌尿系统由(　　)、(　　)、(　　)和(　　)组成。

2. 肋脊角是指由(　　)和(　　)形成的夹角。

3. 肾的被膜由外向内依次是(　　)、(　　)、(　　)。

4. 输尿管连于(　　)和(　　)。全程分为(　　)、(　　)、(　　)3部。

5. 膀胱在形态上分为(　　)、(　　)、(　　)和(　　)4部。

6. 女性尿道的特点是(　　),故临床上女性较男性易发尿路感染。

实践 10　生 殖 系 统

【实践目的】

1. 学会男女内外生殖系统的区分。

2. 能辨认并描述睾丸、前列腺、卵巢的位置、形态;说出男性尿道的分部及狭窄和弯曲部位;描述输卵管的形态、分部。

3. 能描述子宫的位置、形态、分部及子宫颈的位置和毗邻。

【实践材料】

1. 男、女性生殖系统全貌标本

2. 男、女性盆腔正中矢状切面标本、模型

3. 男、女性生殖系统离体标本

4. 男、女性生殖系统模型

5. 睾丸、附睾和阴茎剖开标本

6. 女性盆腔标本

7. 女性内生殖器解剖标本

8. 女阴标本

9. 女性乳房解剖标本

10. 男、女会阴肌标本

11. 睾丸、卵巢和子宫壁组织切片(HE 染色)

【实践学时】2 学时

【实践内容及方法】

1. 男性生殖器

(1) 睾丸和附睾:取男性生殖器标本观察睾丸和附睾的位置、形态,辨认附睾的头、体、尾 3 部分。

(2) 输精管、射精管和精索:在男性生殖器标本上观察输精管的行程和分部。取男性生殖器解剖和离体标本,辨认精索部的位置、射精管的位置及尿道的前列腺部。

(3) 前列腺、精囊和尿道球腺:取男性骨盆正中矢状切面和男性生殖器离体标本观察前列腺、精囊和尿道球腺的位置和形态,注意输精管壶腹、精囊腺及前列腺与直肠的位置关系。

(4) 阴囊和阴茎

1) 阴囊:观察其位置、形态和结构层次,注意阴囊的内容物。

2) 阴茎:取阴茎剖开标本,观察阴茎的形态、结构,注意阴茎包皮的特点和包皮系带。

(5) 男性尿道 取男性盆腔正中矢状切面标本,观察男性尿道的分部、狭窄和弯曲。注意观察尿道内口、尿道膜部和尿道外口的狭窄。

2. 女性生殖器

(1) 卵巢和输卵管:取女性盆腔解剖标本、内生殖器离体标本,观察卵巢在盆腔内的位置形态,观察输卵管的位置、形态和分部,辨认输卵管伞。

(2) 子宫、阴道:取女性盆腔解剖标本、女性盆腔正中矢状切面标本、内生殖器离体标本观察子宫的分部、子宫腔和子宫颈管的形态及相互关系;寻找子宫固定装置;观察阴道形态、位置、开口及阴道穹,注意阴道后穹与直肠的毗邻关系。

(3) 外生殖器:观察大小阴唇、阴道前庭、阴蒂等,注意尿道外口和阴道口的位置关系。

(4) 乳房:取乳房标本或模型,观察女性乳房的位置形态和结构,注意乳房悬韧带和输乳管、乳腺叶的排列走向。

(5) 会阴:取会阴部标本,观察广义和狭义会阴的范围。

3. 生殖系统的微细结构

(1) 睾丸切片

1) 肉眼观:中央实质,周边白膜。

2) 低倍镜观察:实质内的精曲小管及睾丸间质。

3) 高倍镜观察:精曲小管管壁、管腔,基膜处的精原细胞及管腔侧的蝌蚪形精子。

(2) 卵巢切片

1) 低倍镜观察:中央髓质,外周皮质。

2) 高倍镜观察:各个阶段的卵泡:位于卵巢皮质浅层的原始卵泡,卵母细胞大而圆,细胞核大,核仁明显;大小、形态不一的生长卵泡,有透明带、放射冠;突向卵巢表面的成熟卵泡,体积最大。

(3) 子宫壁切片

1）肉眼观:壁厚,染成蓝紫色的子宫内膜,红色的主要为子宫肌层。

2）低倍镜观察:上皮深面固有层内的子宫腺;子宫内膜固有膜内的螺旋动脉;子宫平滑肌。

【实践评价】

1. 男性尿道的两处弯曲上部的称(　　　　),下部的称(　　　　)。

2. 精索内的结构主要有(　　　)、(　　　)和(　　　)。

3. 辨认输卵管的标志是(　　　　)。

4. 子宫可分为(　　　)、(　　　)和(　　　)3 部分。

实践 11　心的位置、外形、传导系统和血管

【实践目的】

1. 能辨认心的位置、外形和心腔内部结构。

2. 能说出心的传导系统和血管。

【实践材料】

1. 胸腔纵隔标本(十字形切开心包)

2. 完整的心脏离体标本和模型

3. 切开心房的离体心标本

4. 切开心室的离体心标本

5. 示纤维环的离体心标本

6. 示心传导系统的心模型

7. 心的血管标本

【实践学时】2 学时

【实践内容及方法】

1. 在胸腔纵隔标本上,观察心的位置、外形与周围器官的毗邻关系。结合标本描述心的体表投影。

2. 在完整的心脏离体标本和心模型上,分别观察心尖、心底,胸肋面和膈面,左缘、右缘、下缘,冠状沟、前室间沟、后室间沟、后房间沟及心的血管。

3. 在心的模型和切开心房、心室的离体标本上,仔细观察心腔内各结构及相互间的关系。

(1) 右心房:观察右心房的位置和范围。在心腔内,辨认上腔静脉口、下腔静脉口和右房室口;在右房室口和下腔静脉之间寻找冠状窦口;在房间隔的下部寻找、辨认卵圆窝。

(2) 右心室:观察右心室的位置和范围。在右房室口周缘,观察右房室瓣的形态和开口方向,以及腱索与瓣膜、乳头肌的关系。观察肺动脉口与右房室口的位置关系,肺动脉瓣的放开口方向。

(3) 左心房:观察左心房的位置和范围。在左心房的后壁的两侧部,辨认肺静脉口(每侧两个)。在左心房的前下部辨认左房室口。

(4) 左心室:观察左心室的位置和范围。在左房室口的周缘,观察左房室瓣的形态和开口方向,以及腱索与瓣膜、乳头肌的关系。观察主动脉口与左房室口的位置关系,主动脉瓣的形态和开口方向。

（5）观察比较各腔心壁，心室肌比心房肌厚，左心室最厚。

（6）在左、右心室之间，辨认室间隔，观察其肌部和膜部的位置和结构特点。

结合临床常见的心脏病，说明心腔内的相关结构的重要性。

4. 在示纤维环的离体心标本上，观察房室内口、动脉口上的瓣膜及其周缘的纤维环，观察心室肌附着于此环的位置，体会心房肌和心室肌彼此互不连续。

5. 在示心传导系统的心模型上，观察窦房结和房室结的位置、形态，及房室束、左右束支的走行。

6. 在心的血管标本上，观察心的动脉和静脉。

（1）动脉：在升主动脉起始部的前壁和左后壁上，分别辨认右冠状动脉和左冠状动脉，并寻认其行径以及分支分布。

（2）静脉：在冠状沟的后部辨认冠状窦，观察其形态、开口部位和主要属支。

【实践评价】

1. 心脏位于（　　　　），心尖搏动位置在（　　　　　），心脏的四个腔是（　　　　）（　　　　）（　　　　）（　　　　）。

2. 右心房入口是（　　　　），出口是（　　　　）；左心房的入口是（　　　　），出口是（　　　　）。

3. 正常心脏体表投影，左上点（　　　　），右上点（　　　　），左下点（　　　　），右下点（　　　　）。

实践 12　体循环血管和淋巴系统

【实践目的】

1. 能辨认体循环的主要动脉的起始、行径、分支分布。

2. 能说出上、下腔静脉系的组成，上、下腔静脉的位置、行程、重要属支的名称及其收集范围，指认颈内静脉、颈外静脉、奇静脉及上、下肢浅静脉的行程注入部位。

3. 能辨认肝门静脉的形成、行程、主要属支的名称和收集范围、学会肝门静脉系与上腔静脉系、下腔静脉系间的吻合。

4. 能描述淋巴结的形态。

5. 能指出胸导管、右淋巴导管的起始、行程、注入部位和收集范围。

6. 能描述脾和胸腺的形态和位置。

【实践材料】

1. 胸腔解剖标本

2. 头颈、上肢的血管标本

3. 躯干后壁的血管标本

4. 盆部和下肢的血管标本

5. 腹部脏器的血管标本

6. 胸部的解剖标本

7. 带肝静脉和下腔静脉的肝标本

8. 肝门静脉系统上腔静脉系、下腔静脉系的吻合模型

9. 胸导管和右淋巴导管标本、模型

10. 小儿胸腺解剖标本

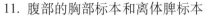

11. 腹部的胸部标本和离体脾标本

【实践学时】2 学时

【实践内容及方法】

1. 主动脉　在躯干后壁的血管标本上,观察主动脉的起始行径和分段;辨认主动脉弓上的三大分支。

2. 头颈部的动脉　在头颈、上肢的血管标本上,观察左、右颈总动脉的起始、行径和终支;在颈总动脉分叉处的后壁和颈内动脉的起始处,分别察看颈动脉小球和颈动脉窦;观察颈内、外动脉的行径和颈外动脉的重要分支,止血点位置。

(1) 面动脉:观察其起始,行径现咬肌前缘的关系和分布。

(2) 颞浅动脉:观察其行径外耳门及颧弓根的位置关系及其分布。

(3) 上颌动脉:在下颌支的深面辨认上颌动脉、观察其分支脑膜中动脉的行径和分布,以及其他分支分布。

3. 锁骨下动脉　观察左右锁骨下动脉的起始和行径,及其重要的分支。

(1) 椎动脉:观察其起始、行径、穿经横突孔的关系。

(2) 胸廓内动脉:观察其行径、分支和分布。

4. 上肢的动脉:在上肢的血管标本上观察各部动脉的位置、行径、分支和分布。

(1) 腋动脉:观察其位置、分支的分布。

(2) 肱动脉:观察其行径、分布和分成终支的部位,结合临床常用的量血压、止血部位。

(3) 桡动脉和尺动脉:在前臂的桡侧部尺侧部,分别辨认桡动脉和尺动脉,观察其行径、和分布及常用的数脉搏和诊脉及止血部位。

(4) 掌深弓和掌浅弓:在手掌指屈肌腱的浅面和深面,分别辨认掌深弓和掌浅弓,观察其组成和分支的分布。

5. 胸部的动脉　在躯干后壁的血管标本上,观察胸主动脉的位置、分支。在肋间隙内和第 12 肋的下方,分别辨认肋间后动脉和肋下动脉,并观察其行径和分布。

6. 腹部的动脉　在躯干后壁的血管标本和腹腔脏器的血管标本上,观察腹主动脉的位置和下腔静脉的位置关系,观察其主要的壁支和脏支;

(1) 腰动脉:观察其起始、行径及分布。

(2) 腹腔干:在主动脉裂孔的下方,辨认腹腔干,并按以下要求辨认其分支:①在胃小弯侧近贲门处辨认胃总动脉,观察其分布;②在幽门的上方辨认肝总动脉,观察其分支肝固有动脉和胃十二指肠动脉的分布;③在胰体上缘辨认脾动脉,观察其分布。

(3) 肠系膜上动脉:在肠系膜根内寻认肠系膜上动脉,观察其行径和分布。

(4) 肠系膜上动脉起点的下方,寻找肠系膜下动脉,辨认其终支直肠上动脉起其他分支的分布。

(5) 肾动脉:观察其起始、行径和分布。

(6) 睾丸动脉:观察其起始、行径和分布。

7. 盆部的动脉　在盆部和下肢的血管标本上,观察髂总动脉及其分成髂外动脉和髂内动脉的部位。

(1) 髂内动脉:观察其行径和主要分支的分布。

(2) 髂外动脉:观察其行径和分支腹壁下动脉的分布。

8. 下肢的动脉　在盆部和下肢的血管标本上,观察:

（1）股动脉：在股三角内辩论股动脉，观察其与髂外动脉和腘动脉的移行关系，寻认其最浅表的部位，结合临床说明其常用的插管和止血的部位。

（2）腘动脉及其终支：在腘窝内辨认腘动脉、观察其分支的分布，在腘窝的下部辨认其终胫前动脉和胫后动脉，观察它们的行径和分布，注意胫前动脉和足背动脉的移行部位。

9. 上腔静脉系：取胸部的解剖标本观察。

在升主动脉的右侧寻找上腔静脉，注意其在纵隔内的位置，检查其行程、合成和注入部位。观察奇静脉注入上腔静脉的部位。观察头臂静脉的位置、合成，比较两侧头臂静脉的长短和行进方向及其与周围结构之间的位置关系。

（1）头颈部的静脉：取头颈部的静脉标本，观察以下静脉。①颈内静脉：在颈总动脉和颈内动脉的外侧寻找颈内静脉，观察其行程及与锁骨下静脉共同形成的静脉角。在面部辨认与面动脉伴行的面静脉，并观察其注入部位。②颈外静脉：在胸锁乳突肌的表面寻找颈外静脉，观察其合成、行程和注入部位。头颈部的静脉变异比较多，在辨认时应予以注意。③锁骨下静脉：在胸锁骨关节的后方辨认锁骨下静脉，注意其与锁骨下动脉之间的位置关系及其与腋静脉间的延续关系。

（2）上肢的静脉：取上肢的静脉标本，观察上肢的深静脉和浅静脉。①上肢的深静脉：上肢的深静脉与其相应的动脉伴行，最后合成腋静脉，腋静脉在第1肋的外缘延续为锁骨下静脉。注意上肢的深静脉与伴行动脉的数量关系和位置关系。②上肢的浅静脉：在肱二头肌的外侧寻找头静脉，观察其起始、行程及注入部位；在前臂的尺侧缘观察贵要静脉，观察其起始、行程和注入部位；在肘窝的前方观察连接头静脉和贵要静脉的肘正中静脉；在手背观察手背静脉网及其流注关系。

（3）胸部的静脉：取躯干后壁的静脉标本，观察位于胸椎体右侧的奇静脉、位于胸椎体左侧上部的副半奇静脉和下部的半奇静脉，观察其行程、注入部位和收集范围，注意奇静脉与右肺根之间的位置关系。

10. 下腔静脉系　取躯干后壁的静脉标本，在腹主动脉的右侧寻找下腔静脉，检查其合成、行程和注入部位。

（1）下肢的静脉：取盆部和下肢的静脉标本，观察下肢的深静脉和浅静脉。①下肢的深静脉伴相应的动脉，最后合成股静脉，股静脉在腹股沟韧带的深面延续为髂外静脉。观察下肢的深静脉与伴行动脉之间的位置和数量关系，特别注意股静脉与股动脉之间的位置关系。②下肢的浅静脉：观察辨认大隐静脉和小隐静脉的起始、行程和注入部位。

（2）盆部的静脉：取盆部和下肢的静脉标本，观察盆部的静脉。在小骨盆上口的后部，观察形成下腔静脉的髂总静脉的位置和合成；沿骨盆侧壁在骶髂关节的前方检查髂内静脉及其属支、髂外静脉及其属支。注意其与周围结构之间的关系。

（3）腹部的静脉：取腹部的静脉标本，观察腹部的静脉。①肾静脉：与相应的动脉伴行，注意肾静脉与肾动脉及肾盂之间的位置关系、左、右肾静脉的长、短比较及其注入部位。②睾丸静脉：与相应的动脉伴行，注意观察左右睾丸静脉的注入部位和注入外的角度差异，理解临床上左睾丸静脉容易发生曲张的原因。③肝静脉：取保留肝静脉和部分下腔静脉的肝标本，观察肝静脉的位置、注入部位。④肝门静脉：在肝十二指肠韧带内，肝固有动脉和胆总管的后方，辨认肝门静脉，注意三者之间的位置关系，在胰头和胰体交界处的后方观察肝门静脉的合成和各属支，尤其是肠系膜下静脉注入部位。⑤肝门静脉系与上、下腔静脉系之间的吻合：取肝门静脉系的上、下腔静脉系吻合模型，辨认食管静脉丛、直肠静脉

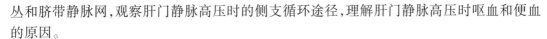

丛和脐带静脉网,观察肝门静脉高压时的侧支循环途径,理解肝门静脉高压时呕血和便血的原因。

11. 脾　在腹部的解剖标本上,观察脾的位置,注意其与肋弓的位置关系及其与胰、胃及肾之间的位置关系。

取离体的脾标本,仔细观察其形态,辨认其脏面的脾门和其上缘的脾切迹,注意进出脾门的结构间的位置关系。

12. 胸腺　在小儿的胸腺解剖标本上,仔细观察胸腺的形态和位置。

【实践评价】

1. 主动脉按行径分(　　　)、(　　　)、(　　　)3 段。主动脉弓上的分支自右向左依次是(　　　)(　　　)(　　　)。

2. 上腔静脉由(　　　)和(　　　)汇合而成,收集(　　　)静脉血。腹腔内不成对的器官,除肝外,静脉注入(　　　)。

3. 脾脏的位于(　　　　　　　　　　　　　　　　)。

实践 13　感　觉　器

【实践目的】

1. 能说出眼球内容物的组成、形态结构,房水的产生和回流途径,眼的屈光系统的组成。

2. 能描述外耳的组成,外耳道的形态;听觉和位置觉感受器的位置和功能。

3. 会指认眼球壁的构成、各部形态结构及其功能;眼外肌的名称、作用。

【实践材料】

1. 眼球放大模型

2. 眼外肌放大模型

3. 人体头面部标本

4. 猪或牛、羊眼标本

5. 耳模型

6. 内耳放大模型

7. 听小骨放大模型

8. 颞骨标本和颞骨放大模型

9. 器械:解剖刀、镊子、放大镜、盘子、手套

【实践学时】2 学时

【实践内容及方法】

1. 教师示教后分组辨认模型,互相讲解,互相检查、抽查提问。

(1) 在眼球标本和模型上,观察眼球的组成、外形;眼球壁组成、结构,眼球内容物的组成、位置及形态结构。

(2) 在标本上,观察眼副器的形态结构体会其功能。

(3) 在眼外肌标本和模型上,观察眼球外肌,根据肌的位置走行体会其作用。

(4) 在前庭蜗器全貌的模型上,观察前庭蜗器的组成,空气传导的途径。

(5) 在中耳的模型和标本上,观察骨迷路和膜迷路的组成和形态结构。

(6) 在模型上观察外耳道的分部、走行。

2. 在教师指导下学生解剖牛或猪眼,将牛或猪、羊眼分别作正中矢状切和作冠状切开,观察眼球的构成和形态结构。

3. 学生间互相观察活体标本进行学习。

(1) 两个同学相对互相观察,在活体上观察眼球的外形,眼副器的组成、形态结构,转动眼球,体会眼球的运动和眼球外肌的作用。

(2) 同学之间互相观察耳廓、外耳道的形态、结构,体会观察鼓膜的方法。

4. 学生在观看标本和模型时也可结合挂图、结合多媒体资料学习。

5. 教师在实践小结过程中进行抽查提问。

【实践评价】

1. 眼球的血管膜包括( )、( )和( );眼的屈光系统是由( )、( )、( )和( )组成。

2. 中耳包括( )、( )和( );膜迷路包括( )、( )和( );听觉感受器是( )。

实验 14 脊 髓

【实践目的】

1. 学会神经系统的区分。

2. 能辨认并描述脊髓的位置、形态、内部结构。

【实践材料】

1. 离体脊髓标本、模型,脊髓横切面标本、模型

2. 切除脊髓后壁的标本

3. 脊髓横切面模型

【实践学时】2 学时

【实践内容及方法】

1. 脊髓的外形 观察离体脊髓标本,辨认脊髓上方的颈膨大,下方的腰骶膨大。指认脊髓圆锥、终丝。观察脊髓表面的沟和裂,脊神经前根和后根。

2. 脊髓的位置 在切除脊髓后壁的标本上,拉开脊髓表面被膜观察:脊髓上端在枕骨大孔处接续脑,下端成人约平第 1 腰椎下缘(新生儿可达第 3 腰椎下缘)。

3. 脊髓的节段 在切除脊髓后壁的标本上,观察脊髓节段与椎骨对应关系,验证下述推算方法:

C1-4 节段序数＝椎骨序数

C5-T1 阶段序数-1＝椎骨序数

T5-8 阶段序数-2＝椎骨序数

T9-12 阶段序数-3＝椎骨序数

L1-5 在 10-11 胸椎高度

骶、尾髓在第 12 胸椎和第 1 腰椎高度。

4. 脊髓的内部结构 在脊髓横切面模型上观察灰质(前角、后角、侧角)、中央管、白质(前索、后索、侧索),并在模型上辨认白质各所中的上下行纤维束。

【实践评价】

1. 脊髓有两处膨大,上部的称(　　　　),下部的称(　　　　)。脊髓的末端呈圆锥状,称为(　　　　)。

2. 脊髓上端在枕骨大孔处与(　　　)相接,下端成人平对(　　　)。

3. 脊髓内部结构由(　　　)和(　　　)构成。脊髓前角内是(　　　)神经元,后角是(　　　)神经元。

实验 15　脑

【实践目的】

1. 能描述脑干的位置、组成、内部结构。

2. 能辨识间脑、小脑、端脑的位置。

3. 能描述间脑、小脑、端脑形态、内部结构。

4. 能指出内囊的位置、分部以及侧脑室的位置。

5. 能辨认脑和脊髓的被膜的配布及形成的结构。

6. 能通过标本的观察说出脑的血液供应。

【实践材料】

1. 脑正中矢状切面标本、模型

2. 脑干、间脑的标本、模型

3. 脑神经核模型或电动脑干模型

4. 脑和脊髓传导通路模型

5. 脑正中矢状切面标本、模型

6. 小脑标本、模型

7. 小脑水平切面模型。

8. 间脑、脑干的标本、模型

9. 间脑内部结构模型

10. 整脑标本和模型

11. 大脑内纵切面标本、模型

12. 大脑水平切面标本、模型

13. 大脑基底核模型

14. 冻脑剥离标本

15. 切除脊髓后壁的标本

16. 脊髓横切(带椎骨)模型

17. 脑膜标本及头正中矢状切面标本

18. 脊髓的血管模型

19. 脑的血管色素灌注标本

20. 脑的动脉模型

【实践学时】2 学时

【实践内容及方法】

1. 脑的组成　在脑正中矢状切面标本、模型上观察:脑的组成。观察端脑、间脑、脑干、小脑的位置,区分中脑、脑桥、延髓。

2. 脑干的外形 在脑干、间脑的标本、模型上观察脑干的组成,外形、脑神经连脑部位。

(1) 腹侧面:①延髓上观察锥体、锥体交叉、橄榄、舌下神经、舌咽神经、迷走神经、副神经。②脑桥上观察大脑脚、延髓脑桥沟、基底沟、三叉神经、展神经、面神经、前庭蜗神经。③中脑上观察大脑脚、脚间窝,动眼神经。

(2) 背侧:观察薄束结节、楔束结节、菱形窝、上丘、下丘、滑车神经。

3. 脑干的内部结构 脑神经核模型或电动脑干模型观察脑干的内部结构,观察神经核与脑神经对应关系、脑神经核由内向外的排列情况。

4. 小脑的位置 在脑正中矢状切面标本、模型上观察小脑的位置。小脑位于颅后窝内,延髓和脑桥的背侧,借小脑上、中、下脚与脑干相连。

5. 小脑的外形 在小脑标本、模型上观察小脑半球、小脑蚓、小脑扁桃体,并注意观察小脑扁桃体与延髓、枕骨大孔的位置关系。

6. 小脑的内部结构 在小脑水平切面模型上观察小脑的皮质、髓质、小脑核。

7. 第四脑室 在脑正中矢状切面标本、模型上观察第四脑室的构成及与脊髓中央管、中脑水管的连通关系。

8. 间脑 取脑正中矢状切面标本、模型和间脑、脑干的标本、模型观察间脑的组成,位置。主要辨认背侧丘脑和下丘脑。观察视交叉、灰结节及相连的漏斗和脑垂体。

9. 端脑 取整脑标本和模型观察左、右大脑半球、胼胝体、大脑横裂,观察大脑半球主要的沟、回。

(1) 叶间沟及分叶:查找中央沟、外侧沟、顶枕沟,区分额叶、顶叶、枕叶、颞叶、岛叶。

(2) 大脑半球上外侧面:辨认中央沟、中央前沟、中央前回,在额叶上观察额上、中、下沟及额上、中、下回,在颞叶上观察颞上、中、下沟及颞上、中、下回,颞上回后部观察颞横回,顶叶上辨认中央后沟、中央后回、缘上回、角回。

(3) 大脑半球内侧面:观察胼胝体、扣带回、中央旁小叶,在内侧面观察距状沟、侧副沟、海马旁回、钩,在大脑内侧面标本、模型上查找边缘叶的组成。

(4) 大脑半球的下面:额叶下面有纵行的嗅束,前端膨大是嗅球。

10. 端脑的内部结构 取大脑水平切面标本、模型观察大脑内部结构,由浅入深由皮质、髓质及包裹在髓质内的基底神经核构成,半球内的腔隙是侧脑室。

(1) 大脑的基底神经核:包括豆状核、尾状核和杏仁体,在大脑基底核模型上观察三者的位置关系。

(2) 髓质:在大脑水平切面标本、模型上观察内囊(投射纤维)的位置,区分前肢、后肢以及内囊膝部;在冻脑剥离标本上观察联络纤维;在大脑纵切标本、模型上观察胼胝体(联合纤维)。

(3) 侧脑室:取脑室标本、模型观察,室腔左、右各一,延伸至半球的各脑叶内(额、顶、枕、颞叶),观察其分部及交通。

11. 脊髓的被膜 切除脊髓后壁的标本。逐层观察脊髓的三被膜、硬膜外隙。

12. 脑的被膜 在脑膜标本及头正中矢状切面标本上观察脑的被膜,共有3层:硬脑膜、软脑膜、蛛网膜。

(1) 硬脑膜:观察硬脑膜时应注意:硬脑膜虽与硬脊膜延续,但自枕骨大孔处与颅骨内面的骨膜愈合,所以无硬膜外隙。观察硬脑膜形成的结构有:大脑镰、小脑幕、硬脑膜窦。

（2）蛛网膜：在脑正中矢状切标本、模型上观察小脑延髓池。在脑正中矢状切模型上观察上矢状窦两侧的蛛网膜粒，思考蛛网膜粒在脑脊液循环中的作用。

（3）软膜：紧贴脑的表面并深入其沟、裂内。

13. 脊髓的血管　在脊髓的血管模型上重点观察脊髓动脉供血的节段性。

14. 脑的血管　重点观察脑的动脉，即颈内动脉和椎动脉。

（1）颈内动脉：注意观察颈内动脉的分支，各支的供血范围。

（2）椎动脉：在脑的动脉模型和脑的血管色素灌注标本上观察椎动脉的走行，基底动脉的合成、分支、分布。

（3）大脑动脉环：在脑的动脉模型和脑的血管色素灌注标本上观察大脑动脉环的组成，并说明动脉环形成的意义。

【实践评价】

1. 脑干自上而下分为（　　　）、（　　　）和（　　　）三部分。

2. 与脑桥相连的脑神经是（　　　）、（　　　）、（　　　）和（　　　）

3. 第三脑室是（　　　）和（　　　）之间的的狭窄腔隙，向前借（　　　）与端脑的侧脑室相通，向后借（　　　）与第四脑室相通。

4. （　　　）、（　　　）和（　　　）等构成边缘叶。

5. 内囊是位于（　　　）、（　　　）和（　　　）之间的白质纤维板。

6. 脑的被膜由内向外依次为（　　　）、（　　　）和（　　　）。

7. 大脑前动脉来自（　　　），大脑后动脉来自（　　　）。

实验 16　周围神经及神经传导通路

【实践目的】

1. 能通过标本的观察描述脊神经、脑神经的分布概况。

2. 能通过标本的观察简述感觉、运动传导通路的组成。

【实践材料】

1. 脊神经标本和模型

2. 头颈及上肢肌、血管、神经标本

3. 胸神经标本

4. 腹下壁及下肢肌、血管和神经标本

5. 暴露三叉神经浅深结构、模型

6. 面部浅层结构标本

7. 迷走神经标本、模型

8. 浅感觉传导通路模型

9. 深感觉传导通路模型

10. 运动传导通路模型

11. 视觉传导通路模型

【实践学时】2 学时

【实践内容及方法】

1. 脊神经分布概况　取脊神经标本、模型观察脊神经的组成，观察脊神经节的位置。

2. 脊神经丛和胸神经前支　脊神经丛左右对称,有颈丛、臂丛、腰丛、骶丛。观察各丛的组成、位置及主要分支、分布。

（1）颈丛:取头颈及上肢肌、血管、神经标本观察胸锁乳突肌深面的颈丛,观察皮支的分布区域,观察膈神经的走行、分布。

（2）臂丛:取头颈及上肢肌、血管、神经标本观察臂丛的位置,主要分支尺神经、桡神经、正中神经、肌皮神经、腋神经的走行及神经支配。

（3）胸神经:取胸神经标本观察胸神经分布的节段性。

（4）腰丛:取腹下壁及下肢肌、血管和神经标本观察腰丛的位置,观察股神经的走行、分支、分布。

（5）取腹下壁及下肢肌、血管和神经标本观察骶丛的位置,坐骨神经的走行、分支、分布。

3. 脑神经　观察重要脑神经的走行、分布情况。

（1）三叉神经:取暴露三叉神经浅深结构、模型观察山茶神经的分支及三叉神经节。

（2）面神经:取面部浅层结构标本观察面神经在颅外分支的走向和分布。

（3）迷走神经:取迷走神经标本、模型观察迷走神经的行程、分支和分布。

4. 传导通路　传导路包括感觉传导通路和运动传导通路。

（1）感觉传导通路:在浅感觉传导通路模型、深感觉传导通路模型、视觉传导通路模型上,观察三级神经元及纤维交叉发生的部位、经过内囊的部位以及投射到大脑皮质的部位。

（2）运动传导通路:在运动传导通路模型上,观察两级神经元的位置,椎体交叉发生的部位(注意观察是否全部交叉)、经过内囊的部位。

【实践评价】

1. 脊神经由(　　　)和(　　　)汇合而成,其性质是(　　　　)。

2. 三叉神经分支(　　　)、(　　　)和(　　　)。

实践 17　胚　　胎

【实践目的】

1. 能在标本或模型上指出蜕膜的分部及各部的位置。

2. 能根据标本或模型说出胚盘的结构,胎盘与脐带的结构和相互关系。

3. 了解卵裂的过程,胚泡的结构特点,胎膜的组成及各类胎膜的位置,三胚层的形成。

【实践材料】

1. 卵裂及桑葚胚的模型

2. 胚泡模型

3. 胚盘模型

4. 第 2~4 周的胚胎模型

5. 妊娠子宫的剖面模型

6. 脐带和胎盘的标本

7. 不同发育时期的胚胎标本

8. 器械:手套、镊子、盘子

【实践学时】1 学时

【实践内容及方法】

1. 教师示教后分组辨认模型,小组讨论,教师抽查提问、个别指导。

2. 指导学生观察胚胎模型或标本。

（1）卵裂与桑葚胚:在卵裂及桑葚胚的模型上观察卵裂球的形态、大小及细胞数量的变化,以及桑葚胚的形成。

（2）胚泡:在胚泡的剖面模型上观察胚泡的滋养层、胚泡腔、内细胞群的位置,以及它们之间的位置关系。

（3）蜕膜:在妊娠子宫剖面模型上,观察子宫蜕膜与胚胎的关系,并能指认基蜕膜、包蜕膜及壁蜕膜。

1）底蜕膜:底蜕膜位于胚胎与子宫肌层之间。

2）包蜕膜:包蜕膜覆盖于胚胎的子宫腔面。

3）壁蜕膜:壁蜕膜是包蜕膜和底蜕膜以外的子宫内膜。

（4）三胚层的形成与分化

1）二胚层的形成:在第 2 周胚胎的模型上观察①羊膜腔与卵黄囊:靠近滋养层的小腔是羊膜腔,与羊膜腔相邻的小囊是卵黄囊。②上胚层和下胚层:卵黄囊的顶是下胚层,羊膜腔的底是上胚层,上胚层与下胚层紧密相贴,构成胚盘。③胚外中胚层和胚外体腔:胚外中胚层分两部分,一部分衬在滋养层的内表面,另一部分覆盖在羊膜和卵黄囊的外表面。胚外体腔,即胚外中胚层所围成的腔。④绒毛膜:由滋养层和胚外中胚层形成,它外表面的突起为绒毛。

2）中胚层的形成:在胚盘模型上观察原条。原条所在的一端,是胚盘的尾端。原条的中部凹陷,两侧稍隆起,原条在上、下胚层之间形成的细胞层,即中胚层。

（5）胎膜:在妊娠 3 个月的子宫剖面模型上观察

1）羊膜:位于胚外中胚层的内面,包于脐带的表面,羊膜所围成的腔是羊膜腔。

2）绒毛膜:观察绒毛膜上的绒毛,辨别丛密绒毛膜与平滑绒毛膜。

3）脐带:是圆索状结构,在脐带的横切面模型或标本上辨别脐动脉和脐静脉;观察标本或模型时注意脐带的粗细和长度。

（6）胎盘:在观察胎盘的模型或标本时要注意其形态、直径和厚度,辨别其母体面和胎儿面。母体面粗糙,有 15～20 个胎盘小叶,而胎儿面光滑。

【实践评价】

1. 绘制胚泡结构模式图,并标注滋养层、胚泡腔和细胞群。

2. 说出胚盘的结构。

参 考 文 献

1. 柏树令,应大君. 系统解剖学. 第 8 版. 北京:人民卫生出版社,2013.
2. 邹仲之,李继承. 组织学与胚胎学. 第 8 版. 北京:人民卫生出版社,2013.
3. 王怀生,李召. 解剖学基础. 第 2 版. 北京:人民卫生出版社,2009.
4. 高英茂,李和. 组织学与胚胎学. 第 2 版. 北京:人民卫生出版社,2010.
5. 牟兆新,夏广军. 人体形态与结构. 北京:人民卫生出版社,2009.
6. 窦肇华,吴建清. 人体解剖学与组织胚胎学. 第 6 版. 北京:人民卫生出版社,2012.
7. 刘秀平,赵江民. 医学影像解剖学. 北京:人民卫生出版社,2015.
8. 窦肇华,吴建清. 人体解剖学与组织胚胎学. 第 7 版. 北京:人民卫生出版社,2014.

目标测试参考答案

绪论

1. C   2. B   3. A

第一章 细胞与基本组织

1. B   2. B   3. D   4. A   5. C   6. C   7. C   8. C   9. D   10. A
11. E   12. B   13. C   14. D   15. A

第二章 运动系统

1. B   2. A   3. C   4. B   5. A   6. D   7. A   8. D   9. B   10. A
11. C   12. D   13. A   14. B

第三章 消化系统

1. C   2. B   3. E   4. D   5. D   6. C   7. A   8. E   9. A   10. C
11. B   12. B   13. D   14. A   15. C   16. D   17. A   18. B   19. C

第四章 呼吸系统

1. B   2. D   3. A   4. C   5. D   6. A   7. D   8. E   9. B   10. E
11. D   12. C   13. B   14. D   15. B   16. C

第五章 泌尿系统

1. E   2. A   3. A   4. C   5. A   6. B   7. B   8. A   9. A   10. D
11. B   12. B   13. D

第六章 生殖系统

1. A   2. C   3. B   4. E   5. C   6. B   7. B   8. E   9. C   10. D
11. C   12. D

第七章 脉管系统

1. C   2. B   3. D   4. D   5. B   6. B   7. A   8. D   9. B   10. C
11. B   12. D   13. B   14. B   15. B

第八章 感觉器

1. A   2. B   3. B   4. C   5. B   6. E   7. A   8. C   9. A   10. B

第九章 神经系统

1. A   2. C   3. D   4. B   5. B   6. D   7. C   8. B   9. B   10. C

第十章 内分泌系统

1. E   2. B   3. E   4. E   5. B   6. C   7. A   8. B   9. D   10. E

第十一章 人体胚胎学概要

1. C   2. B   3. C   4. D   5. C   6. A   7. C   8. D   9. D   10. C
11. C   12. B

《解剖学基础》教学大纲

一、课程性质

《解剖学基础》是中等卫生职业教育医学影像技术专业的一门重要的专业核心课程。本课程的主要内容是人体胚胎发育概况,正常组织结构,各系统器官的组成、位置、形态等。本课程的任务是使学生获取技能型医学影像技术专业人才所必需的人体形态、结构的基本知识、基本理论和基本技能,为进一步学习其他专业技能课程,提高专业素质,增强适应职业需求的能力,更好地从事摄影、仪器操作、影像检查等医学影像技术工作打下一定的基础。

二、课程目标

通过本课程的学习,学生能够达到下列要求:

(一)职业素养目标

1. 具有严谨求实的学习态度,科学的思维能力;

2. 具有救死扶伤、爱岗敬业、乐于奉献、团结协作职业素质和良好的医德、医风情操;

3. 具有应用基础知识分析、解释生活现象和临床问题的能力;

4. 具有终身学习理念和不断创新精神。

(二)专业知识和技能目标

1. 具备医学影像技术相关正常人体形态结构知识;

2. 具有辨认正常人体重要的体表标志或主要器官体表投影的能力;

3. 具有正确辨认、描述正常人体主要器官的位置和形态结构的能力;

4. 具有借助光学显微镜观察正常人体组织微细结构的能力;

5. 具有运用解剖学知识对常见病、多发病的影像学征象做出初步形态描述与分析的能力。

三、学时安排

教学内容	学时		
	理论	实践	合计
一、绪论	1	0	1
二、细胞与基本组织	5	4	9
三、运动系统	10	8	18
四、消化系统	6	2	8
五、呼吸系统	6	2	8

续表

教学内容	学　时		
	理论	实践	合计
六、泌尿系统	4	2	6
七、生殖系统	4	2	6
八、脉管系统	6	4	10
九、感觉器	4	2	6
十、神经系统	6	6	12
十一、内分泌系统	2	0	2
十二、人体胚胎学概要	3	1	4
合　计	57	33	90

四、课程内容和要求

单元	教学内容	教学要求	教学活动参考	参考学时	
				理论	实践
一、绪论	（一）解剖学基础的定义及其在医学影像技术专业中的地位	熟悉	理论讲授 多媒体演示	1	0
	（二）人体的组成与分部	掌握			
	（三）常用解剖学术语	掌握			
	（四）组织切片常用染色法	了解			
	（五）学习解剖学基础的基本观点与方法	了解			
二、细胞与基本组织	（一）细胞		理论讲授 多媒体演示	5	
	1. 细胞的形态	了解			
	2. 细胞的结构	熟悉			
	（二）上皮组织				
	1. 被覆上皮	熟悉			
	2. 腺上皮和腺	了解			
	3. 上皮组织的特殊结构	了解			
	（三）结缔组织				
	1. 固有结缔组织	熟悉			
	2. 软骨组织和软骨	了解			
	3. 骨组织与骨	了解			
	4. 血液	掌握			
	（四）肌组织				
	1. 骨骼肌	熟悉			
	2. 心肌	了解			
	3. 平滑肌	了解			
	（五）神经组织				
	1. 神经元	熟悉			
	2. 神经胶质细胞	了解			
	3. 神经纤维	熟悉			

续表

单元	教学内容	教学要求	教学活动参考	参考学时	
				理论	实践
	4. 神经末梢	了解			
	实践1 显微镜的构造、使用及细胞结构观察	会	技能实践		4
	实践2 基本组织	会			
三、运动系统	（一）骨		理论讲授	10	
	1. 概述	掌握	挂图演示		
	2. 各部骨	掌握	活体观察		
	（二）骨连结		标本观察		
	1. 概述	掌握	模型观察		
	2. 躯干骨的连结	掌握	多媒体演示		
	3. 颅骨的连结	掌握			
	4. 上肢骨的连结	掌握			
	5. 下肢骨的连结	掌握			
	（三）骨骼肌				
	1. 概述	掌握			
	2. 头肌	熟悉			
	3. 颈肌	熟悉			
	4. 躯干肌	熟悉			
	5. 四肢肌	熟悉			
	实践3 躯干骨及其连结	能	技能实践		8
	实践4 颅骨及其连结	能			
	实践5 四肢骨及其连结	能			
	实践6 骨骼肌	会			
四、消化系统	（一）概述		理论讲授	6	
	1. 消化系统的组成	掌握	挂图演示		
	2. 消化管壁的结构	了解	活体观察		
	3. 胸部标志线和腹部分区	熟悉	标本观察		
	（二）消化管		模型观察		
	1. 口腔	掌握	多媒体演示		
	2. 咽	熟悉			
	3. 食管	熟悉			
	4. 胃	掌握			
	5. 小肠	掌握			
	6. 大肠	熟悉			
	（三）消化腺				
	1. 肝	掌握			
	2. 胰	熟悉			
	（四）腹膜				

续表

单元	教学内容	教学要求	教学活动参考	参考学时	
				理论	实践
	1. 腹膜与腹膜腔的概念	熟悉			
	2. 腹膜与脏器的关系	了解			
	3. 腹膜形成的结构	了解			
	实践7 消化系统	能	技能实践		2
五、呼吸系统	（一）呼吸道		理论讲授	6	
	1. 鼻	熟悉	挂图演示		
	2. 喉	熟悉	活体观察		
	3. 气管与主支气管	掌握	标本观察		
	（二）肺		模型观察		
	1. 肺的位置和形态	掌握	多媒体演示		
	2. 肺段支气管和支气管肺段	掌握			
	3. 肺的微细结构	熟悉			
	4. 肺的血管	熟悉			
	（三）胸膜与纵隔				
	1. 胸膜与胸膜腔	掌握			
	2. 胸膜与肺的体表投影	了解			
	3. 纵隔	了解			
	实践8 呼吸系统	能	技能实践		2
六、泌尿系统	（一）肾		理论讲授	4	
	1. 肾的形态	掌握	挂图演示		
	2. 肾的位置与毗邻	掌握	标本观察		
	3. 肾的剖面结构	熟悉	模型观察		
	4. 肾的被膜	了解	多媒体演示		
	5. 肾的微细结构	了解			
	（二）输尿管道				
	1. 输尿管	掌握			
	2. 膀胱	熟悉			
	3. 尿道	掌握			
	实践9 泌尿系统	能	技能实践		2
七、生殖系统	（一）男性生殖系统		理论讲授	4	
	1. 睾丸	熟悉	挂图演示		
	2. 生殖管道	了解	标本观察		
	3. 附属腺	了解	模型观察		
	4. 外生殖器	了解	多媒体演示		
	5. 男性尿道	掌握			
	（二）女性生殖系统				
	1. 卵巢	熟悉			
	2. 输卵管道	熟悉			

单元	教学内容	教学要求	教学活动参考	参考学时 理论	参考学时 实践
	3. 女性外阴	了解			
	（三）乳房和会阴				
	1. 乳房	熟悉			
	2. 会阴	了解			
	实践10　生殖系统	会	技能实践		2
八、脉管系统	（一）概述	掌握	理论讲授	6	
	（二）心		挂图演示		
	1. 心位置、毗邻和外形	掌握	活体观察		
	2. 心腔	掌握	标本观察		
	3. 心壁结构与传导系统	掌握	模型观察		
	4. 心的血管	掌握	多媒体演示		
	5. 心包	熟悉			
	6. 心的体表投影	掌握			
	（三）血管				
	1. 血管的分类及结构特点	熟悉			
	2. 肺循环的血管	熟悉			
	3. 体循环的主要血管	熟悉			
	（四）淋巴系统				
	1. 淋巴管道	熟悉			
	2. 淋巴器官	熟悉			
	实践11　心的位置、外形、传导系统和血管	能	技能实践		4
	实践12　体循环血管和淋巴系统	能			
九、感觉器	（一）视器		理论讲授	4	
	1. 眼球	熟悉	挂图演示		
	2. 眼副器	熟悉	活体观察		
	3. 眼的血管	了解	标本观察		
	（二）前庭蜗器		模型观察		
	1. 外耳	熟悉	多媒体演示		
	2. 中耳	熟悉			
	3. 内耳	了解			
	4. 声波的传导	了解			
	附　皮肤	自学			
	实践13　感觉器	会	技能实践		2
十、神经系统	（一）概述		理论讲授	6	
	1. 神经系统的区分	熟悉	挂图演示		
	2. 神经系统的常用术语	掌握	活体观察		
	（二）中枢神经系统		标本观察		
	1. 脊髓	掌握			

续表

单元	教学内容	教学要求	教学活动参考	参考学时	
				理论	实践
	2. 脑	掌握	模型观察		
	3. 脊髓、脑的被膜和血管	了解	多媒体演示		
	4. 脑脊液及其循环	了解			
	5. 血脑屏障	了解			
	（三）周围神经系统				
	1. 脊神经	了解			
	2. 脑神经	了解			
	3. 内脏神经	了解			
	（四）脑和脊髓的传导通路				
	1. 感觉传导通路	了解			
	2. 运动传导通路	了解			
	实践14　脊髓	能	技能实践		6
	实践15　脑	能			
	实践16　周围神经及神经传导通路	会			
十一、内分泌系统	（一）垂体	熟悉	理论讲授	2	
	1. 腺垂体	熟悉	挂图演示		
	2. 神经垂体	熟悉	活体观察		
	（二）甲状腺及甲状旁腺		标本观察		
	1. 甲状腺	熟悉	模型观察		
	2. 甲状旁腺	了解	多媒体演示		
	（三）肾上腺				
	1. 肾上腺的形态和位置	熟悉			
	2. 肾上腺的微细结构	熟悉			
十二、人体胚胎学概要	（一）生殖细胞的生成		理论讲授	3	
	1. 男性生殖细胞的生成	了解	挂图演示		
	2. 女性生殖细胞的生成	了解	多媒体演示		
	（二）受精与卵裂				
	1. 受精	了解			
	2. 卵裂	了解			
	（三）植入与蜕膜				
	1. 植入	了解			
	2. 蜕膜	了解			
	（四）三胚层的形成与分化				
	1. 二胚层胚盘的形成	了解			
	2. 三胚层的形成	了解			
	3. 三胚层的分化	了解			
	（五）胎膜与胎盘				
	1. 胎膜	了解			

单元	教学内容	教学要求	教学活动参考	参考学时	
				理论	实践
	2. 胎盘	了解			
	（六）胎儿血液循环的特点				
	1. 胎儿心血管系统的结构特点	了解			
	2. 胎儿血液循环途径	了解			
	3. 胎儿出生后血液循环的变化	了解			
	（七）双胎与多胎				
	1. 双胎	了解			
	2. 多胎	了解			
	实践17　胚胎	会	技能实践		1

五、说明

（一）教学安排

本教学大纲主要供中等卫生职业教育医学影像技术专业教学使用,第1学期开设,总学时为90学时,其中理论57学时,实践教学33学时。学分为5学分。

（二）教学要求

1. 本课程对理论部分教学要求分为掌握、熟悉、了解3个层次。掌握:指对基本知识、基本理论有较深刻地认识,并能综合、灵活地运用所学的知识解决实际问题。熟悉:指能够领会概念、原理的基本含义,解释现象。了解:指对基本知识、基本理论能有一定的认识,能够记忆所学的知识要点。

2. 本课程重点突出以岗位胜任力为导向的教学理念,在实践技能方面分为能和会2个层次。能:指能独立、规范地完成所学技能操作。会:指在教师指导下能初步实施所学技能操作。

（三）教学建议

1. 本课程依据医学影像技术岗位的工作任务、职业能力要求,强化理论实践一体化,突出"做中学、学中做"的职业教育特色,根据培养目标、教学内容和学生的学习特点以及职业资格考核要求,提倡项目教学、案例教学、任务教学、角色扮演、情景教学等方法,利用校内外实训基地,将学生的自主学习、合作学习和教师引导教学等教学组织形式有机结合。

2. 教学过程中,可通过测验、观察记录、技能考核和理论考试等多种形式对学生的职业素养、专业知识和技能进行综合考评。应体现评价主体的多元化,评价过程的多元化,评价方式的多元化。评价内容不仅关注学生对知识的理解和技能的掌握,更要关注知识在临床、生活实践中运用与解决实际问题的能力水平,重视职业素质的形成。